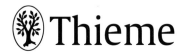

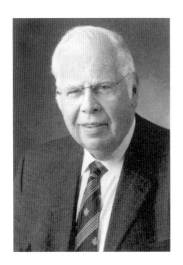

Der Verfasser

Dr. med. Ulrich Storck, geb. 1934. Medizinstudium in Frankfurt und Marburg. Medizinalassistent in München. Internistische Ausbildung an der Universitätsklinik Marburg, in Bad Wildungen sowie Mainz.
Seit 1968 am Rheumazentrum Mittelhessen tätig, zunächst unter Leitung von Prof. Hans Storck, später selbst als leitender Arzt.
1980 Erwerb der Zusatzbezeichnung Rheumatologie. Seit 1981 Lehrauftrag an der Universitätsklinik Marburg.
Wissenschaftliche Schwerpunkte: Rheumatologie, Physikalische Therapie und Rehabilitation.
Seit 2001 Mitglied der Prüfungskommission zur Erlangung der Zusatzbezeichnung Rheumatologie.
Ärztlicher Leiter der Schule für Physiotherapie und Massage am Rheumazentrum Mittelhessen in Bad Endbach.

Technik der Massage

Kurzlehrbuch

Ulrich Storck

unter Mitarbeit von
Heinz-Otto Junker und
Walter Rostalski

20. Auflage

Begründet von
A. Hoffa, M. Gocht, H. Storck

Georg Thieme Verlag
Stuttgart · New York

Bibliografische Information der Deutschen Nationalbibliothek

Die Deutsche Nationalbibliothek verzeichnet diese Publikation in der Deutschen Nationalbibliografie; detaillierte bibliografische Daten sind im Internet über http://dnb.d-nb.de abrufbar.

11. Auflage 1949	12. Auflage 1966
13. Auflage 1973	14. Auflage 1978
15. Auflage 1985	16. Auflage 1993
17. Auflage 1999	18. Auflage 2002
19. Auflage 2004	20. Auflage 2010

Die 1. bis 16. Auflage erschien im Ferdinand Enke Verlag, Stuttgart
Die 17. und 18. Auflage ist erschienen im Hippokrates Verlag, Stuttgart

Wichtiger Hinweis: Wie jede Wissenschaft ist die Medizin ständigen Entwicklungen unterworfen. Forschung und klinische Erfahrung erweitern unsere Erkenntnisse, insbesondere was Behandlung und Therapie anbelangt. Soweit in diesem Werk eine Applikation erwähnt wird, darf der Leser zwar darauf vertrauen, dass Autoren, Herausgeber und Verlag große Sorgfalt darauf verwandt haben, dass diese Angabe **dem Wissensstand bei Fertigstellung des Werkes** entspricht.

Für Angaben über Applikationsformen kann vom Verlag jedoch keine Gewähr übernommen werden. **Jeder Benutzer ist angehalten,** durch sorgfältige Prüfung und gegebenenfalls nach Konsultation eines Spezialisten festzustellen, ob die dort gegebene Empfehlung für Dosierungen oder die Beachtung von Kontraindikationen gegenüber der Angabe in diesem Buch abweicht. **Jede Applikation erfolgt auf eigene Gefahr des Benutzers.** Autoren und Verlag appellieren an jeden Benutzer, ihm etwa auffallende Ungenauigkeiten dem Verlag mitzuteilen.

© 2010 Georg Thieme Verlag KG
Rüdigerstr. 14
D-70469 Stuttgart
Unsere Homepage: http://www.thieme.de

Printed in Germany

Anschrift der Verfasser:

Dr. med. Ulrich Storck	Heinz-Otto Junker
Akutklinik AHB- und Reha-Klinik	Walter Rostalski
Klinik für physikalische Therapie	Storck-Schule
Sebastian-Kneipp-Straße 36	Sebastian-Kneipp-Str. 38
35080 Bad Endbach	35080 Bad Endbach

Das Werk ist begründet von A. Hoffa, H. Gocht, H. Storck.

Die verwendeten anatomischen Zeichnungen wurden entnommen aus: Taschenatlas der Anatomie in 3 Bänden, Band 1 W. Platzer, Bewegungsapparat, 7. Auflage. Georg Thieme Verlag, Stuttgart 1999.
Umschlaggestaltung: Thieme Verlagsgruppe
Umschlagfotos: PhotoDisc, Inc.

Satz: Fotosatz Sauter GmbH, Donzdorf
Druck: Firmengruppe APPL, aprinta druck, Wemding

ISBN 978-3-13-139600-6   1 2 3 4 5 6

Inhaltsverzeichnis

Vorwort

Technik der Massage – so soll das Buch auch weiter heißen, selbst wenn sich in den über 100 Jahren seit dem Erscheinen vieles geändert hat.

Der Autor ist zwar seit nunmehr vier Auflagen derselbe geblieben. Der Verlag hat, ohne mein Zutun gewechselt, ist aber erfreulicherweise nicht minder interessiert am Fortbestehen dieses Werkes. Aber der Adressat und die Voraussetzungen, unter denen er seine Arbeit leistet, sind andere geworden.

Der Masseur*, für den das Buch in erster Linie neu aufgelegt wird, benötigt jetzt für die Ausbildung die doppelte Zeit, nämlich 2 Jahre, so lang, wie früher die Krankengymnasten* brauchten, die jetzt als Physiotherapeuten ebenfalls 1 Jahr länger bis zum Examen benötigen. Auch ihnen möge das Buch als Hilfe beim Erlernen der praktischen Massage dienen.

Der mögliche dritte Interessent, der Arzt, entfernt sich leider immer weiter vom Gebiet manueller Therapieformen, bedingt zum einen durch Auflegen einer Gesundheitsreform, die an falscher Stelle und mit ungeeigneten Druckmitteln agiert, teils aus Kapazitätsgründen, die erklären mögen, warum er seine Aufmerksamkeit auf die Vielzahl akuter Behandlungsprobleme lenken muss, die zu beherrschen vorrangig ist.

Der Masseur, seit einigen Jahren besser auf seine Bezeichnung als »ärztlicher Assistenzberuf« vorbereitet, erlernt in einer umfassenden Ausbildung medizinische Grundlagen für seine spätere Berufsausübung, die ihn in die Lage versetzen, weiter über den Wissensstand seiner Vorgänger hinaus Krankheitsabläufe zu verstehen und Reaktionen körperlicher und seelischer Art der ihm anvertrauten Patienten zu werten. Er wird so ein wertvoller Strategiepartner für den verordnenden Arzt; damit aber auch zu einer wesentlich effektiveren Hilfe für den Patienten.

Der früher als Kneter (dis)qualifizierte Masseur kann jetzt auf ein fundiertes Wissen zurückgreifen. Die verlangten theoretischen Unterrichtsstunden sind erheblich. So werden in der speziellen Krankheitslehre z.B. insgesamt 200 Stunden angesetzt.

Die »Kopflastigkeit« sollte aber nicht auf Kosten seines eigentlichen Auftrags gehen (denn »massieren« heißt nun mal kneten). Der Wert der Massage wird also steigen. Ich hoffe, auch ihre Wertigkeit. Die Einschätzung ihres (Geld-)Wertes wird die Kostenträger weiter beschäftigen, wenn sie die Rückmeldung der bei ihnen Versicherten über den Erfolg dieser Methode erhalten.

Wenn Massage indikationsgerecht eingesetzt wird, hilft sie sparen, im Endeffekt mehr, als wenn man glaubt, wie in der Industrie, Handgriffe durch Maschinen ersetzen zu können und so Personal zu sparen.

Massage-Apparate können den Masseur nicht ersetzen. Der Mensch und besonders der kranke Mensch bedarf einer am erreichbaren Ergebnis orientierten Therapie. Das gilt auch für das Teilgebiet klassische Massage.

Der Erfolg, nicht nur der Zweck, heiligt die (ohnehin schon knappen) Mittel.

Mein Dank gilt zwei langjährigen Mitarbeitern: Ohne die Zusammenarbeit mit Herrn *Heinz-Otto Junker* wäre diese Auflage nicht zustande gekommen. *Herrn Walter Rostalski* bin ich für die Fertigstellung des Abschnitts »Elektrische Reize auf den Muskel« sehr dankbar.

Bad Endbach, im Frühjahr 2002
ULRICH STORCK

---

* Im weiteren Text darf ich mir erlauben, Krankengymnastinnen und Masseurinnen damit zu trösten, dass man ja auch nicht von Kapitäninnen spricht, obwohl es inzwischen eine Reihe von vortrefflichen weiblichen Kapitänen gibt.

Theoretische Grundlagen der Massage

1 Entstehung der klassischen Massage

Massieren heißt wörtlich kneten. Das Kneten ist die bekannte Bewegung, mit der z. B. Kuchenteig durchgearbeitet wird. Diese Bewegung besteht darin, eine zähe verformbare Masse (»Knetmasse«) durch die sich um sie zur Faust schließende Hand hindurchzupressen. Mit dieser charakteristischen Bewegung wird auch die Muskulatur bearbeitet. Da die Muskulatur aber elastisch ist, d. h. nach Aufhören der einwirkenden, verformenden Kraft ihre ursprüngliche Gestalt wieder annimmt, erfordert das Kneten eine große Handfertigkeit.

Der ursprüngliche Begriff Massage = Knetung hat im Laufe der Entwicklung der Massage zum Behandlungssystem eine Erweiterung durch andere Handgriffe erfahren. Das Streichen über die Haut, die Verschiebung der Haut über darunter gelegenem Gewebe, die Drückung umschriebener Gewebsabschnitte werden heute als Massage bezeichnet.

Um die Massage zu charakterisieren, müssen wir fragen: Massage wozu und wo, womit und wie?

Massage wozu? Die Massage wird zu Heilzwecken eingesetzt. Diente die Massage nicht der Heilung von Krankheiten bzw. der Beeinflussung von Leiden, würde sie nicht unbedingt ärztliches Interesse hervorrufen.

Massage wo? Der Ort der Massageeinwirkung ist zum einen die Körperdecke, zum anderen die Muskulatur. Es werden also nicht allgemein die Weichteile massiert, dazu gehören ja auch die Baucheingeweide, sondern wir massieren die Körperdecke, das sind Haut und Unterhautbindegewebe, und die Muskeln, nicht dagegen die Gelenke.

Massage womit? Die Massage wird mit der Hand ausgeführt. Sie ist im wörtlichen Sinn **Behandlung**. Alle Methoden, die mit dem Wort Massage belegt werden, obwohl der Körper nicht mit der Hand, sondern mit einem Apparat bearbeitet wird, sind im eigentlichen Sinn keine Massage. Die Saugmassage verwendet den Schröpfkopf, die Vibrationsmassage den Vibrator, die Unterwassermassage den Wasserstrahl. Der beste Apparat kann jedoch die tastende Hand nicht ersetzen. Nur die geübte Hand kann im zu massierenden Gebiet Gewebeveränderungen feststellen, tasten und gleichzeitig nach ihrer Art (Gelose, Hartspann) und ihrer Lage (Bindegewebe, Muskulatur) differenzieren. Diese Tastbefunde sind erforderlich für eine optimale Massagewirkung, denn nach ihnen richten sich Einsatz und Stärke der Handgriffe.

Massage wie? Die Massage ist eine mechanische Beeinflussung des Körpers durch die Hand, und zwar mit bestimmten Handgriffen. Die Technik der Massage in Wort und Bild zu vermitteln, ist das Anliegen dieses Buches. Die für den Anfänger schwierigen Handgriffe müssen durch fleißige Übung »gebahnt« werden. Unerlässlich ist jedoch die Beobachtung der Ausführung der Massage und die Anleitung eigener Tätigkeit durch einen geschulten Masseur. Massieren lernt man nicht aus Büchern, sondern von Hand zu Hand! Die Kenntnis der Wirkungen und der Anwendungsgebiete der Massage wird aber erst aus dem Techniker den Meister machen.

Um das Wesen der Massage zu erfassen, müssen wir ihre Wirkungen kennen. Das Verständnis der Massagewirkung ist aber an weitere physiologische Grundlagen gebunden. Die Fragen nach dem Angriffsort: »Welche anatomischen Strukturen nehmen den Reiz auf?«, nach dem Wirkweg: »Welche physiologischen Vorgänge werden von dem Reiz ausgelöst?« und nach dem Erfolg, d. h. nach der am Ende stehenden Wirkung, sind untrennbar miteinander verbunden. Diese Fragen müssen beachtet werden, auch wenn mit dem bisherigen Wissen keine restlose Aufklärung möglich ist. Nur mit dieser Kenntnis kann der therapeutische Einsatz der Massage wissenschaftlich begründet werden.

Nachdem wir die Massage charakterisiert haben, können wir sie definieren.

»Die Massage ist eine zu Heilzwecken von der Hand ausgeführte mechanische Beeinflussung der Körperdecke und der Muskulatur mit objektiven Wirkungen.«

Unser Thema ist die klassische Massage. Wir sprechen heute von klassischer Massage, um den Unterschied zu den in den letzten Jahrzehnten entwickelten **speziellen Massagearten** zu betonen. Zu diesen gehören unter vielen anderen:

- die »Massage reflektorischer Zonen im Bindegewebe«, kurz »Bindegewebsmassage« von *Teirich-Leube* (66),
- die »Periostmassage« von *Vogler* (67),
- die »Segmentmassage« von *Gläser* und *Dalicho* (16),
- weitere Streichmassagetechniken wie Lymphdrainage u. a.,
- die Akupressur.

Während die klassische Massage eingesetzt wird bei Störungen des Bewegungsapparates bzw. Störungen, die sich am Bewegungsapparat auswirken, dienen die spezialisierten Massagearten vorwiegend der Beeinflussung innerer Organe auf nervös-reflektorischem Weg über das Segment (s. auch Teil III Spezialmassagemethoden).

2 Handgriffe der klassischen Massage

Zur klassischen Massage gebrauchen wir vier verschiedene Handgriffe, die sich durch Bewegungsform, Bewegungsrichtung und Wirkung voneinander unterscheiden:

- Streichen (Effleurage),
- Kneten oder Walken (Pétrissage),
- Reiben (Friktion),
- Unterhautfaszienstrich.

Die Technik aller Massagehandgriffe muss von Anfang an für beide Hände geübt werden, sonst erreicht man nie den erforderlichen gleichmäßigen Bewegungsfluss. Je nach Lage des zu massierenden Teiles muss nämlich einmal mit der rechten, ein andermal mit der linken Hand massiert werden. Die Stärke, mit der die Handgriffe angewendet werden, richtet sich nach der Gewebebeschaffenheit und nach der Empfindlichkeit der zu massierenden krankhaft veränderten Partie. Der Masseur muss sich stets an die Empfindungsschwelle jedes Patienten heranfühlen und besonders bei operierten oder länger fixiert gewesenen Körperabschnitten anfänglich einen zu starken Druck vermeiden. Von Behandlung zu Behandlung wird dann eine kräftigere Massage vertragen.

Unerlässliche Voraussetzungen zur Ausübung der Massage sind genaue Kenntnisse des Bewegungsapparates, also der Anatomie der Muskeln einschießlich ihrer Funktionen, der Mechanik der Gelenke und der Physiologie der Bewegung. Die Anatomie kann im Rahmen dieses Buches nicht abgehandelt werden.

Die Massagehandgriffe werden im Folgenden beschrieben und an Bildserien erläutert. Wo nötig und möglich, werden die einzelnen Phasen jeweils aus zwei Blickrichtungen wiedergegeben, aus der Sicht des Massierenden, wobei meist die Daumenseite, und aus der Sicht eines Zuschauers, wobei meist die Fingerseite der arbeitenden Hände wiedergegeben ist. Dargestellt wird die Massage jeweils an der rechten Körperseite, bei Massage der linken Körperhälfte ist die Funktion der massierenden Hände jeweils zu vertauschen.

2.1 Streichen (Effleurage)

Streichungen sind großflächige, wie der Name sagt »streichende« Bewegungen. Sie werden stets von peripher nach zentral, also mit dem Venenblut- und Lymphstrom herzwärts ausgeführt. Die Streichungen erfassen im Allgemeinen nur Hautbezirke, die der Ausbreitung bestimmter Muskelgruppen entsprechen. Man führt die Bewegung im Faserverlauf des unterliegenden Muskels von dessen herzferner zur herznahen Ansatzstelle. Die massierende Hand soll nicht an dem betreffenden Körperteil kleben, sondern leicht, ruhig und rhythmisch darübergleiten. Die Streichung soll stets im Gesunden einsetzen, durch das kranke Gebiet hindurchgehen und erst im Gesunden wieder aufhören. Dabei soll der Druck sanft einsetzend beginnen und endigen, während er über der kranken Partie von gleichmäßiger Stärke ist.

Die Technik des Streichens richtet sich nach dem Umfang des zu massierenden Teiles.

An kleinen, bauchigen Muskeln oder Muskelgruppen, z. B. am Arm, wenden wir die *Einhandstreichung* an. Dazu wird die Hand im Handgelenk, bezüglich der Flexionsebene in Mittelstellung, in leichter Ulnarabduktion (kleinfingerwärts abgewinkelt) gehalten; der Daumen steht in äußerster Gegenstellung, sodass er sich in gleicher Höhe mit dem Zeigefinger befindet; die vier Finger werden fest aneinander geschmiegt, in den Grundgelenken fast gestreckt, in den Mittel- und Endgelenken leicht gebeugt. Die Handhaltung gleicht in dieser Streichstellung einer halb geöffneten Rohrzange. Das Streichen geschieht nun unter Beibehaltung dieser Handstellung mit der ganzen aufgelegten und sich dem Körperteil anschmiegenden und ihn umgreifenden Handinnenfläche. Dabei wird allseitig gleichmäßig ein Druck ausgeübt, den man während des Vorwärtsgleitens verstärkt und am Ende der Streichphase wieder vermindert. Wichtig ist, dass der Druck nicht nur von oben nach unten, also senkrecht

◖ 1–3 Einhandstreichung

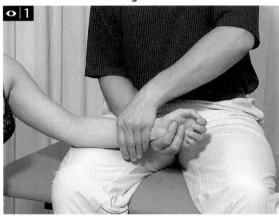

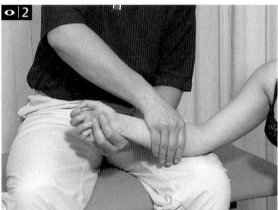

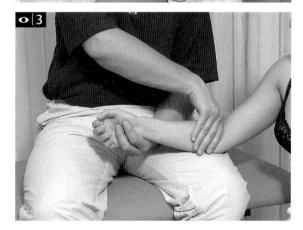

auf den Körperteil trifft, sondern dass der massierte Teil durch die quer zum Muskelfaserverlauf anliegenden Finger ringförmig umschlossen und leicht gedrückt wird. An der Streichung sind also Handfläche, Innenseite des Daumens und Innenseite der Finger, besonders ihrer Grund- und Mittelglieder beteiligt. Die Endglieder der Finger werden nur dann zum Druck mit herangezogen, wenn die bearbeitete Muskelgruppe, z.B. der Quadrizeps, einen so großen Umfang hat, dass die Fingerendglieder noch in ihrem Bereich liegen.

◖ 1–3 zeigen die Einhandstreichung an der Unterarmstreckmuskulatur. Der Ellenbogen des rechten Armes des sitzenden Patienten wird durch den Oberschenkel des Masseurs unterstützt (◖ 2 und 3). Dieser fixiert dabei den Arm, indem er die rechte Hand mit seiner linken Hand erfasst. Die arbeitende rechte Hand wird in der beschriebenen Zangenstellung distal auf die Streckmuskelgruppe aufgelegt und streicht sie mit zu- und wieder abnehmendem Druck durch. Der Hauptdruck liegt dabei immer an der v-förmigen Linie, die von Daumen – Daumenballen und Kleinfingerballen – Kleinfinger gebildet wird.

An großen bauchigen Muskeln, z. B. am Oberschenkel, wird die Streichung mit beiden Händen als *Zweihandstreichung* ausgeführt (s. ◙ 164, S. 126). Die Handhaltung ist dabei die gleiche wie bei der Einhandstreichung, die beschriebene Zangenstellung wird jedoch durch beide Hände hergestellt (◙ 4–6).

Im Bewegungsablauf der Zweihandstreichung wird die eine Hand, hier die rechte, wie bei der Einhandstreichung schiebend vorwärts bewegt mit dem Hauptdruck an der Linie Daumen – Daumenballen – Kleinfingerballen – Kleinfinger, die andere vorangehende Hand, hier die linke, wird rückwärts gezogen mit dem Hauptdruck an der Linie Daumen – Zeigefinger. Am Endes des durchgestrichenen Teiles wechseln die Hände ihre Stellung, die vorn liegende nach hinten, die hinten liegende nach vorn und werden unter leichtem Hautkontakt der Fingerinnenflächen zur Ausgangsstellung zurückgeführt. Dadurch wird die Streichung flüssiger und angenehmer als bei jedesmaligem Absetzen der Hände am Ende der Streichung. Durch den Wechsel der Hände entstehen als Bewegung zwei ineinandergreifende Längsovale.

Die Zweihandstreichung (◙ 4–11) kann an großen Muskelgruppen auch als sog. *Hand-über-Hand-Streichung* ausgeführt werden. Dabei wird die eine Hand wie bei der Einhandstreichung vorwärts geführt und wenn sie am Ende des auszustreichenden Teiles angelangt ist abgehoben, während nun die andere Hand rückwärts ziehend dieselbe Partie durchstreicht. So wechseln die Hände einander ständig ab, eine Hand ist immer am Körper. Dadurch wird die Streichung flüssig und angenehm empfunden.

◙ 4–6　Zweihandstreichung

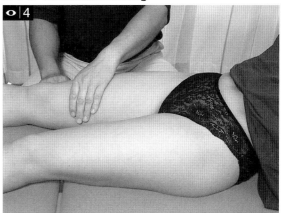

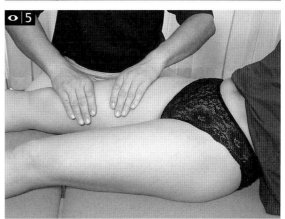

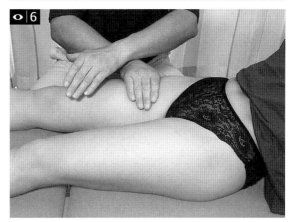

◎ 7–9 Zweihandstreichung

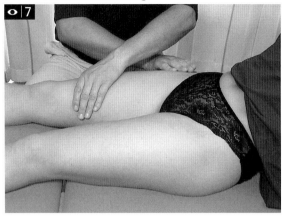

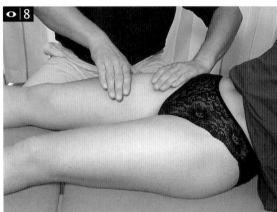

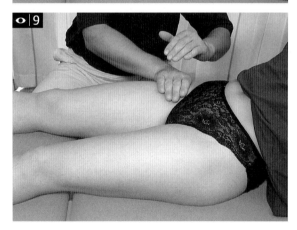

Den gesamten Bewegungsablauf der Zweihand-streichung als Hand-über-Hand-Streichung zeigen die ◎ 4–9.

Streichphase der rechten Hand: ◎ 4–7.

Streichphase der linken Hand: ◎ 8–9.

Es ist deutlich zu erkennen, wie während der Streichphase der rechten Hand die linke, während der Streichphase der linken Hand die rechte zur Ausgangsstellung zurückgeführt wird.

An flächenhaften oder faszienbedeckten Muskeln, z. B. am Rücken, die mit der gewölbten Handfläche nicht gefasst werden können, wird die *Knöchelstreichung* angewendet. Sie wird mit der Handrückenseite, also der Streckseite der Finger ausgeführt. Dazu werden die sonst gestreckten Finger in den Grundgelenken und die Hand im Handgelenk maximal gebeugt. Die Fingerrückflächen streichen in dieser Stellung entlang dem Muskelfaserverlauf. Am Ende der auszustreichenden Partie rollen die Finger über ihre Streckseite bei gleichzeitiger Dorsalflexion der Hand im Handgelenk ab und werden in den Grundgelenken in Streckstellung gebracht, sodass die ganze Innenfläche der Hand und der Finger aufzuliegen kommen. In dieser Stellung wird die Hand bei leichtem Hautkontakt zur Ausgangsstellung der Streichung zurückgeführt. Diese Knöcheleffleurage wird je nach Erfordernis mit einer Hand oder mit beiden Händen gleichzeitig ausgeführt, wie in späteren Kapiteln über die Massage der Körperregionen gezeigt werden wird.

Den gesamten Bewegungsablauf der Knöchelstreichung zeigen die ◙ 10–16.

An räumlich begrenzten Körperstellen, z.B. an
den Fingern, am Fuß und am Kopf streicht man
mit den Kuppen der Finger oder der Daumen
bzw. mit der Daumeninnenfläche oder dem
Daumenballen. Wir werden diese Art der sog.
Fingerstreichung bei der Massage der Hand
(2.4.3) und des Fußes (2.7.3) kennen lernen.

◙ 13–16　**Knöchelstreichung**

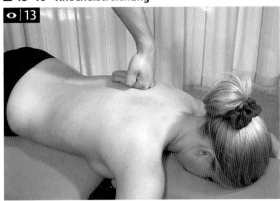

◙ 10–12　**Knöchelstreichung**

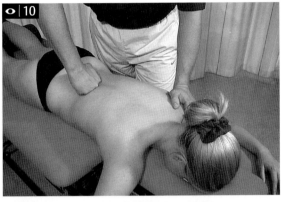

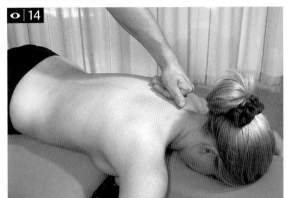

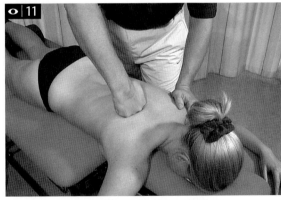

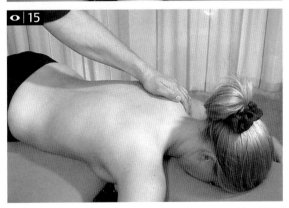

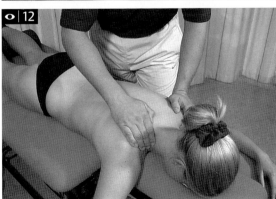

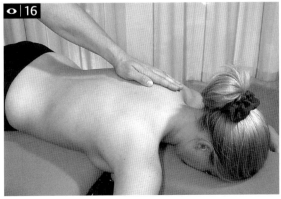

◙ 17–19   Einhandknetung

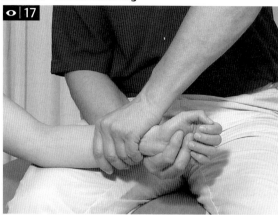

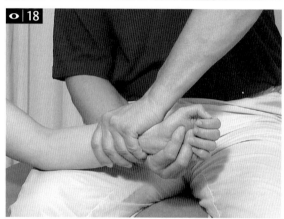

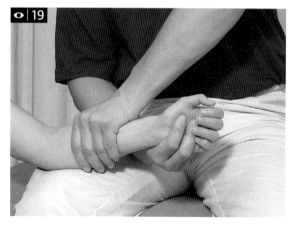

2.2   Kneten (Pétrissage)

Knetungen sind tiefer reichende und intensiver wirkende Griffe als Streichungen, sie dienen der Beeinflussung der Muskulatur. Die Bewegungsform der Knetung besteht aus schräg oder quer zum Muskelfaserverlauf ansetzenden Dehnungen, Verwindungen und Drückungen, die einzelne Muskeln oder Muskelgruppen erfassen. Die Bewegungsrichtung führt vom distalen zum proximalen Muskelansatzpunkt mit dem Muskelfaserverlauf herzwärts.

Die Technik des Knetens richtet sich nach Form, Größe und Lage der Muskeln (s. ◙ 136, S. 116).

Kleine bauchige Muskeln oder Muskelgruppen werden mit der *Einhandknetung* massiert (◙ 17–23). Dazu legt man die Hand wie zur Einhandstreichung auf. Durch geringes Schließen der beschriebenen Zange wird die Muskelgruppe etwas komprimiert und in die sich wölbende Hand hineingedrückt. Aus dieser Stellung beginnt die Knetung, die aus rhythmisch abwechselnden Druckphasen von Daumenballen und Kleinfingerballen besteht. Die Muskelfaserverwindung (Dehnung) erfolgt zwischen dem Daumen und den Fingern.

Die im Handgelenk halb dorsalflektierte Hand pendelt bei den wechselnden Druckphasen quer zum Muskelfaserverlauf hin und her. Beim Daumenballendruck wird die Hand in leichte Radialabduktion und Pronation gebracht, die Finger in den Grundgelenken gebeugt, wobei die Wölbung der Handfläche zunimmt.

Beim Kleinfingerballendruck wird die Hand in leichte Ulnarabduktion und Supination gebracht, die Finger in den Grundgelenken nahezu gestreckt, wobei die Wölbung der Handfläche abflacht.

Durch die wechselnde Wölbung der Handfläche rückt während des starken Daumenballendruckes die Kleinfingerseite der Hand gering vorwärts (sog. Druckphase), während des geringeren Kleinfingerballendruckes rückt die Daumenseite der Hand dagegen weit vorwärts (sog. Streichphase).

Zur richtigen Ausführung der Einhandknetung ist es wichtig, dass die Finger stets unter sich geschlossen bleiben und nicht auf der Haut kreisen. Die Handinnenfläche muss ständig mit der angehobenen Muskelgruppe in engem Kontakt bleiben, Fingerkuppen und Daumenkuppe dürfen deren Rand nicht verlassen. Der Arm der massierenden Hand bleibt im Ellenbogengelenk fast rechtwinklig gebeugt, das Vowärtsschieben des Armes erfolgt im Schultergelenk.

◙ 20–23 Einhandknetung

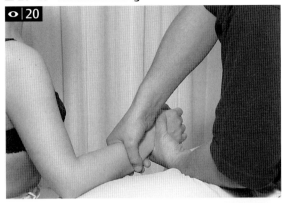

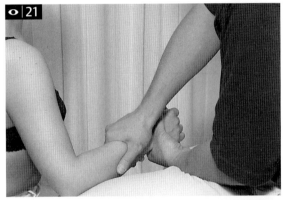

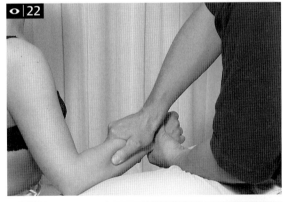

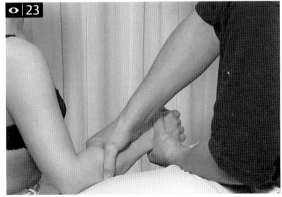

◙ 24–27   Zweihandknetung

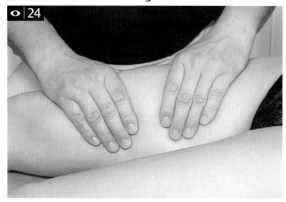

◉ | 24

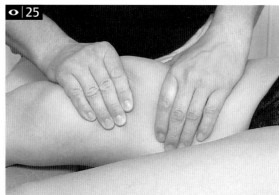

◉ | 25

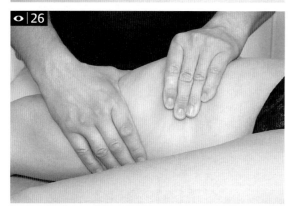

◉ | 26

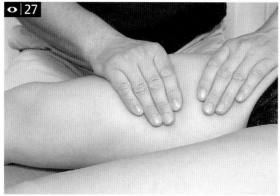

◉ | 27

An großen bauchigen Muskeln wird die *Zweihandknetung* angewendet (◙ 24–30). Man legt die Hände wie zur Zweihandstreichung parallel nebeneinander auf den Muskel auf, die Finger liegen also quer zur Verlaufsrichtung der Muskelfasern. In die sich wölbenden Handinnenflächen wird der Muskel angesaugt. Die Knetung geschieht nun aus dieser Stellung heraus in rhythmischem Wechsel der Druckphasen von Daumenballen und Kleinfingerballen wie bei der Einhandknetung, wobei jedoch die Hände gegenseitig als Widerlager dienen. Während die eine Hand mit dem Kleinfingerballen den Muskelbauch heranzieht, drückt die andere mit dem Daumenballen dagegen. Es entsteht dadurch eine charakteristische s-förmige Verwindung der abgehobenen Muskelmasse, die den Händen nie entgleiten darf.

Der Daumenballendruck der einen Hand findet sein Widerlager im Druck der Finger der anderen Hand, die den Muskel gewissermaßen heranholt (◉ 28–30). Beachte die Bewegung der Handgelenke! Bei der Druckphase des Daumenballens wandert das Handgelenk ulnarwärts bei gleichzeitiger Radialabduktion, bei der Druckphase des Kleinfingerballens wandert es radialwärts bei gleichzeitiger Ulnarabduktion. Durch den Wechsel der Druckphasen gleitet jede Hand jedes Mal ein Stückchen herzwärts.

Zur richtigen Ausführung der Zweihandknetung ist es wichtig, dass die vorangehende, rückwärts laufende Hand nicht wie bei der Einhandknetung vorwärts geschoben, sondern gezogen wird.

◉ 28–30   **Zweihandknetung**

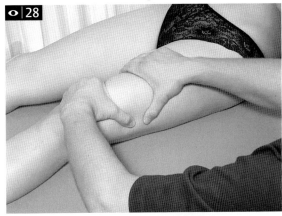

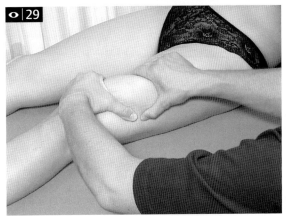

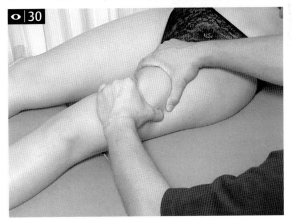

● 31–34 Fingerspitzenknetung

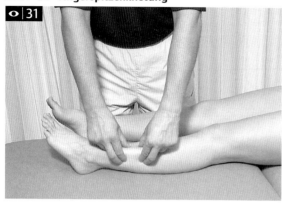

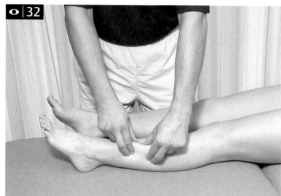

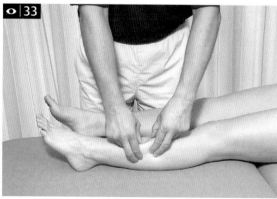

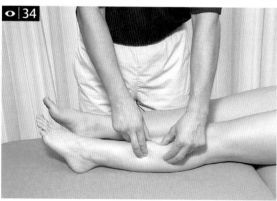

Einzelne, tiefliegende oder flache Muskeln kann man nur mit der *Fingerspitzenknetung* erfassen (● 31–34). Die Handstellung ist wieder die der Streichung, jedoch werden der 4. und 5. Finger so weit eingeschlagen, dass ihre Kuppen die Handinnenfläche berühren. Die fest aneinander gelegten und in allen Gelenken leicht gebeugten Finger 2 und 3 bilden mit den in Opposition stehenden Daumen je eine Zange. Damit die Fingerkuppen in gleiche Höhe kommen, muss der Mittelfinger wegen seiner größeren Länge etwas stärker gebeugt werden. Die Knetung erfolgt zwischen den Fingerkuppen einerseits und den Daumenkuppen andererseits. Dabei werden die Finger möglichst steil aufgesetzt.

An einzelnen oder tiefliegenden Muskeln werden die Hände parallel nebeneinander so angesetzt, dass die Finger quer zum Muskelfaserverlauf liegen. Die Finger- und Daumenkuppen fassen beiderseits am Muskelrand ansetzend den Muskelbauch zwischen sich und heben ihn von der Unterlage ab. Aus dieser Stellung heraus verläuft die Bewegung wie die der Zweihandknetung.

Die Knetung erfolgt dadurch, dass die Fingerkuppen der einen Hand gegen den Daumen der anderen Hand drücken. Dann wechseln die gegeneinander arbeitenden Hände ihre Druckphase. Es entsteht dadurch wieder eine s-förmige Verwindung des abgehobenen Muskelbauches wie bei der Zweihandknetung. Durch den Wechsel der Handstellung, wie die ● 35–37 deutlich zeigen, bewegt sich der jeweils entlastete Handteil, also einmal der Daumen, dann die Finger, unter kleiner Kreisbewegung am Muskelrand herzwärts.

An flachen Muskeln ist die Technik der Fingerspitzenknetung insofern anders, als hierbei die parallel nebeneinander gehaltenen Hände so aufgesetzt werden, dass die Finger im Faserverlauf des Muskels liegen. Die Fingerkuppen der einen Hand raffen die flach ausgebreiteten Muskelfasern, fassen sie und führen sie gegen den Daumen der anderen Hand, der das Widerlager für Drückung und Verwindung gibt. Das Fassen der Muskelfasern erfolgt, indem sich die geöffnete Zange unter zunehmendem Druck daumenwärts schließt, das Fortschreiten der Knetung in Faserrichtung geschieht dadurch, dass sich die Zange kleinfingerwärts zu erneutem Fassen öffnet. Auch bei dieser Knetung arbeiten die Hände alternierend, sodass die eine Hand der anderen jeweils um eine halbe Bewegungsphase voraus ist. Erfolgt die Knetung am flachen Muskel mit dem Faserverlauf aufwärts, so fassen die Finger in aufeinander zulaufenden Kreisen abwechselnd, die Daumen als Widerlager folgen in kleinen Kreisen nach.

Die Bewegung der Finger wird in ◧ 35–49 dargestellt.

Die flach ausgebreiteten Muskeln am Rumpf werden aufwärts und abwärts mit der Fingerspitzenknetung massiert. Erfolgt die Knetung abwärts, so fassen die Daumen in auseinander weichenden Kreisen und die Finger schleifen als Widerlager in kleinen Kreisen nach. Diese Bewegung zeigen die ◧ 35–41.

Für die Technik merke man sich, dass die Druckphase der Fingerspitzenknetung stets senkrecht zur Muskelfaserrichtung auftreffen soll.

◧ 35–37 **Alternierendes Kreisen mit Druckdarstellung**

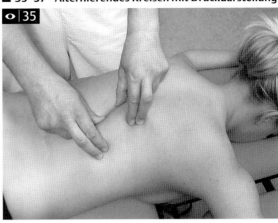

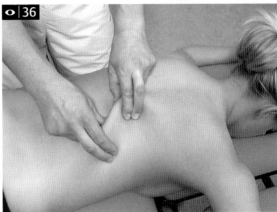

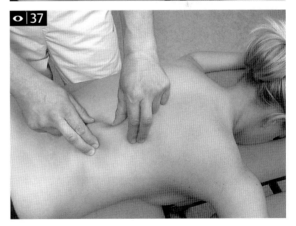

◪ 38–41 Alternierendes Kreisen mit Druckdarstellung   **◪ 42–49 Fingerspitzenknetung**

○|38

○|42

○|39

○|43

○|40

○|44

○|41

○|45

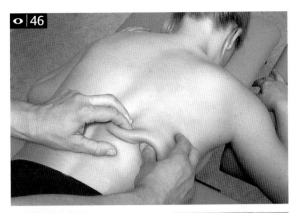

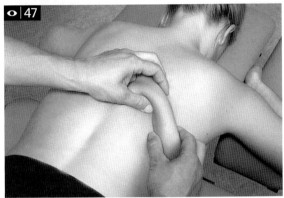

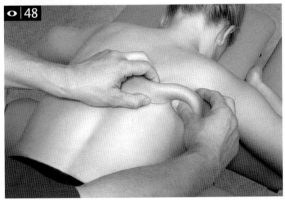

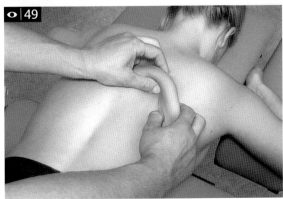

⊙ 50–52 Friktionen

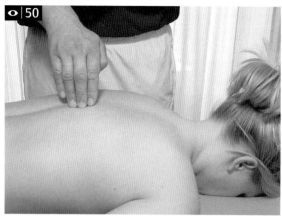

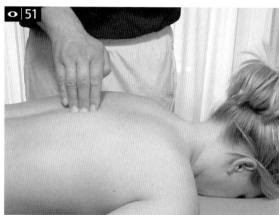

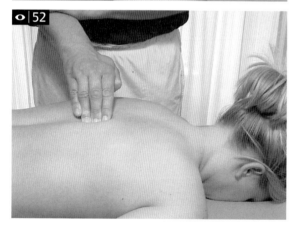

2.3 Reiben (Friktion)

Reibungen sind intensiv wirkende, kleinflächig geortete, kreisförmige oder elliptische Bewegungen, die von den Daumen- oder Fingerkuppen ausgeführt werden (⊙ 50–58). Die Technik richtet sich danach, ob die Hautoberfläche oder umschriebene Veränderungen tieferer Gewebsschichten beeinflusst werden sollen.

Anwendungsgebiet: Myogelose, Hartspann.
Je oberflächlicher die Myogelose gelegen ist, umso geringer kann der Druck der Friktion sein. Ein wesentlicher Faktor ist also die Dicke der Fettschicht des Patienten. Kann man bei oberflächlicher Technik noch weite Ausschläge der Hand auf den Friktionspunkt übertragen, so wird der Radius des von der Hand ausgeführten Kreises umso kleiner, je fester der aufzuwendende Druck ist. Die Druckstärke reicht von der leichten Zirkelung, etwa wie sie *Kohlrausch* (31) bei seiner Reflexzonenmassage verwendet, bis zur Gelotripsie von *Lange* (34), wobei jedoch die Verwendung von Fingerknöcheln möglichst zu vermeiden, von Ellenbogen oder gar Massagehölzern überflüssig ist. In jüngster Zeit (14) wird im Bereich der tiefliegenden ischiofemoralen Muskulatur die Massage mit Holzstäbchen zur Lockerung von Hartspannen empfohlen.
Die Technik der oberflächlichen Friktion beginnt mit dem Aufsuchen einer entsprechend geringen Gewebsverhärtung. Der Mittelfinger setzt zentral auf und bleibt dort haften, er überträgt die Zirkelung der Hand von allen Seiten auf die Myogelose. Eine zweite Art der Friktion, wie sie an räumlich begrenzten Stellen an Fingern und Hand, Zehen und Fuß zur Anwendung kommt, ist bei funktionellen Durchblutungsstörungen indiziert.
Man legt dazu die Daumen mit ihren Kuppen neben- oder hintereinander auf die zu bearbeitende Partie auf, die Finger beider Hände geben seitlich davon die Stütze. Die Daumenkuppen führen nun alternierend nach außen gerichtete Kreisbewegungen aus, der rechte Daumen also im Uhrzeigersinn, der linke entgegengesetzt. Die gesamte Bewegung läuft wie eine Streichung auf der Haut herzwärts (wie man im Winter kalte Finger reibt), woher diese Art der Reibung die Bezeichnung zirkuläre Effleurage

erhalten hat. Wir werden sie bei der Massage der Hand und des Fußes kennen lernen.

Die Friktionen tieferer Gewebsschichten setzen sich zusammen aus einer Zirkelung und einer Drückung. Die Bewegung ist unabhängig vom Faserverlauf der Muskulatur, schreitet nicht fort, sondern wird spiralig in die Tiefe geführt, wobei die Haut der bearbeiteten Partie am massierenden Finger haften soll. Durch unterschiedliche Andruckstärken sind verschieden tiefe Gewebsschichten erreichbar. Hauptsächlich werden diese tiefen Friktionen über gelotischen Veränderungen angewendet, wobei diese gewissermaßen zerrieben werden. Man setzt dazu die Finger über dem Gewebe auf, tastet unter Mitverschiebung der Haut mit kleinen Kreisbewegungen in die Tiefe und zerreibt die getasteten gelotischen Veränderungen. Man kann diese Friktionen auch mit zwei Händen ausführen (◘ 56–58), wobei die eine Hand tastet und die Kreisbewegungen ausführt, während die andere darübergelegte Hand den Druck vermittelt. *Lange* (34) nennt diese Art der Beseitigung von Myogelosen Gelotripsie. Bei dieser Art von Friktionen über Myogelosen können Gewebsblutungen durch Zerreißung von Kapillaren im Gelosengebiet auftreten, die jedoch nach einigen Tagen wieder aufgesaugt werden. Während die Reibung bei oberflächlicher Ausführung der Streichung verwandt ist, ist das Zerreiben der Knetung ähnlicher.

◘ 53–55 Friktionen

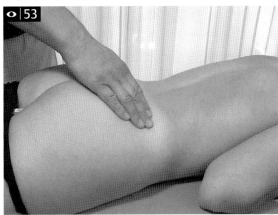
◎ 53

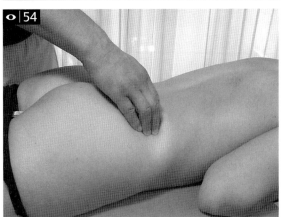
◎ 54

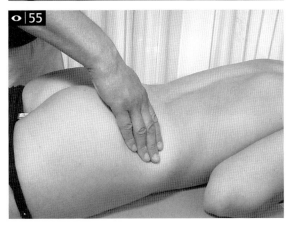
◎ 55

◐ 56–58 Friktionen

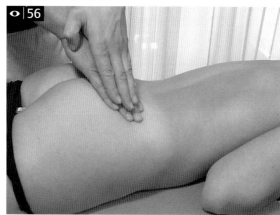

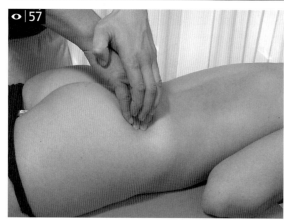

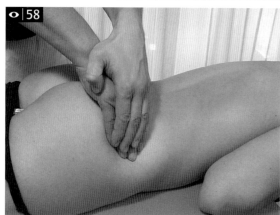

2.4 Unterhautfaszienstrich

Anwendungsgebiet: Muskelfaszienverklebungen, nichtentzündliche Schwellungszustände und Verklebungen zwischen Sehnen- und Muskelfaszien oder zwischen Periost und Muskelfaszien.

Die Behandlung von Muskelfaszienverklebungen ist als vorbereitende oder unterstützende Behandlung für die Knetmassage anzuwenden. Meist beschränken sich gelotische Verhärtungen nicht auf den Muskel, sondern gehen auf den Gewebsfaszienanteil über und führen hier zu Verklebungen. Zum Beispiel bieten sich dicht neben einem Knochen gelegene Muskelpartien der oberen und unteren Extremität sowie neben den Dornfortsätzen gelegene Muskelanteile des Erector trunci und die Interkostalmuskeln für eine intermittierende Behandlung mit dem Unterhautfaszienstrich an.

Die Technik dieser Unterhautfaszienstriche entspricht etwa dem tiefen Bindegewebsmassagestrich von *Dicke* (12) und *Teirich-Leube* (66). Der Mittelfinger wird je nach Gewebsbefund und mehr oder weniger gegen die Strichrichtung geneigt aufgesetzt, meist etwa 60° und in kranialer Richtung geschoben. Der 4. Finger stützt den Mittelfinger und verstärkt dadurch den Halt und die Schubwirkung.

Es muss an dieser Stelle jedoch darauf hingewiesen werden, dass sich diese Methode nicht für Bindegewebszonen 1. und 2. Ordnung (Einziehung und Quellung) eignet. Hier ist das Vorgehen z.B. nach *Teirich-Leube*, wie es auch an unserer Schule gelehrt wird und in den entsprechenden Lehrbüchern beschrieben ist, indiziert. Der Tastbefund einer perlschnurartigen Verhärtung im Bindegewebe wird oft an den Muskelrändern angetroffen. Häufigste Lokalisationen sind lateraler Quadrizepsrand mit Übergang zum Tractus iliotibialis, Deltoideus – Bizeps- und Trizepsrand sowie Beuger und Strecker, Pro- und Supinatoren am Unterarm und Unterschenkel.

Es bewährt sich, zum Auffinden der Muskelränder den Muskel anspannen zu lassen.

Besonders hinzuweisen ist auf die Abgrenzung der Faszienverklebung von noch entzündlichen oder anderen (tumorösen!) Veränderungen in diesem Gebiet! Im Zweifel muss sich der Masseur mit dem verordnenden Arzt in Verbindung setzen, damit nicht durch einen unbedachten Massagegriff eine Schädigung gesetzt wird.

Das Prinzip nil nocere (»auf keinen Fall schaden«) gilt auch für den Masseur.

Am Beispiel des Faszienstriches wird die Forderung, dass Massage nur auf ärztliche Verordnung durchgeführt werden sollte, besonders deutlich.

Das Auftreten von schneidenden Schmerzen oder umschriebenen Hämatomen ist bei der Durchführung des Unterhautfaszienstriches nicht als Kunstfehler zu betrachten.

Strenge Indikationsstellung ist hier das beste Mittel gegen Regresse (weitere ergänzende Angaben s. S. 95ff).

◙ 59–61 Unterhautfaszienstrich

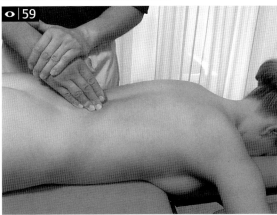

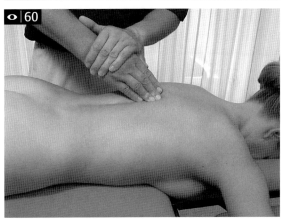

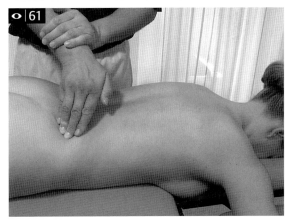

3 Angriffsort – Wirkweg – Wirkung

Die Massage wird auf Körperdecke und Skelettmuskulatur appliziert. Die Körperdecke setzt sich zusammen aus Oberhaut und Unterhautbindegewebe.

Alle Massagehandgriffe treffen – mit unterschiedlicher Stärke – die Zellen der erfassten Schichten, ferner die im Bindegewebe verlaufenden Arteriolen, Kapillaren und Venolen sowie die Lymphgefäße. In der Haut werden außerdem die Endigungen der sensiblen Nerven gereizt, in der Skelettmuskulatur die Muskelfasern durch tief greifende Knetungen verformt und gedehnt.

3.1 Muskulatur als Angriffsort

Die Skelettmuskulatur umfasst im Wesentlichen diejenigen Muskeln, die direkt oder indirekt am Skelett ansetzen und Bewegungen in den Körpergelenken ermöglichen. Die Skelettmuskulatur setzt sich aus quergestreiften Muskelzellen zusammen. Die Muskelzellen der anderen Hauptgruppe (glatte Muskelzellen) sind vor allem in inneren Organen anzutreffen und sollen hier keine Berücksichtigung finden.

Der Prozentanteil der Skelettmuskulatur an der Masse des Gesamtkörpergewichtes eines etwa 80 kg schweren Menschen beträgt ca. 37 % (Fett ca. 17 %, Knochen ca. 16 %, Magen-Darm-Trakt ca. 9 %, Blut ca. 8 %, Haut ca. 6 %).

Mit Ausnahme von entzündlichen Erkrankungen des Muskels (Kollagenosen wie Myositis, Dermatomyositis) ist die Skelettmuskulatur meist sekundär »erkrankt«, oft länger und nachhaltiger als die Grunderkrankung anhält, denn selbst nach Wegfall der Ursache (Fußfehlstellung, Fraktur, Bandscheibenvorfall) finden wir in den Muskelgeweben noch Veränderungen vor, die meist nicht von selbst verschwinden. *Brügger* (9) bezeichnet diese Eigenschaft der neuromuskulären Verhaltensweise als »nozizeptiven somatomotorischen Blockierungseffekt«.

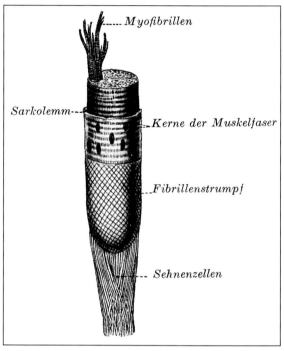

☞ 62 Schema der quergestreiften Skelettmuskulatur (aus *Alfred Benninghoff u. Kurt Goerttler:* Lehrbuch der Anatomie des Menschen, Band 1, Urban & Schwarzenberg 1964)

3.1.1 Feingeweblicher Bau des quergestreiften Muskels

Feingeweblich ist eine isolierte Muskelfaser (Muskelzelle) einige Zentimeter lang (die längsten 12 cm) und 40–60 μm dick. Sie wird schlauchartig von dem Sarkolemm umgeben, das aus einer Basalmembran und gitterförmig angeordneten Bindegewebsfasern besteht.

Eine feine Zellmembran begrenzt die Muskelfaser unmittelbar. Das Zellinnere (Sarkoplasma) wird von feinsten gebündelten Fibrillen (Myofibrillen) durchzogen, die im Querschnitt eine typische Felderung erkennen lassen (Cohnheim-Felderung). Zahlreiche Muskelfasern werden zu Primärbündeln mittels sehr lockerem Bindegewebe, dem Perimysium internum, zusammengefasst.

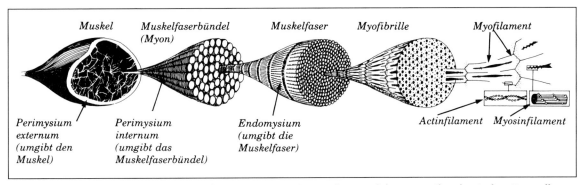

☎ 63   Schematische Darstellung mit stufenweiser Vergrößerung bis zur elektronenmikroskopischen Darstellung der kleinsten Muskelfaserelemente (aus *Rolf Wirhed*: Sport-Anatomie und Bewegungslehre, Schattauer 1984)

Zwischen den Muskelfasern findet sich ein lockeres, kapillarreiches Bindegewebe, das Endomysium.

Muskelfasern weisen eine unterschiedliche Zahl von Myofibrillen auf. Fibrillenreiche Muskelfasern kontrahieren sich schneller als fibrillenarme.

Im Sarkoplasma finden sich die Energieträger. Muskelfasern, die mehr Fibrillen und weniger Sarkoplasmaanteile enthalten, ermüden schneller als jene, bei denen diese Proportionen umgekehrt sind. Die »roten« sarkoplasmareichen Muskelfasern sind daher vor allem für Dauerleistungen, die »blassen« fibrillenreichen für kurzfristige Höchstleistungen bestimmt.

Innerhalb der Zellmembran liegen in jeder Muskelfaser Hunderte von Kernen. Am Ende der Muskelfasern finden sich röhrenförmige, tiefe Einstülpungen der Basalmembranen, in die sich zahlreiche kollagene Fasern der Sehne hineinsenken.

Die Muskelfasern gehen nicht kontinuierlich in Sehnenfasern über. Ihr Zusammenhalt ist durch physikalische Kräfte (Adhäsion, Reibung) bedingt.

Die Sehnenfasern an den einzelnen Muskelfasern werden im Rahmen der Primärbündel zu den Sehnenbündeln vereinigt. Das Primärbündel wird dadurch zur kleinsten funktionellen Sehnen-Muskeleinheit, dem so bezeichneten Myon, geformt.

Durch das Perimysium externum werden zahlreiche Myone zum Muskel vereinigt, der seinerseits von der Muskelfaszie umhüllt wird.

3.1.2 Physiologie der Muskelkontraktion

Die einzelnen Vorgänge, die sich bei der Muskelkontraktion abspielen, sind in ▦ 1 zusammengefasst.

Hier werden nur die Vorgänge am quergestreiften Muskel beschrieben. In der glatten Muskulatur laufen ganz ähnliche physikalische und chemische Vorgänge ab. Unterschiede bestehen in der feingeweblichen Struktur und der Nervenleitgeschwindigkeit sowie in der Nichtinanspruchnahme des Bewusstseins auch für Massenkontraktionen. Ähnlichkeiten der Muskelreaktion auf willkürliche und unwillkürliche Nervenimpulse sind bei den Reflexen zu finden.

In ▦ 1 sollen die Vorgänge im Muskel während verschiedener Aktionsphasen in tabellarischer Übersicht verdeutlicht werden. Dabei sind anatomische Strukturen, physiologische, thermische, chemische, elektrolytische und Innervationsvorgänge schematisch dargestellt und im Text erläutert, um so im piktografischen Erkennen und Behalten auf der einen und der Möglichkeit, Näheres auf der gegenüberliegenden Seite zu erfahren, das Verständnis für diese Vorgänge zu erleichtern.

■ 1 Übersicht einzelner Vorgänge bei der Muskelkontraktion

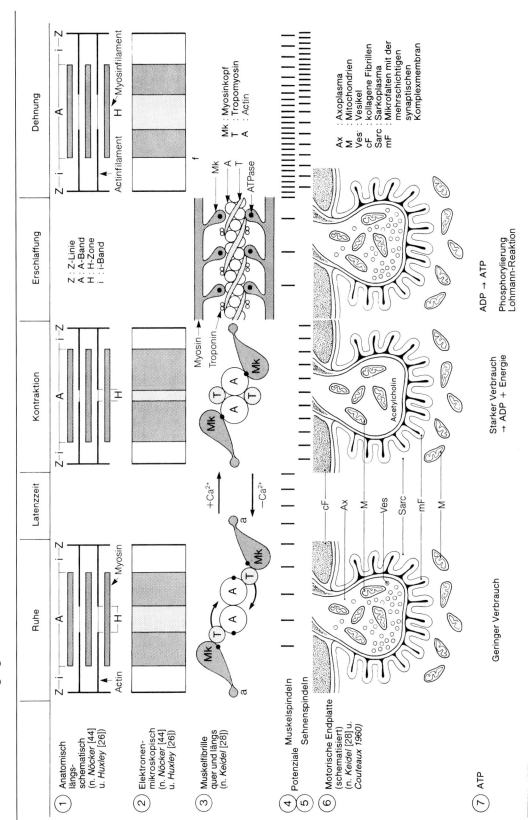

Erläuterungen zur ▦ 1

① Schema des Muskelfeinbaus

Anordnung der Actin- und Myosinfilamente im quergestreiften Muskel (Längsschnitt). Kleinste Funktionseinheit ist das Sarkomer, das durch zwei Z-Linien begrenzt ist.

Z-Linie = Begrenzung der Sarkome. Die Actinfilamente sind an den Z-Linien fest verankert.

i-Band (variabel) = Zone der reinen Actinfilamente (nicht von Myosin überlagert).
A-Band (konstant) = Myosinfilamente mit und ohne Überlagerung durch Actin.
H-Zone im A-Band (variabel) = Anteile der Myosinfilamente, die *nicht* von Actin überlagert sind.

② Schema der Änderung des Bandmusters

③ 1. Spalte: die »sliding filaments« (*H. E. Huxley* [26])

Actinfilamente (A), die von den Myosinköpfen (Mk) weiter in die A-Bande gezogen werden (5- bis 50-mal/s). Hierbei ist ein gewisser Greif-Loslass-Zyklus beobachtet worden, sodass die Actinfilamente weiter als es der Einzelbewegung eines Kopfes entspricht (in einer Art Ruderbewegung) zwischen die Myosinfilamente hineingezogen werden.

Die Schaftteile der Myosinmoleküle (a) sollte man sich senkrecht zur Papierebene vorstellen (stehendes Streichholz).

In Ruhe (*Spalte 1*) trennen die Tropomyosinfäden (T) die Myosinköpfe und die Actinmoleküle.

Bei Kontraktion (*Spalte 2*) rutschen die Tropomyosinfäden in die Rinne der Actinstränge; es entsteht eine feste Verbindung zwischen Aktin und Myosin. Durch eine Art Drillbewegung in die Gegenrichtung (*Spalte 3*) werden diese Kontakte wieder gelöst.

④ ⑤ Potenziale der Muskelspindel und Sehnenspindel

Hier nur als eine grob schematische Darstellung eingefügt (◪ 67, S. 33).

⑥ Große Vesikel

In Ruhe finden sich an der motorischen Endplatte 30–40 große Vesikel. Diese enthalten Acetylcholin (ACh).

Auch die Acetylcholinesterase ist in der Endplatte vorhanden, vor allem in den postsynaptischen Mikrofalten.

Ein eintreffender Nervenimpuls verzweigt sich auf die marklosen Endigungen und setzt aus den der präsynaptischen Membran anliegenden Vesikeln ACh frei (*Spalte 2*). Die Bläschen entleeren sich in den Spalt. Dazu sind Ca^{2+}-Ionen notwendig. ACh gelangt in den synaptischen Spalt und an die Rezeptoren der postsynaptischen, mikrogefalteten Membran und öffnet dort Kationenkanäle, die den Einstrom u. a. von Na^+ erlauben.

Nach Repolarisierung kommt es wieder zur Bildung von ACh-haltigen Vesikeln.

⑦ ATP

Die Spannungsentwicklung des Muskels ist abhängig vom Adenosintriphosphorsäure-Gehalt.

Die ATP-Reserve in Ruhe beträgt 2–9 μmol ATP/g im quergestreiften Muskel. Bei Kontraktion entfalten Myosinköpfe (Mk) bei Verbindung mit Actinmolekülen (A) eine Enzymwirkung, die ATP spaltet (= ATPase-Wirkung):

ATP → ADP + P + Energie.

Diese Reaktion ist von der Ca^{2+}-Konzentration abhängig (s. d.).

Resynthese von ATP erfolgt aus dem Kreatinphosphat-Speicher über die Glykolyse und die oxidative Phosphorylierung (ADP + Kreatinphosphat → ATP + Kreatin) und Bereitstellung aus dem intrazellulären ATP-Gehalt.

1 Fortsetzung

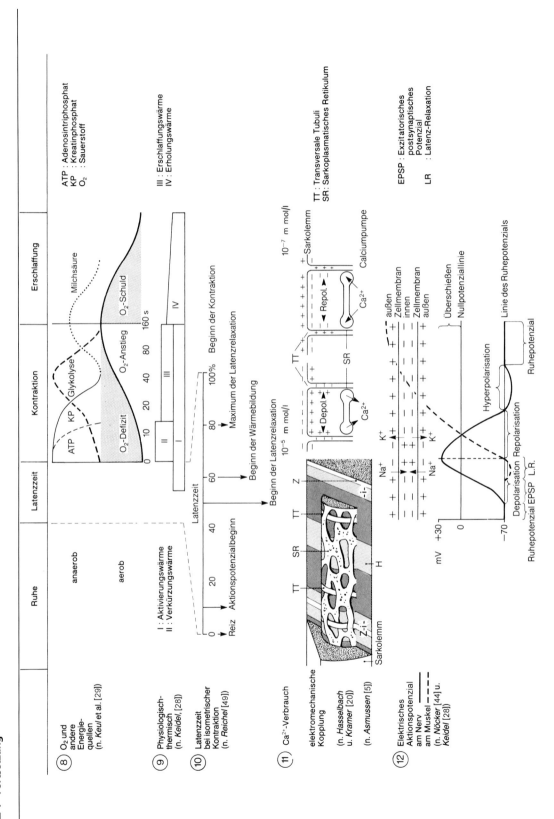

⑧ O₂ und andere Energie- quellen (n. *Keul* et al. [29])

⑨ Physiologisch- thermisch (n. *Keidel*, [28])

⑩ Latenzzeit bei isometrischer Kontraktion (n. *Reichel* [49])

⑪ Ca²⁺-Verbrauch

elektromechanische Kopplung

(n. *Hasselbach* u. *Kramer* [20])

(n. *Asmussen* [5])

⑫ Elektrisches Aktionspotenzial am Nerv ——— am Muskel – – – (n. *Nöcker* [44] u. *Keidel* [28])

ATP : Adenosintriphosphat
KP : Kreatinphosphat
O₂ : Sauerstoff

III : Erschlaffungswärme
IV : Erholungswärme

TT : Transversale Tubuli
SR : Sarkoplasmatisches Retikulum

EPSP : Exzitatorisches postsynaptisches Potenzial
LR   : Latenz-Relaxation

Erläuterungen zur 1 Fortsetzung

⑧ **Deckung des Energiebedarfs**

1. Zuerst werden ATP-Speicher ausgeschöpft. Sie können nur sehr kurzfristig Energie bereitstellen.
2. Kreatinphosphat: energiereiche Phosphate sind nach 20 (–30) s ausgeschöpft.
3. Glykolyse: Maximum nach 30–40 s, wird dann anteilmäßig immer weniger an der Energiebereitstellung beteiligt.
4. Die oxidativen Energiequellen kommen jetzt mehr und mehr zum Tragen und werden schließlich zur dominierenden Energiequelle für muskuläre Arbeit.

⑨ **Physiologisch-thermisch**

Aktivierungswärme beginnt in der Latenzzeit, wenn der Muskel keine Arbeit leistet. *Verkürzungswärme* tritt bei *innerer* Verkürzung der kontraktilen Elemente auf, ist also auch bei der (*äußerlich*) isometrischen Kontraktion vorhanden.
Erschlaffungswärme läuft sehr rasch ab, noch vor der Erschlaffung, z. B. Energie für die Ca^{2+}-Pumpe.
Erholungswärme bei ausreichendem O_2-Gehalt und nicht ermüdetem Muskel ist so groß wie die Initialwärme. Im Tetanus (Summation der Einzelzuckungen = eigentliche Muskelarbeit) verschmelzen die Aktivierungswärmen der einzelnen Zuckungen mit ihren Erholungswärmen und werden als Erhaltungswärme bezeichnet.

⑩ **Latenzzeit**

Die Latenzzeit für die Einzelzuckung ist die Zeit vom Eintreffen eines Reizes auf die Muskelfaser bis zum Kontraktionsbeginn (1 ms bis mehrere ms). Sie stellt die Nutzzeit des Reizstromes (*Reichel* [49]) dar.
Beginn der Latenzrelaxation: Spannungsabnahme, bei der die Transparenz der kontraktilen Elemente zunimmt.
Maximum der Latenzrelaxation: Spannungszunahme; optische Durchlässigkeit (Transparenz) wird geringer.

⑪ **Ca^{2+}-Verbrauch und elektromechanische Kopplung**

Auslösung und Steuerung der Muskelkontraktion erfolgt primär durch Änderung des Membranpotenzials. Diese Depolarisation geschieht einmal durch Erreichen der mechanischen Schwelle (ca. 50 mV), aber auch durch Erhöhung der K^+-Außenkonzentration. Ca^{2+}-Mangel verhindert Erregungsübertragung (ebenso wie Mg^{2+}-Überschuss und Botulinustoxin), Freisetzung von ACh aus den Vesikeln wird verhindert.
In der lebenden Muskelzelle ist die Ca^{2+}-Konzentration die kritische Größe. 10^{-7} mmol/l Ca^{2+} reichen zur Kontraktion nicht aus. Hier muss aus gebundenem Calzium geschöpft werden: Ca^{2+} steigt auf 10^{-5} mmol/l an, dann erst erfolgt das Zusammenspiel mit ATP, Myosin und Actin.

Am Ende der Depolarisation fällt Ca^{2+} rasch ab (= Aufhören der Freisetzung aus gebundenem Calcium). Die Pumpe sorgt aber zusätzlich durch aktiven Rücktransport in die Speicher des sarkoplasmatischen Retikulums für eine Rückkehr zur ursprünglichen Konzentration von 10^{-7} mmol/l Ca^{2+}.
Wenn nicht mehr genügend Ca^{2+}-Ionen vorhanden sind, hört das Zusammenspiel (die Interaktion) ATP – Myosin – Actin auf.
ATP ohne Ca^{2+} hat jetzt nur noch Erschlaffungs-(= Weichmach-)Effekt.

Zusammenfassendes Schema der elektromechanischen Kopplung (*Asmussen* [5]):

● *Kontraktion*
   – Erregung → Faseroberfläche
   – Depolarisation der transversalen Tubuli (TT)
   – Ca^{2+}-Freisetzung aus dem sarkoplasmatischen Retikulum (SR)
   – Aktivierung der Myosin-ATPase
   – Brückenbildung zwischen Actin und Myosin
   – gleitende Filamente
   – Spannungsentwicklung und/oder Verkürzung
● *Erschlaffung*
   – Ca^{2+} wird in das sarkoplasmatische Retikulum (SR) aufgenommen
   – Ca^{2+}-Spiegel im Zellinneren sinkt
   – Inaktivierung der ATPase
   – Anhäufung von ungespaltenem ATP (»Weichmacher«)
   – Brücken zwischen Actin und Myosin werden gelöst
   – Auseinandergleiten der Filamente
   – Muskelerschlaffung

⑫ **Elektrisches Aktionspotenzial**

Am Nerv wird das Spannungsgefälle plötzlich (in 1/1000 s) abgebaut (Depolarisation). Na^+ wandert durch die Zellmembran nach innen, K^+ nach außen.
EPSP = Exzitatorisches postsynaptisches Potenzial.
Geschwindigkeit des Natrium-Einstromes nimmt mit steigender Temperatur zu. Das Nerven-Aktionspotenzial läuft wesentlich rascher ab als das Aktionspotenzial einer einzelnen Muskelfaser.

Am Muskel sind die Na^+- und K^+-Ströme 5-mal stärker als am Nerv.
In den TT (transversale Tubuli) befindet sich extrazelluläre Flüssigkeit mit hohem Natrium- und niedrigerem Kalium-Gehalt. Natrium strömt auch hier in die Zelle (bewirkt wenig Änderung des extrazellulären Gehaltes).

3.1.3 Muskelverspannungen

Die Muskulatur umfasst 42 % der Körpermasse. Eine Beurteilung der Muskelspannung (🖙 64 a, b) gehört zu den grundlegenden Untersuchungen, die bei Erkrankungen des Bewegungssystem fachübergreifend durchgeführt werden sollen. Dabei ist nicht nur bedeutsam, dass die 424 quergestreiften Muskeln des menschlichen Skelettsystems als größtes parenchymatöses Organ ca. 42 % der Körpermasse ausmachen, sondern auch, dass die Muskulatur das entscheidende Bindeglied im Muskel-Skelett-System für Statik und Motorik ist.

Störungen der Muskelfunktion sind als pathologischer Faktor bei nahezu allen Erkrankungen des Bewegungsapparates nachweisbar. Dennoch besteht ein erstaunliches Defizit an klinischen und apparativ diagnostischen Möglichkeiten zur Untersuchung funktionsgestörter Muskeln.

Muskelverspannungen sind schlecht dokumentierbar. Insbesondere die relativ häufigen und scheinbar banalen Muskelverspannungen ent-

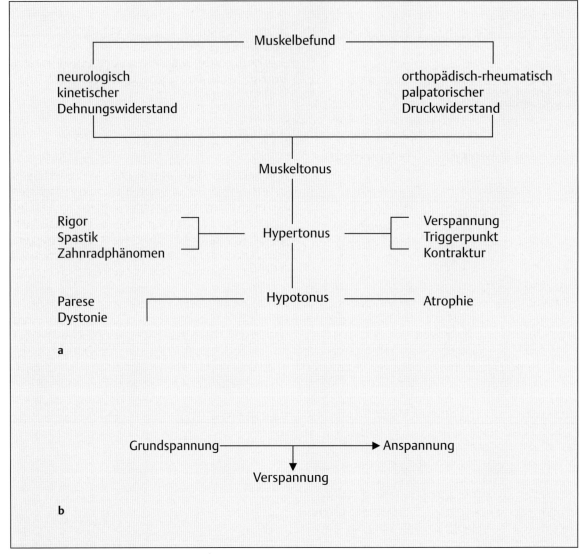

🖙 **64 Pathophysiologische Ursachen für eine Fehlbeanspruchung der Muskulatur und Möglichkeiten des therapeutischen Vorgehens (Pfeile)**

ziehen sich objektiven Nachweismöglichkeiten. Eine Muskelverspannung kann zunächst als eine Störung des Wechselspiels zwischen Grundspannung und Anspannung angesehen werden.

Bei der Untersuchung wird unter Anspannung der Muskulatur der Druckwiderstand verstanden. Die Spannungsprüfung der Muskulatur wird durch Palpation vorgenommen und erfolgt mit dem 2. und 3. Finger leicht kreisend unter zunehmendem Druck.

Beurteilt wird ein komplexes Gefühl aus passiven Eigenschaften der Muskulatur. Ziel ist die Einschätzung des Muskelruhetonus, der sich im Wesentlichen aus dem zellulären und interstitiellen Muskelgewebstonus der anatomischen Muskellänge und einem basalen Reflextonus ergibt.

2   Gradeinteilung bei Muskelverspannungen

Grad	Muskelbefund	Tastbefund
0	Normal	Weich, keine Gegenspannung
I	Gering verspannt	Gegenspannung etwas vermehrt
II	Mäßig verspannt	Gegenspannung ausgeprägt
III	Stark verspannt	Fest, Gegenspannung maximal

Triggerpunkte

Veränderungen qualitativer Art finden sich in Form lokal umschriebener oder flächiger regionaler Muskelverspannungen.

Allgemein gesprochen sind Triggerpunkte druckschmerzhafte Punkte, die Sekundenphänomene auslösen. Im engeren Sinn ist unter Triggerpunkt ein myofaszialer Triggerpunkt zu verstehen, der mit typischen klinischen Phänomenen verbunden und charakteristisch ist für das so genannte myofasziale Schmerzsyndrom. Es soll zwischen aktiven und latenten Triggerpunkten unterschieden werden. Aktive Triggerpunkte zeigen immer spontane, also ohne äußere Einwirkung auftretende Schmerzen. Latente Triggerpunkte hingegen sind nur bei Druck schmerzhaft.

Strang- oder flächenförmige Verspannungen werden mit ihrem Hauptmuskel beschrieben.

Von diesen umschriebenen muskulären Veränderungen sollten strang- oder flächenartige Verspannungen der Muskulatur abgegrenzt werden.

Im klinischen Jargon werden diese oft als muskulärer »Hartspann« oder »bretthart Verspannung« bezeichnet. Gemeint ist eine flächige Verspannung mehr oder weniger deutlicher Ausprägung. Diese sollte in Beziehung zum jeweils betroffenen oberflächennahen oder Hauptmuskel beschrieben werden.

Verspannung oder Verkürzung?

Unbedingt ist die zeitlich begrenzt auftretende Verspannung von einer Verkürzung der jeweiligen Muskulatur abzugrenzen. In jedem Fall muss dies klinisch-diagnostisch mit der Durchführung eines Muskelfunktionstests vor der Einschätzung als Muskelverspannung erfolgen. Hierfür ist die Kenntnis der einschlägigen Testmethoden unerlässlich.

3.1.4 Myogelosen

Myogelosen sind organische Veränderungen innerhalb der Myofibrille. Es kommt zunächst zu reversiblen kolloidalen Veränderungen in der Muskulatur. Bleiben sie längere Zeit bestehen, gehen Muskelfasern unter Kernvermehrungen, Schwund der Querstreifung und dem Verfall der Fibrillen zugrunde. Trigger und Tender points s. S. 60ff.

Die Ursache dieser Veränderung wird im örtlichen Stoffwechsel gesehen. Sie finden sich nicht nur in der Muskulatur, sondern auch im subkutanen Binde- und Fettgewebe, wo bei Belastung ebenfalls schmerzhafte Verhärtungen (Indurationen) gefunden werden. Wir bezeichnen diese entsprechend den Myogelosen als **bindegewebige Gelosen**.

3.1.5 Tendomyosen

Bei der Betrachtung der pathogenetischen Faktoren fällt auf, dass die Tendomyose eine jederzeit reversible funktionsabhangige, schmerzhafte Veränderung der Muskulatur ist. Die funktionsgebundene Schmerzhaftigkeit bringt eine Veränderung in der Kontraktionsbereitschaft und Fähigkeit des Muskels mit sich, der nun dazu neigt, in faszikulären Zuckungen zu funktionieren, oder der faszikulär-spastisch wird.

Die Tendomyose ist demnach Ausdruck eines vegetativ-nervösen Blockierungseffektes und gehört zu den bedeutungsvollsten vegetativen Reflexen (*Brügger* [9]).

⊞ **3 Begriffsklärung**

Atonie	Tonusverlust
Hypotonus	Tonusverminderung
Hypertonus	Tonussteigerung einzelner Muskelfaserbündel oder Muskeln
Rigidität	Tonussteigerung ganzer Muskeln oder Muskelgruppen, bei gleichzeitiger Verklebung intramuskulären Gleitgewebes, wenn dieser Zustand längere Zeit besteht
Atrophie	Verminderung der Muskelmasse als Ausdruck schmerzbedingter, läsionsbedingter Inaktivität oder mangelhafter Innervation

3.1.6 Motorische Nervenbahnen zum Muskel

Die motorische Nervenzelle für die quergestreifte Muskulatur liegt im Vorderhorn des Rückenmarks. Der längliche Ausläufer dieser Zelle tritt nach mehr oder weniger langer Strecke innerhalb des Wirbelkanals mit den gemischten Nerven aus dem Zwischenwirbelloch aus, verläuft dann mit anderen Fasern gebündelt als segmentaler Nerv oder als Geflecht (Plexus) zur Muskulatur und versorgt dort unterschiedlich viele Muskelfasern (in Augenmuskeln z.B. 5–10, im M. quadriceps femoris ca. 1500 Fasern).

Die marklos gewordene Faser durchbricht den Sarkolemmschlauch und verschmilzt unter dessen Oberfläche als motorische Endplatte mit dem Sarkoplasma.

Eine *motorische Einheit* besteht aus einer motorischen Nervenfaser und den von ihr versorgten Muskelfasern.

Bei geringer Frequenz der Nervenimpulse, die auf eine motorische Einheit treffen, ist der Summationseffekt der resultierenden Einzelkontraktionen schwach. Er wird größer bei steigender Frequenz, woraus sich eine raschere und stärkere Kontraktion ergibt.

Je mehr Vorderhornzellen synchron erregt werden und je rascher ihre Impulse aufeinander folgen, desto mehr Muskelfasern sprechen mit einer sog. tetanischen zur Muskelarbeit notwendigen Kontraktion an. (Im Gegensatz dazu: Einzelzuckung z.B. beim Quadrizeps- oder Patellarsehnenreflex.)

Die Bewegung des ganzen Muskels ist nicht ruckartig, sondern glatt. Das liegt daran, dass die einzelnen motorischen Einheiten nicht gleichzeitig, sondern zeitlich verschoben erregt werden. Die elastische Trägheit der Muskelmasse sorgt weiterhin für den glatten Ablauf der Kontraktionsbewegung. Würden sich die motorischen Einheiten synchron kontrahieren, so resultierte daraus ein Zittern, wie es bei pathologischen Zuständen mit Tremor und Klonus anzutreffen ist.

3.1.7 Tonische und phasische Muskeln

Nach der Funktion unterscheidet man phasische (»blasse«) Muskelfasern, die v. a. bei schnellen Bewegungen eingesetzt werden, und tonische (»rote«) Muskelfasern, die v. a. Haltearbeit leisten (▦ 4) (siehe S. 60).

3.1.8 Eigenreflexe, Muskel- und Sehnenspindelrezeptoren

Grundgerüst des spinalmotorischen Systems, das die physiologische Grundlage des Wirkwegs darstellt, ist der Eigenreflex.
Der Eigenreflex setzt sich zusammen aus
- einem Rezeptor (Empfänger, = Antenne mit Proportional-Differenzial-Eigenschaften) im Muskel
- einem sensiblen Neuron (afferente Faser)
- einer Synapse (Umschaltstelle) im Rückenmark
- einer oder mehreren motorischen Vorderhornzellen (α-Motoneurone, ebenfalls Proportional-Differenzial-Eigenschaften)
- den dazugehörigen motorischen Neuronen (efferente Fasern)
- und aus einem Muskel (Erfolgsorgan, Effektor) motorische Einheit.

Als Rezeptor im Muskel dient die Muskelspindel, die den Muskelerfolgsfasern (extrafusale Fasern) parallel geschaltete sog. intrafusale Fasern enthält. Das Hauptrezeptorareal liegt zwischen diesen Fasern (◉ 65) und ist nicht kontraktil. Hier entspringt eine großkalibrige Nervenfaser (Aα-Gruppe mit der höchsten Leitungsgeschwindigkeit von 80–120 m/s und 15–17 μm Durchmesser).
Muskelspindelrezeptoren werden durch Zug erregt, während ihre Aktivität bei einer aktiven Kontraktion erlischt (Dilatorezeptoren). Die Entladungsfrequenz der Rezeptorfasern hängt ab:
- von der Geschwindigkeit (Steilheit) der Längenänderung, die als Differenzial-Eigenschaft bezeichnet wird, und
- vom absoluten Längenzuwachs, also von der Proportion des Muskels, daher Proportional-Eigenschaft genannt.

▦ 4 **Eigenschaften der tonischen und phasischen Muskelfasern**

Unterscheidungsmerkmale	Phasische (blasse) Muskelfasern	Tonische (rote) Muskelfasern
Nervenversorgung der Muskelfasern	Die Anzahl der von einer Nervenfaser versorgten Muskelfasern ist klein (z. B. 5–10 beim Augenmuskel)	Die Anzahl der von einer Nervenfaser versorgten Muskelfasern ist groß (z. B. 100–1000 bei Haltemuskeln)
Reizschwelle	höher	niedriger
Ruhepotenzial	höher	niedriger
Phosphorgehalt	höher	niedriger
Kreatingehalt	höher	niedriger
Myosingehalt	höher	niedriger
ATPase-Aktivität	höher	niedriger
Myoglobingehalt	niedriger	höher
glykolytische Aktivität	höher	niedriger
oxidative Aktivität	niedriger	höher
Mitochondrien	weniger aktiv	mehr aktiv
Zytoplasma	mehr	weniger
Stoffwechselintensität	geriger Das bedeutet für den Bewegungsablauf mit genauester Feineinstellung (Auge) eine größere Variationsmöglichkeit der Abstufung	höher Das bedeutet für die Haltefunktion (seitliche Glutealmuskulatur) eine bessere Trainierbarkeit der Muskelfasern (schärfere Prägung)

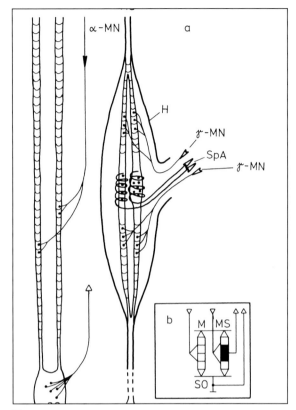

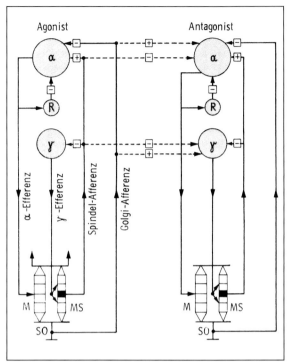

◎ 65
a Schematische Darstellung einer Muskelspindel (MS) mit
fibröser Hülle (H) in Zuordnung zu zwei extrafusalen Muskelfasern (M)
α-MN: α-Motoneuron
γ-MN: γ-Motoneuron
SO: Sehnenorgan
SpA: afferente Fasern von den Rezeptorarealen der
         Muskelspindeln
b Symbole für a

◎ 66 Eigenreflexbogen
α: α-Motoneuron
γ: γ-Motoneuron
R: Renshaw-Zelle (+ Bahnung, – Hemmung)
M: extrafusale Muskelfasern
MS: Muskelspindel
SO: Sehnenorgan
→:   Dehnung

Die zum Rückenmark aufsteigende Spindelerre-
gung tritt als sensibles Neuron am sensiblen
Hinterhorn in das Rückenmark ein und wird
über Synapsen direkt der motorischen Vorder-
hornzelle zugeführt.
Sie durchläuft dabei Reflexkollateralen und eine
reflektorische Umschaltstelle.
Die postsynaptische Renshaw-Zelle bewirkt
eine Hemmung der Synapse, eine Art Rück-
wärtshemmung. Sie erhält außerdem spinale
und supraspinale Impulse, an dieser Stelle sind
also bereits selektierende Hemmungsmechanis-
men möglich.
Über die α-Motoneuronen der motorischen
Vorderhornzellen wird die Kontraktion der

Muskelerfolgsfasern bewirkt und damit der
Reflexbogen abgeschlossen (◎ 66).
Die γ-Motoneuronen des Vorderhorns entsen-
den dagegen Fasern, die zu den Muskelfasern
der Muskelspindeln ziehen. Werden sie erregt,
so kontrahieren sich intrafusale Muskelfasern
und dehnen das Mittelstück der Spindel, rufen
also eine Verstärkung der afferenten Spindel-
entladung hervor. Diese γ-Motoneuronen haben
also a) die Eigenschaft, für eine Grundspannung
zu sorgen, b) sind sie in der Lage, die Muskelspindel auch bei einer veränderten Lage *nach*zu-
spannen. Dieser Vorgang ist notwendig, um
auch bei ständig abnehmender Gesamtlänge
des Muskels bei weiterer Kontraktion die tetani-
sche Reizfolge nicht abreißen zu lassen.

Die Spindelrezeptoren der Sehnenspindel (Golgi-Apparat) sind Spannungs- oder Tensorezeptoren. Sie erfüllen eine Schutzfunktion für den Muskel. Wird ein Muskel auf die Zerreißprobe gestellt, so steigt die Spannung in diesen sensiblen Endorganen umso mehr, a) je schneller die Spannungszunahme und b) je höher die absolute Spannung ist. Sie wirken aber im Gegensatz zu den Muskelspindelafferenzen hemmend auf die α-Motoneuronen, d. h. sie bewirken schließlich ein plötzliches Nachlassen der Kontraktion. Wird der Muskel durch passive Veränderungen der Gelenkstellung oder durch einen Schlag auf seine Sehne plötzlich gedehnt, so antworten die Muskelspindelrezeptoren je nach Schnelligkeit (differenzial) und Ausmaß (proportional) der Längenänderung mit einer erheblichen Steigerung ihrer Ausgangsaktivität. Alle Muskeln des Bewegungsapparates sind in der Lage, so zu reagieren. Der Arzt löst diese Reflexe meist nur an einigen gut zu erreichenden Muskeln aus (Quadrizeps, Triceps surae) und nennt sie (fälschlicherweise) Sehnenreflexe. Der adäquate Reiz für die Kontraktion ist jedoch die Dehnung des Muskels. Muskeleigene Reflexe sind überwiegend Streckreflexe. Am deutlichsten sind diese Reflexe an den der Schwerkraft entgegenwirkenden Streckern ausgeprägt. Eigenreflexe tragen daher überwiegend zur Aufrechterhaltung des Körpers und der Stellung seiner Glieder bei. Die Veränderungen der afferenten Aktivität und die Steuerung der Muskelspannung bei passiver Dehnung und aktiver Kontraktion sind in ◎ 67 und 68 zusammengefasst.

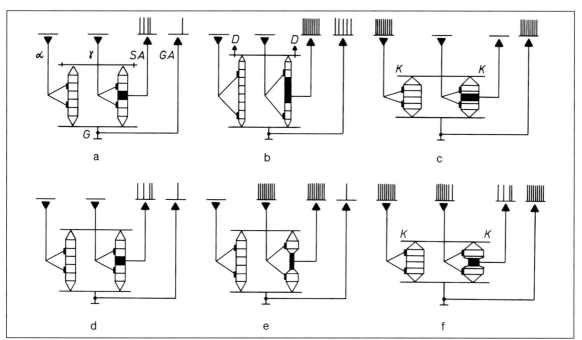

◎ 67 Veränderungen der afferenten Aktivität der Muskelspindeln *(SA)* und der Golgi-Organe *(GA)* bei passiver Muskeldehnung sowie bei einer Aktivitätssteigerung der α- und γ-Motoneurone. Das jeweilige Aktivitätsniveau ist oberhalb der Pfeile durch schematisierte Nervenaktionspotenziale gekennzeichnet

a und **d** Ausgangsaktivität beim ruhenden Muskel, **b** Steigerung der Spindel- und Golgi-Afferenz bei stärkerer passiver Muskeldehnung **(D)**, **c** Aufhebung der Spindelafferenz und Verstärkung der Golgi-Afferenz bei einer Muskelkontraktion **(K)** durch isolierte Aktivierung der α-Motoneurone, **e** Verstärkung der Spindelafferenz durch isolierte Aktivierung der γ-Motoneurone, **f** fehlende Auslöschung der Spindelafferenz (vgl. **c**) bei gleichzeitiger Aktivierung der α- und γ-Motoneurone

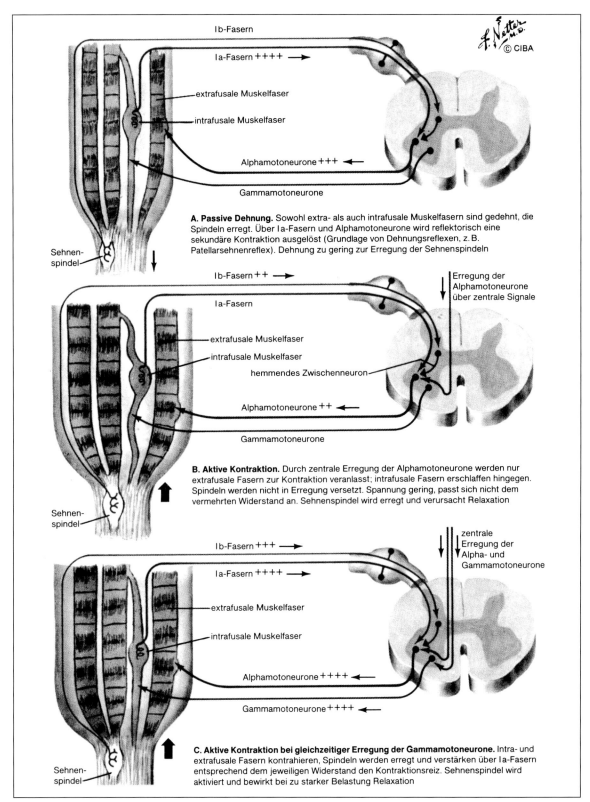

Ib-Fasern

Ia-Fasern ++++ →

extrafusale Muskelfaser

intrafusale Muskelfaser

Alphamotoneurone +++ ←

Gammamotoneurone

Sehnen-spindel

A. Passive Dehnung. Sowohl extra- als auch intrafusale Muskelfasern sind gedehnt, die Spindeln erregt. Über Ia-Fasern und Alphamotoneurone wird reflektorisch eine sekundäre Kontraktion ausgelöst (Grundlage von Dehnungsreflexen, z. B. Patellarsehnenreflex). Dehnung zu gering zur Erregung der Sehnenspindeln

Ib-Fasern ++ →

Erregung der Alphamotoneurone über zentrale Signale

Ia-Fasern

extrafusale Muskelfaser

intrafusale Muskelfaser

hemmendes Zwischenneuron

Alphamotoneurone ++ ←

Gammamotoneurone

Sehnen-spindel

B. Aktive Kontraktion. Durch zentrale Erregung der Alphamotoneurone werden nur extrafusale Fasern zur Kontraktion veranlasst; intrafusale Fasern erschlaffen hingegen. Spindeln werden nicht in Erregung versetzt. Spannung gering, passt sich nicht dem vermehrten Widerstand an. Sehnenspindel wird erregt und verursacht Relaxation

Ib-Fasern +++ →

zentrale Erregung der Alpha- und Gammamotoneurone

Ia-Fasern ++++ →

extrafusale Muskelfaser

intrafusale Muskelfaser

Alphamotoneurone ++++ ←

Gammamotoneurone ++++ ←

Sehnen-spindel

C. Aktive Kontraktion bei gleichzeitiger Erregung der Gammamotoneurone. Intra- und extrafusale Fasern kontrahieren, Spindeln werden erregt und verstärken über Ia-Fasern entsprechend dem jeweiligen Widerstand den Kontraktionsreiz. Sehnenspindel wird aktiviert und bewirkt bei zu starker Belastung Relaxation

◖ 68   Propriozeptiv-reflektorische Steuerung der Muskelspannung (aus *Netter, F. H.*: Farbatlanten der Medizin. Band 5: Nervensystem I: Neuroanatomie und Physiologie. Thieme, Stuttgart 1987)

3.1.9 Auf den Muskel wirkende Fremdreflexe

Bei mechanischer oder thermischer Reizung der Haut nehmen Entladungszahl und Frequenz der γ- und α-Motoneuronen zu. Sie können sogar so stark erregt werden, dass eine sichtbare Muskelverkürzung erfolgt.

Da es sich um einen Reiz handelt, der von der Haut ausgeht und auf den Muskel wirkt, bezeichnet man diesen Vorgang als Fremdreflex. Ein Teil der von der Haut ausgehenden Erregung geht zu den motorischen Vorderhornzellen.

Wie die (propriozeptiven) Spindelentladungen beim Eigenreflex treffen auch die (exterozeptiven) Hautreflexe die α- und γ-Motoneuronen. Beim Eigenreflex werden die zugehörigen α-Motoneuronen aktiviert, die γ-Motoneuronen gehemmt. Beim Fremdreflex werden α- und γ-Motoneuronen gleichsinnig aktiviert oder gehemmt. Fremdreflexe bahnen meist die *Beugung*, während die *Streckung* gehemmt wird. Bei einseitiger Hautreizung werden auf der kontralateralen (anderen) Seite umgekehrte Erregungsverhältnisse angetroffen (◎ 69). Dies stellt eine Koordinationsleistung bereits im Rückenmark gelegener Zentren dar, wie sie z. B. für die Fortbewegung sehr wesentlich sind. Man kann diese Reflexe am besten bei Säuglingen, deren Großhirnkontrolle noch hinter dem Reflexverhalten zurücksteht, beobachten. Bei normaler Ausgangsaktivität sprechen auf den Hautreflex zunächst die γ-Motoneurone an, weil sie die niedrigere Reizschwelle haben. Über den Eigenreflex kommt es nach Dehnung der Spindel aufgrund von Gammaaktivität dann erst sekundär zum Ansprechen der α-Motoneuronen. Wenn der Hautreiz im Einzugsbereich des Fremdreflexes aufhört, erlöschen durch Abschaltung der γ-

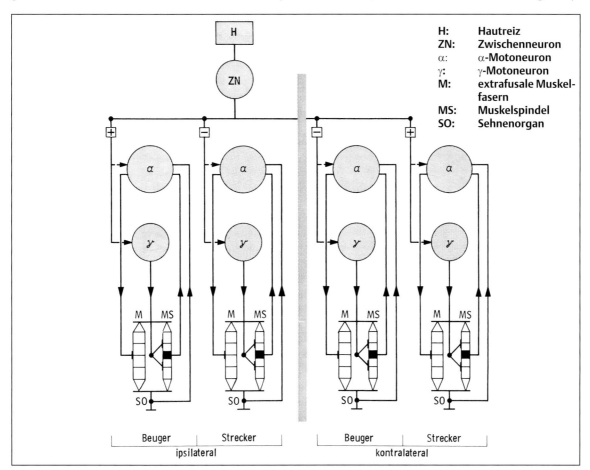

◎ 69   Vereinfachte schematische Darstellung der Muskelinnervation bei ipsilateralem Beugereflex mit gekreuztem Streckreflex

Motoneuronen auch die Erregungen der Muskelspindelafferenzen. Die Aufhebung des eng begrenzten Hautreizes geschieht bei der Massage durch ständiges Verlagern des Angriffsortes. Ähnlich wie die kleineren Gefäße auf dem Wege der wechselnden Wärme- und Kälteapplikation in ihrer Reaktionsgeschwindigkeit verbessert werden, muss man sich auch beim Muskel eine Bahnung der Fremd- und Eigenreflexe durch Massage denken. Auf diese Weise kann sowohl über Fremd- als über Eigenreflexe eine bessere Muskelfunktion erreicht werden.

3.1.10 Einfluss der Massage auf die Muskulatur und die Reflexbahnen

Die Effekte der wichtigsten Therapieformen auf Muskeln und Reflexbahnen sind in ▦ 5 zusammengefasst.

▦ 5 **Wirkungsmechanismus der einzelnen Therapieformen**

Angriffsart	1 Bindegewebs-massage	2 Chirotherapie		3 Klassische Massage	4 Übungsbehandlung
Angriffsort	Haut, Bindegewebe	Muskel, Sehne, Gelenk		Haut, Bindegewebe, Muskel	Bindegewebe, Muskel, Sehne
Nervale Verarbeitung	Fremdreflex	Eigenreflex		Fremd- und Eigenreflex	Eigenreflex und Willkürmotorik
Empfangsorgan (Rezeptor)	Hautsensibilität vegetative Afferenzen	a Zwischenstück der Muskelspindel	b Golgi-Sehnenspindel	Wie unter 1 und 2	Wie unter 2 + doldenförmige Nervenendigungen an Gelenkkapseln und -bändern
Bahnen	Zentralnervensystem + vegetatives Nervensystem	Reflektorisch vorwiegend im Zentralnervensystem		Reflektorisch im vegetativen und Zentralnervensystem	Zentralnervensystem, zentripetale Bahnen
Synapsen	Polysynaptisch	Monosynaptisch		Wie unter 1 und 2 (Erregung bis zum Kleinhirn)	Polysynaptisch (Erregung in der sensorischen Großhirnrinde)
Reaktionszeit	Lang	Kurz		Gemischt	Kurz
Nervale Auswirkung	γ-Motoneurone +	α-Motoneurone + γ-Motoneurone	α-Motoneurone –	Wie unter 1 und 2	Erkennende und bewusste Tiefensensibilität
Sekundär	α-Motoneurone +	Hemmungs- und Bahnungsmechanismen		Wie unter 1 und 2 sowie selbsttätige Begrenzung der Spannungsentwicklung	Willkürliche Kontrolle
Effekt am Erfolgsorgan Muskel	Bahnung der vegetativen zentrifugalen Impulse	Kontraktion	Entspannung	Wechsel zwischen Kontraktion und Entspannung	Ausdauer: + (Häufigkeit) Kraftentfaltung: + (gegen Widerstand)
Sekundär	Löschen der Spindelafferenz und Entspannung des Muskels	Bei Einzelreiz »gedämpfte« Schwingung		Bahnung nervaler Erregungsübertragung in gewünschter Richtung	Entspannungsbereitschaft hypertoner Muskeln in den Übungspausen

3.2 Wirkungen der Massage

Man kann die Massagewirkung mit Recht als ein komplexes Geschehen bezeichnen. Wenn wir im Folgenden diesem Gewalt antun müssen, es zerlegen und nacheinander einzelne Teilwirkungen zur Besprechung herausgreifen, so tun wir das nur, weil wir anders die Wirkungen nicht verstehen können. Wir wollen aber dabei nie vergessen, dass der Erfolg der Massage von den vielfältigen unlösbar miteinander verbundenen Wirkungen abhängt. Das wird hier besonders betont im Hinblick auf die in letzter Zeit publizierten speziellen Massagearbeiten, die unter (bewusster) Vernachlässigung der Gesamtschau nur einzelne Wirkungen herausstellen. Für die klassische Massage gilt, dass ihre Wirkungen nicht ausschließlich »reflektorisch bedingt« oder »segmentbedingt« oder »durchblutungsbedingt« sind.

Allgemein unterscheiden wir zwischen Fernwirkungen und örtlichen Wirkungen. Hierzu mögen einige therapeutische Erfahrungen zur Veranschaulichung dienen.

1. Wenn wir während einer allgemeinen Körpermassage beobachten, dass der Patient einschläft, dass sich seine Atmung vertieft, oder dass er nach vorheriger körperlicher Erschöpfung angibt, sich durch die Massage erfrischt zu fühlen, so sind alle diese Wirkungen als Fernwirkungen zu bezeichnen. Es sind außerdem Allgemeinwirkungen, die unabhängig vom Ort der Massageapplikation auftreten.

2. Wenn wir z.B. bei der Massage der linken Schulter-Nacken-Region oder des linken M. pectoralis gleichzeitig bestehende stenokardische Beschwerden mit beseitigen, dann müssen wir diese Wirkung ebenfalls als Fernwirkung bezeichnen. Da sie aber in einem dem bearbeitenden Haut- und Muskelgebiet segmental zugeordneten inneren Organ ausgelöst wird, müssen wir sie als segmentale Wirkung von der Allgemeinwirkung abgrenzen.

3. Als Fernwirkung muss schließlich die Verminderung eines hypertonen Muskels durch Streichmassagetechnik gesehen werden. Wir sehen gelegentlich bei gar nicht zu starker Drucktechnik der Streichung oder Knetung oft eine unwillkürliche Entspannung eines vorher hypertonen Muskels und beziehen das auf den Fremdreflex (s.u.).

4. Wenn wir dagegen im Massagebereich z.B. bei intensiver Streichung oder Reibung eine Hautrötung beobachten, oder bei bestehender chronischer Unterschenkelstauung (z.B. nach Distorsion des Sprunggelenkes) feststellen, dass das Bein während der Streichmassage dünner wird, oder dass ein durch Arbeit ermüdeter Muskel durch Knetungen wieder leistungsfähig wird, so sind das Wirkungen, die am Ort der Massage eintreten. Die Hautrötung, die Entstauung und die Entmüdung sind aber außerdem Wirkungen, die mit dem Blut- bzw. Lymphsystem in Zusammenhang zu bringen sind.

5. Eine ebenfalls örtliche Wirkung konstatieren wir, wenn ein verspannter Muskel nach Massage lockerer wird oder ein erschlaffter einen höheren Spannungsgrad annimmt. Diese ausschließlich den Kontraktionszustand oder Tonus der Muskulatur betreffende Wirkung müssen wir als von der Gefäßwirkung verschieden betrachten.

Wirkungen der Massage, die am Ort der Anwendung auftreten, sind örtliche Wirkungen, solche, die entfernt davon auftreten, Fernwirkungen. Aus den therapeutischen Erfahrungen können wir demnach insgesamt fünf Wirkungsbereiche der Massage gegeneinander abgrenzen:

- **als Fernwirkungen:**
  – Allgemeinwirkung,
  – segmentale Wirkung und
  – Fremdreflex
- **als örtliche Wirkungen:**
  – Wirkung auf Blut- und Lymphgefäße sowie
  – Wirkung auf Muskulatur

Es ist aber nicht so, dass eine Wirkung isoliert erzielt werden kann, sondern es ist nur möglich, durch geeignete Handgriffe eine Wirkung besonders zu betonen. Das zeigt z.B. die Bindegewebsmassage, die mittels besonderer Technik vorwiegend segmentale Wirkungen auslöst. Von den Wirkungen, die, wie wir gesehen haben, eine Massage haben kann, interessieren für die klassische Massage besonders die örtlichen. Die »Weichteile« des Bewegungsapparates sind Angriffs- und Wirkort der klassischen Massage, deshalb wird sie zur Behandlung dort gelegener Störungen eingesetzt.

3.3   Wirkwege der Massage

Wir werden im Folgenden untersuchen, über welche Wirkwege aufgrund dieser Reize Wirkungen zustande kommen.

1. Der taktile Reiz trifft in der Haut zunächst die *sensiblen Nervenendigungen*, Mechanorezeptoren, Meissner-Tastkörperchen und Haarbalgnervengeflechte für die Berührungsempfindung, sowie freie Nervenenden im Epithel für die mechanische Schmerzempfindung. Der taktile Reiz wird auf den peripheren sensiblen Nervenbahnen, deren Zellen im Spinalganglion liegen, über die hinteren Wurzeln zum Rückenmark und in diesem über den Hinterstrang (Rückenmarksbahnen) zum Gehirn zur Körperfühlsphäre (hintere Zentralwindung) geleitet. Damit tritt die Berührung ins Bewusstsein.

Alle von außen auf die Körperdecke treffenden (somatosensiblen) Reize werden in den Nervenzentren (Rückenmark und Gehirn) verarbeitet und lösen durch nervale Anschaltungen Anpassungen an die Reize aus.

So führen auch die einzelnen Massagereize je nach der Intensität der Handgriffe und der Größe der bearbeiteten Fläche zu unterschiedlichen Empfindungen und allgemeinen Wirkungen. Großflächige langsame rhythmische Streichungen entspannen, punktförmige geortete Friktionen tonisieren.

Zusammenfassung: Streichungen reizen die sensiblen Nerven der Haut und bewirken auf nervalem Wege eine Allgemeinwirkung.

Anwendung: Streichungen führen als Einleitung einer Massage zur allgemeinen Entspannung. Diese Entspannung ist erforderlich, wenn auf tiefere Gewebsschichten eingewirkt werden soll. Ebenso wirken Streichungen, zwischen schmerzhaften Massagehandgriffen eingeschaltet, schmerzlindernd und setzen die Abwehrspannung herab. Streichungen können Unruhezustände besonders bei Kindern beheben.

2. Alle unter ständigem Hautkontakt auf dem Körper herzwärts fortschreitenden Handgriffe, also Streichungen und Knetungen, wirken bei genügendem Andruck *mechanisch auspressend auf Venen und Lymphgefäße.*

Die ausstreichende Wirkung auf normale Venen ist nur gering strombefördernd, weil das Blut ständig in raschem Fluss ist. Bei Venenstromverlangsamung in erweiterten Venen ist die deplethorische Wirkung dagegen deutlich erkennbar. Intensiver ist die Wirkung auf die Lymphbahnen, in denen der Flüssigkeitsstrom wesentlich langsamer als in den dem Kreislauf angeschlossenen Venen vor sich geht. Man erkennt das deutlich, wenn man zum Zwecke der Lymphbahndarstellung mit Röntgenkontrastmitteln (Lymphangiographie) die Lymphgefäße freilegt. Injiziert man unter die Haut eine blaue Farbstofflösung, so füllen sich nach etwa 20–30 Minuten die herzwärts führenden subkutanen Lymphbahnen an und scheinen als blaue Streifen durch die Haut. Nach Durchtrennung der Haut über diesen blauen Streifen erkennt man im subkutanen Fettgewebe deutlich die haarfeinen blau gefärbten Lymphgefäße. Wenn man vorher den mit der Farbstofflösung injizierten Hautbezirk kräftig streichend massiert, sieht man, wie sich gleichzeitig die Lymphgefäße prall mit blauer Flüssigkeit anfüllen und ein Mehrfaches ihres vorherigen Querschnittes erreichen. Man hat also den Lymphstrom durch die Massage vermehrt und beschleunigt.

Zusammenfassung: Streichungen und Knetungen führen örtlich-mechanisch zur Lymphstrombeschleunigung, in gestauten erweiterten Venen zur Blutstrombeschleunigung. Das ist eine örtliche, vasale, deplethorische Wirkung.

Anwendung: Geortete Streichungen und weiche Knetungen werden ausgeführt zur Beseitigung von Flüssigkeitsansammlungen (Ödemen) und chronischen Stauungen, zusammen mit Wickelbehandlung, auch in der neu konzipierten Lymphdrainage, z.B. nach Distorsion (Verstauchung), Luxation (Verrenkung), bei Krampfadern (Varizen) und bei statischen Ödemen, die besonders im Knöchelbereich von Menschen mit stehenden Berufen auftreten.

3. Massagehandgriffe mit intensiver örtlicher Druckwirkung, also die Friktionen, können *Zellen zerquetschen*, besonders wenn diese sich in einem krankhaften Quellenzustand (Gelosen!)

befinden. Beim Zerfall von Zellen werden histaminähnliche Zellinhaltsstoffe, sog. Gewebshormone freigesetzt. Diese wirken offenbar sympatholytisch auf die Alpharezeptoren der Gefäßwand und führen zur Erweiterung von Arteriolen und zur Eröffnung ruhender Kapillaren. Es tritt also eine örtliche aktive Durchblutungsvermehrung (Hyperämie) ein. Auf deren Folgen werden wir später noch ausführlich einzugehen haben. Gelegentlich führen Friktionen zur Zerreißung von Kapillaren, zum Blutaustritt ins Gewebe, zum Hämatom (s. S. 96). Im Zuge der Beseitigung der Gewebsblutung beobachtet man gleichzeitig die Mitbeseitigung der vorher bestehenden Gewebsveränderung, derentwegen die Massage verordnet wurde. Aber nicht nur örtlich ist die Wirkung der Histaminkörper, sondern auch allgemein.

Zusammenfassung: Intensive Friktionen führen zur Freisetzung von Histamin und (oder) anderer sympatholytisch wirkender Stoffe im Gewebe. Diese lösen eine örtliche Hyperämie aus, gelangen über den Kreislauf in den ganzen Körper und ermöglichen so Allgemeinwirkungen.

4. Bei allen Handgriffen entsteht am Ort der Massageeinwirkung alsbald eine Hautrötung. Diese ist an jeder beliebigen Hautstelle jederzeit reproduzierbar.

Die Farbe der Haut ist abhängig von ihrer Durchblutung. Bei geringer Blutdurchströmung ist die Haut blass, bei starker Durchströmung rot. Blutgefäße, die die Farbe des Blutes durchscheinen lassen, sind die feinen und feinsten peripheren Verzweigungen des in sich geschlossenen Gefäßsystems, die Arteriolen und die Kapillaren. Sie sind so klein, dass sie mit bloßem Auge nicht einzeln wahrgenommen werden können. Erst durch Vergrößerung mit einem geeigneten Gerät, dem Kapillarmikroskop, werden die Kapillaren am Lebenden sichtbar.

Wir dürfen nach diesen Untersuchungen annehmen, dass in jeder Gewebsschicht, die vom mechanischen Reiz der Massage getroffen wird, an den Kapillaren die gleichen Vorgänge auftreten: Kapillarisation und Kapillarstrombeschleunigung.

Die Entstehung dieser Kapillarwirkung wurde oben dargestellt, als Folge der Freisetzung von Gewebshormonen. Aus verschiedenen Beobachtungen muss man jedoch schließen, dass außer diesem stofflichen Vorgang die Blutgefäße auch durch Reizung ihrer Wandnerven eine Kaliberveränderung erfahren.

Ebenso ist die Hautschrift (Dermatographie) als nervaler Vorgang deutbar. Bestreicht man z.B. die Rückenhaut sanft mit der Kuppe eines Streichholzes, so sieht man den Strich erst abblassen und sich dann röten. Die kurze Zeitdauer bis zur Reaktion und die absolute Begrenzung derselben auf die Strichführung sowie die krankhaften Abläufe der Dermatographie, z.B. umgebende Abblassung des roten Striches, beweisen den nervalen Mechanismus.

Der gefäßwirksame Reiz kann zwei Nervenwege benutzen: erstens den sensiblen Spinalnerven zum Spinalganglion und über die hintere Wurzel zum Rückenmarksgrau oder zweitens vom Gefäßplexus über das segmentzugehörige Grenzstrangganglion über Ramus communicans albus und hintere Wurzel zum Rückenmarksgrau. Die afferenten Wege (d. h. die zum Rückenmark hinführenden Nervenfasern) enden direkt oder mittels Schaltzellen an den efferenten vegetativen Wurzelzellen in der Seitenhornsäule des Rückenmarks. Efferente sympathische Fasern verlassen über die vorderen Wurzeln das Rückenmark, erreichen über den Ramus communicans albus das zugehörige Grenzstrangganglion und schließen sich nach Umschaltung postganglionär über den Ramus communicans griseus den Spinalnerven zur Körperdecke an. Der Effekt der efferenten Reizvermittlung ist dann an den Gefäßen der Peripherie zu beobachten.

Die über den Gefäßplexus afferent laufenden Reize könne aber auch in der Seitenhornsäule, der nach *Scheidt* (56) die inneren Organe vegetativ angeschlossen sind, auf diese umgeschaltet werden (sog. kutiviszeraler Reflex). Das ist die wissenschaftliche Grundlage der segmentalen Wirkung der Massage. Sie wurde als »Bindegewebsmassage« von *Kohlrausch* (31) und *Teirich-Leube* (66) zum anerkannten Behandlungssystem ausgebaut.

Ferner werden die afferenten Reize bei genügender Stärke auch über die segmentalen Umschaltungen hinaus zentral zu den vegetativen Zentren im Zwischenhirn fortgeleitet. So sind vegetative Allgemeinwirkungen der Massage erklärbar. Da aber die vegetativen Zentren in enger funktioneller Verbindung mit der Hypophyse stehen, ist auch eine Beeinflussung dieser und damit des endokrinen (Innerdrüsen-)Systems durch Massage denkbar.

Zusammenfassung: Alle Massagehandgriffe sind gefäßwirksam. Im massierten Gebiet entstehen Kapillarisation und Kapillarstrombeschleunigung. Es ist erwiesen, dass diese Wirkungen örtlich-humoral und reflektorisch-nerval zustande kommen. Folgende Schaltungen des sensibel- oder vegetativ-afferenten Reizes sind möglich:

- segmentale Rückschaltung → efferent zu den Gefäßen der Peripherie
- segmentale Umschaltung → efferent zu den inneren Organen.

5. Die bisher ausführlich beschriebene örtliche Kreislaufwirkung der Massage mit dem Effekt der *Mehrdurchblutung hat wesentliche Folgen.* Der Kreislauf dient der Versorgung aller Teile des Organismus mit Sauerstoff und Nährstoffen sowie dem Abtransport von Stoffwechselprodukten (23). Herz, Arterien und Venen stehen im Dienste dieser Aufgaben, ebenso die Lymphgefäße für den Abtransport von Wasser, Eiweißkörpern und Stoffwechselprodukten. Eine Kapillare ist etwa 0,5–1 mm lang und hat einen Durchmesser von ca. 8–10 μm. Sie sind in unendlicher Vielzahl zwischen Arterien und Venen eingeschaltet und zeigen den Umschlag zwischen vom Herzen weg- und zum Herzen hinführenden Gefäßen häufig schon durch ihre haarnadelförmige Schleifengestalt. Die Durchblutung ist abhängig vom Tätigkeitszustand des betreffenden Organs. Reguliert wird die Anpassung der Durchblutung an die Funktion einmal durch zentralnervöse Einflüsse, zum anderen örtlich durch Stoffwechselprodukte sauren Charakters (z.B. Milchsäure), die den bei Arbeit bestehenden allgemeinen Sympathikotonus – mit Verengung der gesamten Kreislaufperipherie – lokal durchbrechen, denn sie führen zur Kapillarerweiterung als sympatholytische Wirkung. So wird sichergestellt, dass die tätige Muskelpartie vermehrte Blutzufuhr erhält, während gleichzeitig untätige Muskelgebiete gedrosselt werden. Dass in tätigen Organen und Geweben zahlreiche in Ruhe geschlossene Kapillaren geöffnet werden, also die Gesamtzahl der für den Stoffaustausch zur Verfügung ste-

henden Gefäßoberfläche vermehrt wird und erhebliche Ausmaße annehmen kann, hat *Krogh* (32) nachgewiesen. Die Gesamtlänge der Kapillaren im menschlichen Muskel beträgt 100 000 km, die Gesamtoberfläche 6300 m². Bei maximaler Arbeit beträgt das Kapillarvolumen bis 15 % des Muskelvolumens! Es bestehen demnach immer erhebliche Kapillarreserven.

Die örtliche Kreislaufwirkung der Massage ermöglicht, die genannten anatomischen Gegebenheiten, also die Kapillarreserven ruhender Gewebsbezirke, therapeutisch zu nutzen. Denn mittels Massage schließen wir diese an den Kreislauf an. Kapillarisation und Kapillardilatation vergrößern die Austauschfläche zwischen Blut und Gewebe, wie ausgeführt wurde, beträchtlich. Die bei Massage freigesetzten Reizstoffe verbessern gleichzeitig die Permeabilität (= Durchlässigkeit) der Kapillaren und der Zellgrenzflächen. So wird der Austausch erleichtert, der zwischen Blut und Gewebe stattfindet. Energieliefernde Stoffe und Sauerstoff werden über eine größere und leichter passierbare Fläche dem Gewebe angeboten (Zufuhrverbesserung). Da gleichzeitig der venöse Abstrom und der Lymphfluss vom Massagereiz beschleunigt werden, wird auch der Abtransport von Ermüdungsstoffen und Stoffwechselschlacken aus dem Gewebe verbessert. Wir sehen daraus, dass der örtlichen Kreislaufwirkung der Massage eine örtliche Stoffwechselwirkung untrennbar angekoppelt ist mit dem Effekt der Regeneration des behandelten Gewebes. Diese Wirkung wurde eindrucksvoll durch Versuche am ermüdeten Muskel bewiesen.

Wird der Blutumlauf zusätzlich gesteigert, so wird unter anderem der Abtransport von Ermüdungsstoffen (Milchsäure) und die Reaktionsmenge des anaeroben Stoffwechsels (Umwandlung von Glykogen in Glukose ohne Sauerstoffeinwirkung) und besonders des biologisch oxidativen Stoffwechsels im Muskel (Abbau der Glukose und Gewinn von energiereichen Phosphaten) verbessert.

Die Blutzirkulation ist in hypotonen und atrophierten, aber auch in hypertonen, gelotischen und hypertrophierten Muskeln vermindert. Die erste Gruppe weist infolge mangelnder Beanspruchung eine Verarmung an Kapillaren oder einen Mangel an der Durchströmungsbereitschaft auf (Extremfall: bindegewebige Organisation); die arteriolovenolösen Anastomosen überwiegen.

Der hypertrophierte und der hypertone sowie der gelotische Muskel lässt eine Kapillardurchströmung in den härtesten Muskelpartien nicht mehr zu (Extremfall: ischämische Kontraktur). Nach der ersten, wahrscheinlich auf reflektorischem Wege wirkenden Verbesserung der Tonuslage kann nun die zirkulationsfördernde Wirkung der Massage und anderer Mittel einsetzen.

Über die Wirkung der Massage am ermüdeten Muskel hat sich durch mehrfache Versuche erweisen lassen, dass ein großer Unterschied besteht zwischen der Leistungsfähigkeit eines Muskels, der nach seiner Ermüdung 5–10 Minuten massiert wurde und der Arbeitskraft desselben Muskels, dem nach der Ermüdung *nur* 5–10 Minuten *Erholung* gegönnt wurde. Ermüden wir nämlich einen Muskel bis zur Erschöpfung und massieren ihn dann, so ist er imstande, eine Leistung zu vollbringen, die der zur Ermüdung führenden nicht nur gleichkommt, sondern diese meist (maximal um das 2fache) übertrifft. Dagegen war ein bis zur Erschöpfung belasteter Muskel, dem eine Erholungspause von derselben Dauer wie Massage gewährt war, nicht imstande, die frühere Leistungsfähigkeit wieder zu erreichen.

Zusammenfassung: Die örtliche Kreislaufwirkung der Massage hat eine ebenfalls örtliche Stoffwechselwirkung zur Folge. Sie besteht in der Vergrößerung der Austauschfläche zwischen Blut und Gewebe.

6. Neben der beschriebenen horizontal-funktionellen Verknüpfung:
- örtliche Kreislaufwirkung – örtliche Stoffwechselwirkung,

bestehen vertikal-funktionelle Funktionsbindungen, und zwar:
- örtliche Durchblutungsänderung – allgemeine Kreislaufumstellung
- örtliche Stoffaustauschänderung – allgemeine Stoffwechselbeeinflussung.

Das in sich geschlossene Gefäßsystem mit dem Herzen als Motor, den Arterien und Venen als Leitungsrohre und den zwischen letzteren eingeschalteten Kapillaren als Austauschfläche hat

die Aufgabe, den Organen die für ihre Tätigkeit erforderliche Blutmenge zuzuführen. Diese schwankt je nach der augenblicklichen Organleistung, sie wird reflektorisch gesteuert. Gleichzeitig mit der durch (während der Tätigkeit entstehende) Stoffwechselprodukte und Acetylcholin angeregten kapillären Blutstromsteigerung (Nutritionsreflex, *W. R. Heß*) werden die zuführenden Arterien reflektorisch erweitert und andere Teilkreisläufe durch Vasokonstriktion gedrosselt. So werden bei Muskelarbeit besonders die Verdauungsorgane minder durchblutet. Ebensolche allgemeinen Umstellungen der Blutverteilung erfolgen auch bei Massage, eben zugunsten einer massierten Partie. Andererseits erfordert die Massage, um örtlich eine Gefäßwirkung erzielen zu können, folgende Voraussetzungen:
- einen reaktionsfähigen Gesamtkreislauf
- eine ungestörte periphere Blutverteilung und
- reaktionsfähige periphere Gefäße.

Die Bedeutung des Gesamtkreislaufs berücksichtigen wir in dem Verbot, die Massage unmittelbar nach der Hauptmahlzeit zu applizieren und dem Rat, sie nicht ohne Pause an größere thermische Anwendungen (Heißluft, Hydrotherapie) anzuschließen.

Die Reaktionsfähigkeit der peripheren Gefäße schließlich erfordert, alle Einflüsse fernzuhalten, die geeignet sind, diese aufzuheben. Alkohol führt zu einer Lähmung der peripheren Gefäße in Dilatation, Nikotin zur Lähmung in Konstriktion. Deshalb ist u. E. während einer Massagekur die Enthaltsamkeit von diesen schädigenden Genussmitteln Voraussetzung für den Behandlungserfolg. Der Masseur hat die Aufgabe, den Patienten über diese Zusammenhänge aufzuklären. Befolgt ein Patient die Verhaltensmaßregeln während der Massagekur nicht, dann ist er für den Misserfolg selbst verantwortlich.

Die Verbindung der örtlichen zu einer allgemeinen Stoffwechselwirkung wird über das Transportmittel Blut verständlich. Das Blut bringt den Sauerstoff und die erforderlichen Brennstoffe zum Gewebe und entnimmt ihm das bei der Verbrennung entstehende Kohlendioxid und die Umsetzungsprodukte des Stoffwechsels, die als Ermüdungsstoffe wirken. Man kann z. B. ein Tier dadurch ermüden, dass man ihm das Blut eines völlig ermüdeten anderen Tieres transfundiert. Die Weiterverwendung, der Abbau und die Ausscheidung dieser Produkte des Stoffwechsels wird – via Blut – anderen Organen vermittelt: der Austausch der Atemgase der Lunge, die weitere chemische Umsetzung der Leber und die Ausscheidung der Niere.

Zusammenfassung: Der örtlichen Kreislaufwirkung der Massage ist eine allgemeine Kreislaufwirkung, der örtlichen Stoffwechselbeeinflussung eine allgemeine Stoffwechselwirkung funktionell angekoppelt. Die genannten allgemeinen Wirkungen sind untereinander und darüber hinaus mit allen übrigen Organen wechselseitig verbunden. Wir können also mit Recht behaupten, dass die Massage in die gesamten Funktionen des Körpers einzugreifen in der Lage ist.

7. Die Erklärung der Massagewirkung auf den Spannungszustand der Muskulatur ist schwierig und erfordert nähere physiologische Ausführungen (S. 23ff.).

Zusammenfassung: Der adäquate Reiz für die propriozeptiven Elemente (Eigenreflexauslösung) des Muskels ist eine mechanische Deformation (21). Das Training der Muskelspindel geschieht durch Wechsel von passiver Dehnung (Massage) zu aktiver Kontraktion (Gymnastik). So erklärt sich die Wirkung auf den untertonisierten Muskel. Beim hypertonen wirken mehrere Faktoren: Hautreflex, Muskeleigenreflex, Blutzirkulationsanregung und iterative (sich wiederholende) Reize.

Für die Massage heißt das: Es gibt keinen besseren auf die Antennen der Erregungsübertragung vom Muskel zum Muskel zugeschnittenen Reiz als die Dehnung (Knetung).
Der Wirkungsweg der Massage und Übungsbehandlung basiert auf dem Training der Muskelspindel durch den Wechsel von aktiver Kontraktion und passiver Dehnung, nur dass bei den Patienten mit Bewegungseinschränkung die Dehnung nicht über den Gelenkweg geht, sondern von einer anderen aktiven Kraft ausgehen muss, dem Masseur oder dem Krankengymnasten.

Die Normalisierung des *hypotonen* Muskels über die Dehnung durch die Massage (damit über die direkte Einwirkung auf die Muskelspindel) ist wesentlich leichter zu begreifen, als die Entspannungsbehandlung der hypertonen Muskulatur. Hier wirken mehrere Faktoren, nämlich Hautreflexe, Eigenreflex, Durchblutungsverbesserung und Training, wahrscheinlich nacheinander auf den Muskel ein. Dementsprechend muss auch die Aufeinanderfolge der Massagegriffe anders gewählt werden. Es ist für einen solchen Muskel sicher sogar schädlich, ihn gleich bei den ersten Massagegriffen mit einer kräftigen Dehnung in Form massiver Knetung zu überfallen. Hieraus würde sich über die Hautsensibilität eher eine Abwehrspannung als die gewünschte Erschlaffung ergeben. Das Ausstreichen ist bei der Behandlung des hypertonen Muskels daher besonders ernst zu nehmen. Der geübte Masseur wird bestätigen, dass sich oft schon Konsistenzverminderung des Hartspanns abzeichnet, dass gegen Ende der Behandlung vom Patienten viel intensivere Knetgriffe toleriert werden als zu Beginn (denkbar wäre hier auch eine allmählich eintretende Hypästhesie der Haut durch ständige Einwirkung der Massagegriffe). Die Beeinflussung des *hypertonen* Gesamtmuskels durch Massage beruht auf einem ständigen Wechsel zwischen Hautfremdreflex und Dehnungseigenreflex des Muskels in der Anfangsphase der Behandlung. Bei der Bindegewebsmassage ist der reine Hautreflex oft allein schon in der Lage, die Hartspannbildung zu beeinflussen.
Auch die manuelle Therapie der Wirbelsäule und der Extremitäten enthält eine der beiden erstwirkenden Komponenten, die Dehnung geschieht hier durch gezielte Veränderungen der Muskellänge mittels Verriegelung bestimmter Bewegungsmomente und Dehnung kontraktiler Strukturen der Zielgruppe. Sie wird dort am besten eingesetzt werden können, wo der Muskel für die Massage schlecht erreichbar ist (tiefe Anteile der autochthonen Rückenmuskulatur).
Der Athlet ist in der Lage, die passive Dehnung seiner Muskulatur selbst durchzuführen (Stretching). Unterstützend kann hier die Sportmassage eingesetzt werden, die jedoch ganz andere Voraussetzungen beinhaltet als die beim Kranken angewendete Massage.

Durch Körperhaltung, körperliche Anstrengung, Schlaf, Ess- und Trinkgewohnheiten, durch Hitze und Kälte und natürlich auch durch Medikamente ist das vegetative Nervensystem beeinflussbar. Direkt dem Willen unterworfen sind Teile des vegetativen Nervensystems nur bei Yogis und Fakiren. Yogis können ihre Konzentration so weit auf das »Innere« lenken, dass die Pulsfrequenz und die Peristaltik stark muskelwandiger Schläuche in ihrem Körper beeinflusst werden kann. Fakire verhindern neben der Schmerzweiterleitung auch die Blutung durch einen Einstich, z.B. in die Wangen. Die Blutung kommt durch extreme Kontraktionen der kleinsten Arteriolen (deren Gefäßwandmuskulatur vom vegetativen Nervensystem geregelt wird) nicht zustande.

Sowohl die dem Sportler zur Verfügung stehenden Geräte als auch das »mentale« Training ermöglichen es ihm, auch ohne fremde Hilfe Dehnung, Entspannung und Kontraktion in beliebiger Reihenfolge und Gelenkstellung vorzunehmen, je nachdem, welche Muskeln oder welche Muskelgruppen er hervorheben möchte.

Nicht so der bewegungsbehinderte Patient. Dieser kräftigt, sich selbst überlassen, oft gerade die *un*wichtigen Muskelgruppen, gelegentlich sogar die (sekundären) Antagonisten.

Der Masseur sollte aber dank seiner Ausbildung wissen, welche Muskeln der Patient durch Übungen selbst kräftigen kann und bei welchen seine oder die Hilfe der Krankengymnastik einsetzen muss.

Sollten die Vorgänge, wie nach komplizierten gelenknahen Frakturen oder bei vielschichtigen Nerven- und Rückenmarksleiden für den Masseur unüberschaubar werden, vergibt er sich nichts, wenn er die Hilfe der Krankengymnasten erbittet.

Auch diesen dürfte an der Zusammenarbeit mit ihren Berufskollegen gelegen sein, wenn es sich um eine Geduld und Anstrengung erfordernde Vorbehandlung eines Muskels handelt; beide sind schließlich ärztliche Assistenzberufe und es wäre im Interesse der Patienten, mehr Harmonie zwischen diesen beiden wichtigen Instrumenten der Heilkunst zu wünschen.

4 Indikationen

Den therapeutischen Einsatz der Massage bestimmt der Arzt. Die Ausführungen über die Indikationen werden deshalb besonders den Arzt interessieren. Wir werden uns bemühen, die empirische Erfahrung der Wirksamkeit der Massage bei krankhaften Störungen der Körperdecke und der Muskulatur mit der Kenntnis ihrer physiologischen Wirkungen zu untermauern.

Entsprechend der örtlichen Wirksamkeit auf die Durchblutung der bearbeiteten Gewebe und den Spannungszustand der Muskeln sind alle die krankhaften Zustände der Massage zugängig, die Störungen einmal der Durchblutung mit den Folgen einer Stoffwechselbeeinträchtigung, zum anderen der Muskulatur mit allen Folgen der Funktionsbehinderung bedingen.

Massage der quergestreiften Muskulatur ist, bei intakter nervaler Versorgung, überall dort wirksam, wo im Muskelgewebe die Fähigkeit verloren gegangen ist, das Gleichgewicht zwischen Spannung und Entspannung, zwischen Agonisten und Antagonisten, zwischen maximaler und sparsamer Durchblutung (Öffnen und Schließen von Anastomosen), zwischen arterieller Zufuhr und venösem (und/oder lymphatischem) Abstrom aufrechtzuerhalten, dieses Gleichgewicht je nach Bedarf zu verändern und so eine optimale Anpassung an die Erfordernisse zu gewährleisten.

Fragen wir nach der Art der örtlichen Befunde, so müssen wir dabei jene reflektorischen Veränderungen der Körperdecke ausschließen, die als tastbare Spannungsvermehrung mit teilweise sichtbaren flächigen bis bandförmigen Einziehungen und Quellungen des Bindegewebes krankhafte Störungen innerer Organe repräsentieren. Bei diesen reflektorischen Bindegewebsveränderungen, an denen der Zugreiz der Bindegewebsmassage zum Zwecke der Organbeeinflussung angreift, stellen wir eine Einförmigkeit der Erscheinungen gegenüber der Unterschiedlichkeit der auslösenden Ursachen fest.

»Die Bindegewebszonen, die wie die Haut- und Muskelzonen bei den verschiedensten Erkrankungen in der gleichen Weise, nur in unterschiedlicher Stärke auftreten, können dem Untersucher niemals einen Hinweis auf die Art der Erkrankung, sondern lediglich auf den eventuellen Ort der Erkrankung geben« schreibt *Teirich-Leube* im »Grundriß der Bindegewebsmassage« (66).

Wir werden in den weiteren Ausführungen sehen, dass auch bei den krankhaften Veränderungen des Bewegungssystems eine Eintönigkeit der Befunde gegenüber der Vielfalt auslösender Ursachen auffällt.

Bei Erkrankungen viszeraler Organe treten außer reflektorischen Veränderungen des Bindegewebes auch solche der Muskulatur auf. Bekanntestes Beispiel ist wohl die Bauchdeckenspannung bei akuter Appendizitis. Diese Muskelspannungsänderungen beobachtet man nicht nur bei akut entzündlichen Erkrankungen, sondern auch bei chronischen und funktionellen Störungen innerer Organe. *Kohlrausch* (31) inaugurierte zu ihrer Behandlung die »Reflexzonenmassage«.

Aber nicht alle sicht- und tastbaren Veränderungen der Haut, des subkutanen Binde- und Fettgewebes und der Muskulatur sind (reflektorische) Folgen von Krankheiten innerer Organe. Örtliche Veränderungen in diesen Geweben haben häufiger ihre Ursache in äußeren Einflüssen oder in Erkrankungen des Bewegungsapparates selbst, und diese bilden den Anwendungsbereich der klassischen Massage. Hauptsächlich sind es folgende Krankheitsgruppen: das »*Rheuma*« als Sammelbegriff für entzündliche und degenerative Gelenkveränderungen, die *Verletzung* bzw. deren Folgen und die *Lähmung* als Folge nervaler Ausfälle.

Das Verständnis der Massageindikation bei Verletzungsfolgen und Lähmungen bereitet keine Schwierigkeiten. Dagegen bedürfen entzündliche und degenerative Gelenkschäden näherer Ausführungen.

Beiden gemeinsam sind wechselhafte Schmerzen von rheumatischem Charakter. Die Betastung der betroffenen Gebiete deckt Konsistenzveränderungen auf, die sich einerseits in das subkutane Binde- und Fettgewebe, andererseits in die Muskulatur lokalisieren lassen. In der Muskulatur vermag feiner Tastsinn zu unterscheiden zwischen strang- oder spindelförmigen Gebilden, die als *Hartspann* oder (begrenzter) *Hypertonus* bezeichnet werden und Ausdruck einer krankhaften Änderung des Spannungszustandes sind sowie mehr rundlichen erbsen- bis bohnengroßen druckschmerzhaften Gebilden, den *Muskelverdickungen* oder *Myogelosen*, denen histologische Änderungen der Myofibrillen zugrunde liegen.

Die Veränderung, die Ursache der Gelose des Muskels ist, ist histologisch geklärt. Hierzu führt *Harff* (17) aus:

»Myogelosen als organische Veränderungen innerhalb der Myofibrillen! Die Untersuchungen *Wallraffs* haben den Streit darüber, ob es bei den Muskelhärten einen histologischen Befund gibt, entschieden. Nach ihm kommt es zunächst zu reversiblen kolloidalen Veränderungen in der Muskulatur. Bleiben sie längere Zeit bestehen, gehen Muskelfasern unter Kernvermehrungen, Schwund der Querstreifung und Verfall der Fibrillen zugrunde. An diesen Stellen entsteht Fettgewebe.«

Die Ursache gelotischer Veränderungen sehen wir in örtlichen Stoffwechselstörungen. Sie finden sich nicht nur in der Muskulatur, sondern auch im subkutanen Binde- und Fettgewebe, wo bei Betastung ebenfalls schmerzhafte Verhärtungen (Indurationen) gefunden werden. Wir bezeichnen diese entsprechend den Myogelosen als *bindegewebige Gelosen*.

Störungen der physiologischen Muskeltätigkeit infolge krankhafter Tonusveränderung der Muskulatur – soweit es sich nicht um Nervenläsionen oder echte Entzündungen handelt – werden von *Brügger* (9) als Tendomyosen beschrieben.

Zur Pathogenese merkt er an:

»Bei der Betrachtung der pathogenetischen Faktoren fällt auf, dass die Tendomyose eine jederzeit reversible funktionsabhängige, schmerzhafte Veränderung der Muskeln darstellt. Die funktionsgebundene Schmerzhaftigkeit bringt eine Änderung in der Kontraktionsbereitschaft und -fähigkeit des Muskels mit sich, der nun dazu neigt, in Faszikeln (faszikuläre Zuckungen) zu funktionieren, oder der faszikulär-spastisch wird. Die Muskelstörung hört auf, sobald das

krank machende Agens wegfällt. Wir gelangen daher zur Auffassung, dass die Tendomyose eine mit nervösen Reflexmechanismen gekoppelte Veränderung des Muskels darstellt, die sich in funktionshemmenden Symptomen äußert, angefangen bei der Kontraktionsschmerzhaftigkeit über die Desorganisation des normalen Kontraktionsablaufes (faszikuläre Zuckungen) bis zum Eintritt einer Kontraktionsblockade (faszikuläre Kontraktur, Rigor). Die Tendomyose ist demnach Ausdruck eines *vegetativ-nervösen* Blockierungseffektes und gehört somit zu den bedeutungsvollsten vegetativen Reflexen. Dies vermag auch zu erklären, weshalb sie auf alle möglichen, das vegetative Nervensystem beeinflussenden Maßnahmen (Medikamente, Stellatumblockade usw.) – allerdings meist nur vorübergehend – günstig anspricht. Das Syndrom der Tendomyose lässt sich aber in jedem Falle vollständig beheben, wenn der pathogenetische Faktor, der zugleich auch den Reiz für den afferenten Reflexbogen bildet, ausgemerzt wird. Die Grundlage jeder Therapie bildet hier daher nicht der ätiologische, sondern der pathogenetische Faktor.

Die Tatsache, dass den Tendomyosen und Gelenkreizzuständen vegetative Reflexmechanismen zugrunde liegen, macht es verständlich, dass sie allen therapeutischen Einflüssen zugänglich sind, die einen *neurovegetativen Effekt* hervorzurufen vermögen.«

Im vorhergehenden Kapitel haben wir den Wirkweg der Massage als *neuro-vegetativ* kennen gelernt. Damit haben wir mit der Massage ein Heilmittel »in der Hand«, das allen Anforderungen gerecht wird, um die unter dem Begriff »Tendomyose« zusammengefassten Störungen kausal zu beeinflussen. Die erarbeiteten physiologischen Grundlagen über Wirkwege und Wirkungen der klassischen Massage gestatten es, ihren therapeutischen Einsatz wissenschaftlich zu begründen. Entstehung von Hartspann, Myogelose, Tendomyose und der am Sehnenansatz auftretenden Tendoperiostose sowie die therapeutischen Möglichkeiten sind in ⊞ 6 zusammengefasst.

Die Muskulatur reagiert jedoch auf krank machende Reize nicht nur mit Zunahme ihres Spannungszustandes, sondern auch mit einer Verminderung. Die Möglichkeiten muskulärer

Veränderungen – soweit sie für die Massage eine Indikation darstellen – fasst die nachfolgende Aufstellung zusammen.

Veränderungen der Muskelspannung:
- **Atonie** als Tonusverlust
- **Hypotonus** als Tonusverminderung
- **Hypertonus** (= Hartspann) als Tonussteigerung einzelner Muskelfaserbündel (faszikuläre Zuckungen) oder Muskeln
- **Rigidität** als Tonussteigerung ganzer Muskeln oder Muskelgruppen (= faszikuläre Kontraktur), bei gleichzeitiger Verklebung des intramuskulären Gleitgewebes, wenn der Zustand längere Zeit besteht.

Veränderungen der Muskelzellen:
- **Myogelosen** als Ausdruck anfangs reversibler kolloidaler Veränderungen, mit bindegewebiger Umwandlung, wenn der Zustand längere Zeit besteht.

Veränderungen der Muskelmasse:
- **Atrophie** als Ausdruck schmerzbedingter, läsionsbedingter Inaktivität oder mangelhafter Innervation.

Die bereits erwähnte ⊞ 6 entspricht einer Systematik der Massageindikationen, erhebt jedoch keinen Anspruch auf Vollständigkeit. Es soll unter dem Blickpunkt der Hauptlokalisation der zu behandelnden Störung eine Übersicht der möglichen Ursachen und der Wirkweise der Massage gegeben werden.

6 Schmerzhafte Veränderungen des Muskels und Möglichkeiten der therapeutischen Beeinflussung

	Hartspann	Myogelose	Tendomyose Myotendinose	Tendoperiostose Insertionstendinosen
Lokalisation	Muskel	Muskel	Übergang Muskel – Sehnenfächer	Übergang Sehne – Periost
Form	Länglich	Rund bis oval	Dem Muskel-Sehnen-fächerübergang folgend	Dem Sehnenansatz entsprechend
Definition	Umschriebene Zustandsänderung des Muskels, noch keine definitive Kontraktur	Kontrakter Inaktivitäts-zustand mit nicht mehr funktionierender Muskelfaser	Reflektorische funktio-nelle Zustandsänderung des Muskels und der Übergangsregion	Chronisch-degenerativer Entzündungszustand infolge Konzentration des Sehnenzuges auf relativ zu kleines Periostareal
Ursache	In ihrem Spannungs-zustand veränderte Muskelfaser, schmerzreflektorisch hypertoner Muskel	In ihrer chemischen Zusammensetzung durch fortbestehende Hartspannbildung umgewandelte Muskelfaser	Degenerativ »entzündlich« veränderter Quellungs-zustand im Muskel-Sehnenfächerübergang mit reflektorischer Eigen-schaftsveränderung des Muskels	Degenerativ »entzündlich« veränderter, zunächst ödematöser, später ver-knöchernder tendoperios-taler Übergang »Ausfranse-lung des Periosts« (*Brügger*), Enthesio-pathie (*Schilling*)
Therapie				
Pétrissage (Knetung)	Effektiv (s. Text) bei zu fester Technik nimmt Spannung zu	Bei kurzzeitigem Bestehen, frühes-tens nach 10 Sitzungen verschwunden	Verstärkt Schmerzreiz, jedoch bei befundorientier-ter Technik wirksam	Verstärkt Schmerzreiz; andere Therapieformen vorrangig
Friktion	Bei einschleichender Technik erfolgreich, bei zu fester Technik dumpfer Schmerz	Nach 30 s stich-artiger Schmerz, bei kurzzeitigem Bestehen erfolgreich	Sofort einsetzender »heller« Schmerz	Sofort einsetzender, minutenlang anhaltender Schmerz
Quer-friktion	Einschleichende Technik bis Schmerzgrenze		Tiefe Technik: verschwindet, wenn Detonisierung des Muskels erreicht wird	Tiefe Technik: erfolgreich über detonisierende Beein-flussung des Muskels
Kälte-therapie	Weniger erfolgreich	Ohne Erfolg	Akut: spircht meist gut an Chronisch: erst nach mehr-facher Anwendung	Spricht nach mehr-facher Anwendung an
Wärme-therapie	Verschwindet	Unterschiedliches Ansprechen	Verzögerte bis aus-bleibende Reaktion	Eher negativer Einfluss
Lokale Anästhesie	Schmerz ver-schwindet, Hartspann nicht unbedingt	Verzögertes Ansprechen; von Zeitdauer des Bestehens abhängige vorübergehende Besserung	Bei gleichzeitiger Beseitigung der Ursache gutes Ansprechen, fragli-cher Dauereffekt, unter-bricht Circulus vitiosus	Verschwindet bei akutem Geschehen sofort, beliebig oft, fraglicher Dauereffekt, unterbricht Circulus vitiosus
Lokale Stero-id-Injektion -Infiltration	Nicht indiziert	Verzögertes Anspre-chen, kein eindeutig günstiger Einfluss	Gute Sofortwirkung entzündlicher Schmerz ver-schwindet Degeneration bleibt	Akut: sofortiges Anspre-chen Chronisch: verzögertes Ansprechen Höchstens 3 Injektionen in kurzen Abständen Cave! Sehnenabriss
Narkose	Verschwindet, solange Schmerz ausgeschaltet ist Tritt u. U. nach Narkose wieder auf	Ohne Einfluss	Nicht beeinflussbar	Nicht beeinflussbar

4.1 Lokale Störungen des Unterhautbindegewebes

Im Unterhautbinde- und Fettgewebe findet man häufig Veränderungen, die allein oder in Zusammenhang mit muskulären Veränderungen auftreten. Sie werden als *Pannikulose* bezeichnet und sind mit periodischer oder andauernder Schmerzhaftigkeit verbunden. Man findet Haut und Unterhaut schwartig miteinander verbacken bei fehlender Verschieblichkeit der Gewebsschichten, sodass die Haut beim Versuch, eine Falte abzuheben, eine apfelsinenartige Oberfläche annimmt. Charakteristisch ist dabei ein starker schneidender Kneifschmerz. Wir bezeichnen diesen Befund als »bindegewebige Gelosen« oder richtiger als »gelotische Veränderung des Bindegewebes«. Man findet sie vorwiegend im Nacken, polsterartig in der Umgebung des 7. Halswirbeldornes sowie über dem Kreuzbein, in der Lendenregion, über dem Deltamuskel, im Bereich der Trochanteren, über dem Tractus iliotibialis (sog. »Generalstreifen«) und an der Knieinnenseite (sog. »mediale Kniezone«).

Die Ursache der Pannikulose ist unbekannt. Da hauptsächlich Frauen (meist in oder nach der Menopause) die Störung aufweisen, werden hormonelle Faktoren beschuldigt. Auslösend wirken örtliche Ernährungs- (trophische) und Durchblutungsstörungen sowie Kälteeinflüsse. Man nimmt an, dass unter diesen Einflüssen bei einer bestimmten konstitutionellen Schwäche Wasser in das subkutane Fett-Bindegewebe eingelagert wird, mit möglicherweise nachfolgender Bindegewebsdegeneration.

Mittels Massage – wobei intensive Streichungen und oberflächliche Knetungen (Fingerspitzenknetung) angewendet werden müssen – lassen sich diese lokalen Störungen häufig beseitigen. Charakteristisch ist dabei eine sehr starke Massageschmerzhaftigkeit und das Auftreten von Gewebsblutungen, also »blauen Flecken«, die wir, außer über Myogelosen, nur über Pannikulosebezirken beobachten. Die *Massage* bewirkt mechanisch über den Lymphsektor und reflektorisch auf dem Wege über die Durchblutungsförderung (= örtliche Kreislaufwirkung) eine *Regeneration des Bindegewebes*, die sich in der *Normalisierung des Gewebstastbefundes* (Auflo-

ckerung) mit Wiederherstellung normaler Verschieblichkeit der Gewebsschichten und Verschwinden der Schmerzhaftigkeit äußert.

4.2 Störungen der Muskulatur

Bei fast allen Muskelstörungen sind folgende Befunde zu erheben: Tonusänderung, Durchblutungs- und Stoffwechselstörung, Funktionsbeeinträchtigung und Schmerzhaftigkeit. Ursächlich sind sie

- muskelbedingt
- gelenkbedingt
- wirbelsäulenbedingt
- traumabedingt
- nervenbedingt

und sollen in dieser Reihenfolge vorgestellt werden.

4.2.1 Muskelbedingte Störungen der Muskulatur

Die hier zu nennenden Störungen der Muskulatur sind dadurch gekennzeichnet, dass sie allein in den Skelettmuskeln ihre Ursache haben.

Konstitutionelle *Schwächezustände* der Muskulatur finden wir häufig bei Schulkindern und Jugendlichen, besonders von asthenischem Typ, und bezeichnen sie, da meist die Rückenstreckmuskeln betroffen sind, als Haltungsschwäche. Sie ist charakterisiert durch dünne, teils schlaffe, teils verspannte Rückenmuskeln, abstehende Schulterblätter, Rundrücken und im Extrem »Haltungsverfall«. Dieser Typ des »Muskelschwächlings« hat häufig keine Schmerzen oder nur geringe Dauerrückenschmerzen.

Ursächlich sind diese Störungen *muskelfaserbedingt* insofern, als die Muskulatur anlagemäßig zu schwach ist, um die Arbeit der Aufrechterhaltung des Körpers zu verrichten. Diese »normale« Belastung stellt also schon eine Überlastung dar.

Die *Massagebehandlung* vermag, besonders bei Anwendung von Knetungen, die Durchblutung (örtliche Kreislaufwirkung) als Vorbedingung für die Tätigkeit zu heben, durch Dehnung der

Muskelfasern (sog. Vortonisierung) die Willkürinnervation zu bahnen, mittels Klopfungen Muskelzuckungen auszulösen. Die Massage ist jedoch nur eine vorbereitende Zusatzbehandlung, denn therapeutisches Ziel muss es ein, durch aktive Übungen, also durch dosierten Arbeitsreiz, die Muskulatur zu kräftigen.

Die muskuläre Insuffizienz besonders statisch belasteter Teile des Bewegungsapparates (Rücken, Beine, Füße) ist außerordentlich verbreitet und eine wichtige Indikation für Massage. *H. Storck* schreibt dazu:

»Wenn die Forderung, ›Verhüten ist besser als heilen‹ in die Tat umgesetzt werden soll, so liegt gerade in diesen Funktionschwächen der Organe und Gewebe ein für das ärztliche Handeln besonders erfolgversprechendes Gebiet vor.«

Als muskelbedingte Störung ist von den Schwächezuständen die *Überbeanspruchung* der Muskulatur abzugrenzen, der wir als »Muskelkater« begegnen. Bei dieser Störung finden wir Myogelosen bis Rigidität bei Ruhe-, Druck- und Bewegungsschmerzen in den betroffenen Muskeln bzw. Muskelgruppen.

Wir fassen diese Veränderungen als durchblutungsbedingt auf, weil der örtliche Befund bei normal entwickelter Muskulatur Stoffwechselstörungen aufdeckt, die entstehen, wenn die Muskelleistung seine mögliche Durchblutung – als Vorbedingung adäquaten Stoffwechsels – übersteigt. Myogelosen und Rigidität verstehen wir also als Ausdruck lokaler bzw. den ganzen Muskel betreffender Ansammlung saurer Stoffwechselprodukte (Milchsäure).

Der Muskelkater tritt auf bei ungewohnter körperlicher Tätigkeit, wenn infolge mangelhafter – weil ungebahnter, meist kortikaler – Ökonomie der Innervation zu viele Muskeln mit zu starker Kontraktion zur Arbeit eingesetzt werden. Man denke z. B. an das Kartoffelschälen oder Tennisspielen, das einem Ungeübten schon bald einen Muskelkater des Unterarms und der Schulterregion einbringt!

Andererseits können einseitige Dauertätigkeiten, wie sie die Arbeit z. B. an Maschinen mit immer wiederkehrenden gleichen Handgriffen mit sich bringt, trotz Übung und Bahnung der Bewegung die Überlastung bestimmter Muskelgruppen bedingen. *Brügger* (9) bezeichnet diese Störungen treffend als »Beschäftigungstendomyosen«. Sie gehen mit den gleichen lokalen

Befunden einher wie der Muskelkater und könne z. B. am Arm eine Epicondylitis humeri oder eine Periarthritis humeroscapularis vortäuschen.

Die *Massage* hat bei diesen Zuständen der Überbeanspruchung die Aufgabe, über eine Förderung der Durchblutung (örtliche Kreislaufwirkung) die Stoffwechselabbauprodukte zu mobilisieren (örtliche Stoffwechselwirkung), wozu sich – da ja die Muskulatur betroffen ist – besonders wieder Knetungen eignen. Die Massage ist anfangs schmerzhaft, wird aber in dem Maße schmerzlos und angenehm, wie gleichzeitig die massierende Hand eine Normalisierung des Tastbefundes wahrnimmt. Kurzfristig bestehende Störungen (Muskelkater) sind häufig in einer Sitzung zu beheben, langsam entstandene und lange bestehende Beschäftigungstendomyosen bedürfen einer Behandlungsserie (Massagekur), um nachhaltig beseitigt zu werden.

4.2.2 Gelenkbedingte Störungen der Muskulatur

Gelenke und Muskeln bilden die funktionelle Einheit Bewegungsapparat. Beide sind für dessen Funktionserhaltung gleichermaßen wichtig. Die Erkrankung des einen Teiles zieht Störungen der Bewegungsfunktion und des anderen Teiles des Bewegungsapparates nach sich. Wir kennen Gelenkveränderungen als Folge von Muskellähmungen und Muskelveränderungen als Zeichen von Gelenkschädigungen. Die letztgenannten Zusammenhänge sollen hier näher ausgeführt werden.

Gelenke sind charakterisiert durch ihren Bewegungsumfang und ihre Druckaufnahmefähigkeit. Alle krankhaften Gelenkveränderungen, gleichgültig wodurch sie verursacht sind, führen reflektorisch zur Bewegungseinschränkung. Die Gelenkkapseln haben eine sehr reiche sensible Nervenversorgung, die an der Tonusregulation und Koordination der Muskulatur teilhat. *Brügger* fand bei Reizung der Kapseln verschiedener Gelenke typische Schmerzirradiationen in die Peripherie, die nicht der Nervenausbreitung folgen, sondern die – das betreffende Gelenk betätigende – Muskulatur erfassen. Auf gleichem

Wege entstehend erklären wir die muskuläre Fixierung schmerzhafter Gelenkstörungen. Dabei wird das Gelenk durch Hypertonus geeigneter Muskelgruppen in schmerzarmer Stellung entlastet, durch Atonie und/oder Schmerz anderer (antagonistischer) Muskelgruppen vor einer schmerzverstärkenden Bewegung bewahrt.

Die *Arthrosis deformans*, Sammelbecken aller chronisch-degenerativen Knorpelprozesse vielfältiger Ursachen, wird begleitet von besonders ausgeprägten und auffälligen Veränderungen der Muskulatur.

Der palpierenden Hand zugängige arthrotische Gelenke (z. B. das Kniegelenk) lassen charakteristisches »arthrotisches« Bewegungsreiben erkennen. Häufig sind die Bewegungen bei gleichzeitiger Druckbelastung mit Schmerzen verbunden, während Bewegungen ohne Belastung (»Pendelschwingungen«) als angenehm empfunden werden.

Das Röntgenbild deckt die vielfältigen Folgen der Knorpeldegeneration auf: sog. Verschmälerung des Gelenkspaltes, also Schwund des Gelenkknorpels, Sklerosierung subchondraler Knochenanteile, reaktive knöcherne Randauswulstungen an der Gelenkgrenze, Deformierungen der artikulierenden Flächen und schließlich zystische Aufhellungen als Folgen von Einbrüchen subchondralen Gewebes in den Spongiosaraum durch Druckbelastung.

Mit diesem morphologischen Umbau gehen zwangsläufig Änderungen der Gebrauchsfähigkeit der Gelenke einher. Druckaufnahmefähigkeit und Bewegungsumfang findet man vermindert und verbunden mit einem Schwund der Muskulatur, vorwiegend der Streckmuskulatur, so z. B. bei der Kniearthrose Quadrizepsatrophie, bei der Hüftarthrose Glutealatrophie.

Es ist jedoch falsch anzunehmen, dass die Arthrose erst bei voller Ausbildung infolge Minderung der Gebrauchsfähigkeit zu Störungen der Muskulatur führt. Die Arthrose ist das anatomisch irreparable Endstadium einer in langem Zeitraum entstandenen Knorpeldegeneration. Die Entwicklung der Arthrose vollzieht sich häufig klinisch stumm. Gleichgültig, ob die Ursache eine Altersdegeneration, eine fehlerhafte Beanspruchung (Fettsucht, Arbeitsbelastung, statisch-anatomische Fehlanlage), eine innersekretorische Störung oder schließlich eine überstandene infektiöse Arthritis ist. Der Körper kompensiert passagere Bewegungsstörungen und der betroffene Mensch ignoriert gelegentliche Schmerzen, für die anfänglich ein morphologisches Substrat (z. B. im Röntgenbild) nicht zu finden ist.

Gelenkstörungen, auch die einer sich entwickelnden Arthrose (»Präarthrose«), sind mit Gelenkkapselschmerzen verbunden. Gelenkkapsel und Bandapparat funktionieren als passive Gelenkhemmung und werden bei Bewegungen auf Zug beansprucht, wobei eine Schmerzverstärkung auftritt. Die Schmerzen irradiieren – wie oben ausgeführt – auch die das Gelenk bewegenden Muskeln und setzen diese durch Tonusänderungen als aktive Hemmvorrichtungen in Tätigkeit. *Brügger* (9) spricht von »reflektorischen Tendomyosen bei Gelenkreizzustand«. Für das gestörte Gelenk bedeutet die reflektorische muskuläre Hemmung eine Schonung. Die *Bewegungsminderung* kompensiert der Körper beim Gebrauch durch die anderen Gelenke der Gliedmaße bzw. der Wirbelsäule. Häufig resultieren für diese anderen Gelenke unphysiologische Bewegungsabläufe, die zu Über- und Fehlbeanspruchung ihrer Muskeln führen.

Das gestörte Gelenk wird weiter gebraucht, mithin nicht von der *Druckaufnahme* befreit. Die reflektorische Bewegungseinschränkung veranlasst wohl schmerzarme Gelenkstellungen, bedingt aber damit gleichzeitig Verlagerung der Druckaufnahme auf meist kleinere Knorpelflächen. Diese Fehlbelastungen des Gelenkknorpels sind wiederum Ursache für seine Degeneration.

»Bei gewissen Gliedmaßenarthrosen gewinnt man den Eindruck, dass ein Gelenkreizzustand mit reflektorischer Tendomyose ihre Ausbildung fördert, wenn nicht überhaupt bedingt« (*Brügger* [9]).

Knorpeldegeneration mindert die Druckaufnahmefähigkeit, verursacht Belastungsschmerz und erzwingt so eine Schonung des Gelenkes. Jeder längere Zeit dauernde Nichtgebrauch führt zur *Inaktivitätsatrophie* der Muskulatur. Sie ist ein Charakteristikum der fortgeschrittenen Arthrose. Die Muskelatrophie ist jedoch ungleichmäßig: Streckmuskeln verfallen ihr eher und ausgeprägter. Besonders an den Gelenken der unteren Extremitäten, die einer Degeneration mehr ausgesetzt sind als die der Arme, weil sie die Last des Körpers zu tragen haben, wirkt sich der Muskelschwund schwerwiegend aus. Die Streckmuskeln des Beines haben die Aufgabe, der Schwere entgegenzuwirken, die bestrebt ist, die Gelenke in Beugestellung zu drängen. Ihre Atrophie ermöglicht die Entstehung von Beugekontrakturen (z.B. des Kniegelenkes, des Hüftgelenkes). Die ungleichmäßige Muskelatrophie kann man funktionell als Störung des muskulären Gleichgewichtes bezeichnen. Das muskuläre Gleichgewicht ist eine der Bedingungen für normale Gelenkfunktion, seine Störung führt – vor Eintritt einer Beugekontraktur – zur Unsicherheit des Gelenkes. Die Bewegungsfunktion der betroffenen Gliedmaßen kann trotzdem erhalten werden, indem andere Gelenke einen Ausgleich schaffen. Gelenkunsicherheit und später kontrakte Fehlstellungen haben wiederum eine Verlagerung der Druckübertragung der artikulierenden Knorpelflächen zur Folge: der Circulus vitiosus der fortschreitenden Arthrose ist geschlossen.

Die Arthrosis deformans ist ein typisches Beispiel für das Nebeneinander von hyperton-hypertrophischer und hypoton-atrophischer bis degenerativ veränderter Muskulatur. Gerade bei der Arthrose des Hüftgelenkes kann man diesen Befund am eindrucksvollsten erheben, weil dieses von den belasteten Gelenken des Gesunden die größten Bewegungsfreiheiten aufweist. Hier bewirken arthrotische Veränderungen die augenfälligsten Bewegungseinschränkungen und drängen in typische Fehlstellungen: Adduktions-, Flexions- und Außenrotationskontraktur. Es bleiben schließlich von dem ursprünglich gegebenen Bewegungsradius je nach Deformation des Hüftkopfes und der -pfanne nur noch wenige Gebrauchsbewegungen und auch die oft noch in einer statisch ungünstigen Ebene übrig. Die noch tätige Muskulatur hypertrophiert, weist Myogelosen und Hartspanne auf, während die nicht mehr in den Bewegungsablauf eingeschaltete Muskulatur atrophiert, hypoton wird, bei länger bestehenden unbehandelten Leiden sogar fettig oder bindegewebig degeneriert.

Gerade in der heutigen Zeit, die eine Wiedererlangung wenigstens eines Teils der Beweglichkeit durch operative Maßnahmen ermöglicht, ist die Pflege der inaktiven Muskulatur besonders wichtig, damit z.B. nach endoprothetischem Ersatz des Hüftgelenkes diese Muskeln regenerabel bleiben.

Die nachfolgende Übersicht (☞ 70) soll das Ineinandergreifen von Gelenkstörung und fortschreitender Arthrose veranschaulichen. Die linke Seite zeigt die funktionelle Gelenkstörung, die rechte die Arthrose. Über die Druckaufnahmeverlagerung ist die Verbindung der funktionellen Gelenkstörung zur Arthrose gegeben, weil sie Knorpeldegeneration nach sich zieht. Gleichzeitig ruft Druckaufnahmeverlagerung im Gelenk Fehlstellungen und damit Kapselzerrungen hervor, womit die eine Arthrose begleitenden schmerzhaften Gelenkreizzustände ihre Erklärung finden.

In der Übersicht sind die möglichen therapeutischen Angriffsorte markiert. Die fetten Pfeile bezeichnen den Massageeinsatz. Wir sehen, dass auf der Seite der Gelenkstörung und auf der Seite der Arthrose die Massage in der Lage ist, den Circulus vitiosus zu unterbrechen und damit die Progredienz zu verhindern.

Die *Massage* bei *funktionellen Gelenkstörungen* wird auf die von irradiierenden nervalen Reizen (reflektorisch) im Tonus veränderte Muskulatur appliziert. Knetungen bewirken über eine Muskelspindeldehnung eine Normotonisierung (Muskelfaserwirkung) der betroffenen Muskeln. Gleichzeitig wird aber die Reizung der vegetativen Gefäßwandnerven segmental mit dem Effekt der Durchblutungsstörung (Kreislaufwirkung) umgeschaltet. Diese betrifft auch das gestörte Gelenk und hat eine Senkung von dessen Erregbarkeit zur Folge (Kapselschmerzminderung), womit pathologische Reizirradiationen unterbunden werden.

Die Verordnung der *Massage* bei *Arthrose* erfolgt mit der Maßgabe, die Muskelatrophie zu beheben. Dabei ist es wichtig zu wissen, dass der atrophische Muskel außer dem Inaktivitätsschwund kontraktiler Elemente auch eine Tonusminderung der erhaltenen Fasern aufweist. Wir kennzeichnen diesen Muskelbefund deshalb als atrophisch-atonisch.

Die Knetung als typischer Handgriff der Muskelmassage hat an derart veränderten Muskeln eine dreifache Wirkung:

- Die Verformung durch Knetung löst mechanisch die funktionsbehinderten Verklebungen des intramuskulären Gleitgewebes (Perimysium internum), die bei längerem Nichtgebrauch entstehen.

- Die Dehnung durch Knetung ist der adäquate Reiz für die sensiblen Rezeptoren der Muskelspindeln, die in Erregung versetzt werden. Reflektorisch wird darauf der krankhaft verminderte Muskeltonus gesteigert (Normotonisierung) und gleichzeitig die Willkürinnervation gebahnt (»Vortonisierung«).

- Die Steigerung der im atrophischen Muskel gedrosselten Durchblutung (örtliche Kreislaufwirkung) schafft die Voraussetzung für den Funktionsstoffwechsel.

Diese drei Wirkungen der Massage sind unerlässliche Voraussetzung für die allein durch

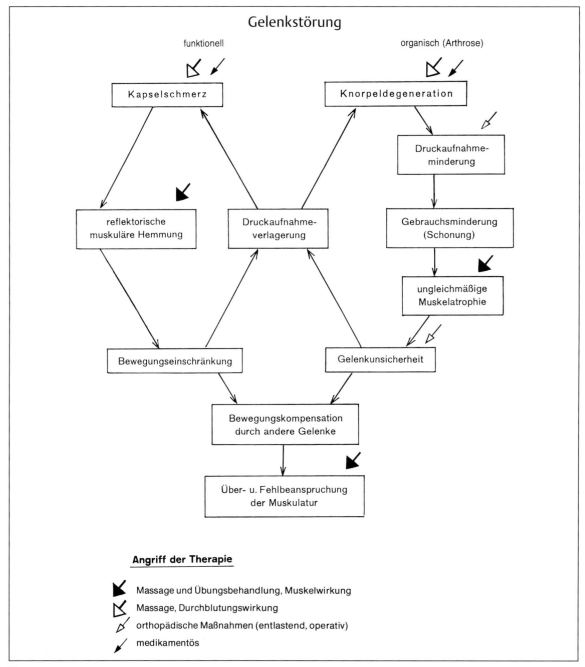

70   Pathophysiologische Ursachen für eine Fehlbeanspruchung der Muskulatur und Möglichkeiten des therapeutischen Vorgehens (Pfeile)

Kontraktionsübungen, also Arbeitstraining zu erreichende Kräftigung der Muskulatur.

Der Massagereiz erzielt aber darüber hinaus – über die Innervation der Erdstrombahn – eine wichtige segmentale Wirkung: die Durchblutung des arthrotischen Gelenkes wird gefördert. Wie bei den Gelenkstörungen ausgeführt, werden damit die muskeltonusstörenden Schmerzirradiationen unterbunden. Die Durchblutungsvermehrung, die ja die Gelenkkapseln betrifft, wirkt den degenerativen Vorgängen im bindegewebigen Kapselgewebe entgegen und bessert gleichzeitig die Voraussetzungen der Knorpelernährung, die vom Kapselansatz her vor sich geht.

Die Massage bei Arthrosis deformans vermag also zum einen die atrophisch-atonische Muskulatur übungsfähig zu machen und zum anderen die degenerativen Vorgänge an Kapsel und Knorpel zu bremsen. Durch Massage muss außerdem – soll die Behandlung erfolgreich sein – der sperrende (reflektorische) Hypertonus korrespondierender (antagonistischer) Muskeln behoben werden. Zusammen mit der durch Übung erreichten Beseitigung der Muskelatrophie wird so das gestörte muskuläre Gleichgewicht wiederhergestellt. Das hat zunehmende Sicherheit des Gelenkes zur Folge und garantiert die Gleichmäßigkeit der Verteilung der Last, auch der, die durch den Muskelzug erzeugt wird, auf die ganze Knorpeloberfläche. Der fortschreitenden Knorpeldegeneration durch Druckaufnahmeverlagerung wird also der Boden entzogen. Bestehende Gelenkveränderungen bleiben zwar irreparabel, aber die Progredienz der Arthrose wird verhindert. Der Erfolg stellt sich erst nach langdauernder Behandlung (Massage) ein. Da das arthrotische Gelenk trotzdem ein Ort verminderten Widerstandes (Locus minoris resistentiae) und damit erhöhter Störbarkeit (Locus majoris irritationis) bleibt, sind wiederkehrende Gelenkreizzustände möglich. Die bei Arthrosis deformans von uns geforderte, in regelmäßigen Abständen durchzuführende Massagebehandlung ist in der Lage, solche wiederkehrenden Störungen zu verhüten und die Funktion, also die Gebrauchsfähigkeit des Gelenkes, zu erhalten. Rehabilitation ist nur sinnvoll bei nachfolgender Prophylaxe!

Die Behandlung sowohl der Gelenkstörung als auch der Arthrose muss unvollständig bleiben, wenn nicht gleichzeitig die mit ihnen verbundenen *Fernstörungen* beseitigt werden. Wir haben dargelegt, dass die Bewegungen einer Gliedmaße mit gereiztem oder arthrotisch degeneriertem Gelenk durch die anderen Gelenke der Gliederkette kompensiert werden. Die entsprechende Muskulatur lässt dann häufig Zeichen der Über- und Fehlbeanspruchung erkennen, die selbstständigen Krankheitswert erlangen. Bezüglich ihrer Behandlung wird auf die Ausführungen über die muskelbedingten Störungen der Muskulatur verwiesen.

Bei nicht zu behebenden gelenkbedingten Bewegungseinschränkungen ist das Ziel der Behandlung, die kompensierende Muskulatur soweit zu trainieren, dass sie die Zusatzbelastungen ohne Überbeanspruchung übernehmen kann.

Anders als die Arthrosis verlangt die Arthritis, die Gelenkentzündung, nach Ruhigstellung. Die Erkrankung spielt sich in der Gelenkkapsel ab und kann bei Abheilung Schrumpfungszustände des Kapselgewebes zurücklassen: die (postarthritische) *arthrogene Kontraktur*. Primär braucht der Knorpel nicht beteiligt zu sein, die Gelenk(teil)versteifung prädisponiert jedoch durch Nichtgebrauch oder Fehlbelastung zur Arthrose. Deshalb muss nach Abklingen der akuten entzündlichen Erscheinungen eine Behandlung mit dem Ziel einsetzen, den Bewegungsumfang bestmöglich wiederherzustellen. Dazu ist neben orthopädischen Maßnahmen die Massage- und Übungsbehandlung unentbehrlich. Mittels Massage – die nach den bei der Gelenkstörung und Arthrose entwickelten Vorstellungen zur Wirkung kommt – werden Muskelatrophie, reflektorische Muskelspannungen und ferngelegene Muskelstörungen im Bereich der Gliederkette beseitigt.

Eine Abhandlung des *primär-chronischen Gelenkrheumatismus* würden den Rahmen dieses Buches übersteigen. Wir bescheiden uns darauf hinzuweisen, dass die Massage bei dieser Erkrankung – ob mit oder ohne Gelenkdeformierungen – zur Beeinflussung der Bewegungs- und Belastungsminderungen der Gelenke wie bei der Arthrose indiziert, unseres Erachtens in Kombination mit Krankengymnastik, Hydrotherapie und Diät unentbehrlich ist (*64–66*).

4.2.3 Wirbelsäulenbedingte Störungen der Muskulatur

Die zentrale Bedeutung der Wirbelsäule für die Haltung und Bewegung des ganzen Körpers und die Häufigkeit der meist schmerzhaften Störungen ihrer Funktion rechtfertigen hier die gesonderte Abhandlung, besonders im Hinblick auf den nicht leicht verständlichen komplexen Aufbau der gelenkigen Wirbelverbindungen und die mehrschichtige Anlage der einerseits der Stellungsfixierung, andererseits der Bewegungsführung dienenden Rückenmuskulatur.

Die funktionelle Bewegungseinheit der Wirbelsäule ist das Bewegungssegment *(Junghanns)*. Es fasst die an der Bewegung zwischen zwei Wirbeln beteiligten anatomischen Strukturen zusammen:

- die zwischen den Wirbelkörpern gelegenen Bandscheiben
- die paarigen, auf kurzen Fortsätzen der Wirbelbögen sitzenden Zwischenwirbelgelenke und
- die Bänder, die Wirbelkörper, Wirbelbögen und Bogenfortsätze umhüllend verbinden.

Alle Bewegungen erfordern das Zusammenspiel dieser Strukturen, die jeweils unterschiedliche Aufgaben übernehmen. Die Bandscheiben sind elastisch und verformbar, indem der Gallertkern innerhalb des Faserringes seine Lage verändert. So werden Stellungsänderungen der Wirbelkörper gegeneinander möglich, ohne dass die Bandscheiben ihre Aufgabe einbüßen, als elastische Druckpolster das Gewicht von Wirbel auf Wirbel zu übertragen. Die Bewegungsführung erfolgt in den Zwischenwirbelgelenken, die aufgrund der – in den einzelnen Wirbelsäulenabschnitten verschiedenen Stellung der artikulierenden Flächen die Richtung bestimmen und mittels ihrer Kapsel- und Bandhemmung das mögliche Ausmaß der Bewegung begrenzen.

Die Fortsätze der Wirbelbögen wirken als Hebelarme und dienen der Muskulatur zum Ansatz. Die Eigenmuskulatur des Rückens wird nach ihrer Hauptaufgabe, den Rumpf aufzurichten, als Erector trunci bezeichnet. Bewegungen der Wirbelsäule werden durch Muskelzug veranlasst. Sobald der Rumpf jedoch aus dem labilen Gleichgewicht der aufrechten Haltung abweicht, kommt die Wirkung der Schwere als bewegungsauslösendes Moment hinzu. Die Fixierung jeder eingenommenen Stellung obliegt der autochthonen Rückenmuskulatur, und zwar dem vorwiegend aus monosegmentalen Muskeln bestehenden medialen Strang des Erector trunci (Mm. interspinales, Mm. intertransversarii und transversospinales System). Die Bewegungsführung übernehmen dagegen Muskelzüge, die an längeren, mithin bewegungswirksameren Hebelarmen angreifen:

- der laterale Strang des Erector trunci (M. longissimus und M. iliocostalis), der vom Kreuzbein und dem Darmbeinkamm entspringend an den Querfortsätzen der Wirbel und den Rippenrückflächen zwischen Rippenhöckerchen und Rippenwinkel ansetzt
- die Bauchmuskeln, die sich in geradem und schrägem Verlauf zwischen Becken und Brustkorb ausbreiten (1).

Eine Eigenbeweglichkeit des Rumpfes ist nur für die Atmung nötig, woran aber unter normalen Bedingungen die Wirbelsäule keinen Anteil hat. Die Wirbelsäulenbewegung ist dagegen erforderlich:

- für den Kopf – hauptsächlich, um Sinnesorgane (z. B. die Augen) in eine bestimmte Richtung zu orientieren
- zur Erweiterung des Bewegungsumfanges der Extremitäten (z. B. Beugung der Wirbelsäule, will man mit den Händen die Füße bei gestreckten Knien erreichen)
- zur Ermöglichung des Wechsels zwischen Sitzen und Stehen (man denke an den Morbus-Bechterew-Kranken!) sowie ungehinderter Fortbewegung (Mitschwingen der Wirbelsäule und der Arme beim Gehen), und
- zur Ausdrucksbewegung. (Ein vom »Hexenschuss« betroffener Mensch hat keine »Haltung«!)

Diese Funktionen werden behindert oder aufgehoben durch Erkrankungen des Achsenorganes. Ausgeschlossen bleiben hier die Krankheiten, die eine Massagebehandlung verbieten: Spondylitis tuberculosa und andere Entzündungen, Tumoren und Metastasen. Massagefähig sind dagegen die muskulären Störungen, die durch eine fehlerhafte Statik und/oder Mechanik der Wirbelsäule bzw. einzelner ihrer Abschnitte ausgelöst werden. Ohne Anspruch auf Vollständigkeit sollen im Folgenden diese Veränderungen kurz erläutert werden.

Alle Formveränderungen der Wirbelsäule, sowohl Abweichungen der physiologischen Krümmungen (vermehrte oder verminderte Kyphose und Lordose) als auch seitliche Ausbiegungen (Skoliosen) und Verdrehungen (Torsionen) beeinflussen zwangsläufig die *Statik*. Die den Formabweichungen zugrunde liegenden Ursachen sind vielfältig und folgende Gruppen kann man unterscheiden:

● Muskuläre Ursachen: Rundrücken infolge Rückenmuskelschwäche, Hohlkreuz bei Bauchmuskelschwäche, Skoliose und Torsion bei einseitiger Rückenmuskellähmung

● Vertebrale Ursachen: Wirbeldeformierung als Fehlbildung (angeboren), als Krankheitsfolge (Rachitis, ausgeheilte Spondylitis tuberculosa), als Unfallfolge (Kompressionsfraktur)

● Extravertebral-ossäre Ursachen: Skoliose bei Beckenstellungsänderung (z. B. infolge einseitiger Beinverkürzung durch Fraktur, bei einseitiger Koxarthrose), Hohlkreuz kompensatorisch bei doppelseitiger Hüftversteifung.

Die Kompensation statischer Störungen erfolgt durch die autochthone Rückenmuskulatur, die durch polysegmentale reflektorische Tonisierung die funktionell intakten Wirbelsäulenabschnitte so stellt, dass das Gleichgewicht bei aufrechter Haltung gewährleistet ist. So wird z. B. der Rundrücken durch eine vermehrte Halslordose, die Lumbalskoliose durch eine thorakale Gegenkrümmung ausgeglichen. Für die Muskulatur der intakten Wirbelsäulenabschnitte bedeutet die eigentlich unphysiologsche Dauertonisierung eine erhebliche Belastung, da sie nicht nur die neue Gleichgewichtslage zu sichern, sondern auch Bewegungsfunktion der statisch gestörten Region mit zu übernehmen hat. Wir treffen dann auf alle Veränderungen, die bei der *Überbeanspruchung* der Muskulatur genannt wurden: Rigidität und Myogelosen, Druckschmerz und Bewegungsschmerz, schnelle Ermüdbarkeit und Ruheschmerz.

Die *Massagebehandlung* in Kombination mit Übungen ist in der Lage, die muskulären Ursachen statischer Wirbelsäulenstörungen vollkommen zu beheben, die schmerzhafte Überbeanspruchung der Rückenmuskeln bei den übrigen statisch bedingten Veränderungen zu beseitigen (örtliche Stoffwechselwirkung, Normotonisierung). Es ist leicht einzusehen, dass vertebrale und ossäre Fehlstellungen als Dauerzustand die Muskulatur immer wieder in der dargelegten Weise einbeziehen und demzufolge eine Massagebehandlung in regelmäßigen Abständen erforderlich ist, um Beschwerdefreiheit zu erhalten und fortschreitenden degenerativen Schäden am Achsenorgan vorzubeugen.

Als fortschreitende degenerative Schäden sind die örtlichen Folgen statischer Störungen anzusehen, die auf der Stellungsänderung der einzelnen Wirbel beruhen: Zerrungen der sie verbindenden Bänder werden von Verköcherungen gefolgt, Berührungen und Reibungen der Wirbelkörperkanten aufeinander (besonders an der Konkavität einer Krümmung) führen zu reaktiven Knochenwucherungen (Spondylose), Fehlstellungen der bewegungseingeschränkten aber druckbelasteten Wirbelgelenke zur Knorpeldegeneration und Spondylarthrose.

Alle diese örtlichen Degenerationen infolge statischer Abweichungen kann man als Störungen der Mechanik der Wirbelsäule bezeichnen, denn sie spielen sich – wie die übrigen noch zu besprechenden Schäden – im Bereich der Bewegungssegmente ab. Ohne primär statische Ursachen verfallen die anatomischen Strukturen der Bewegungssegmente der schicksalsmäßigen Altersdegeneration. Beschleunigend auf diese Vorgänge wirken konstitutionelle Faktoren und Überbeanspruchungen (Schwerarbeit, einseitige Arbeit, Fettsucht), während ihre Prädilektionsstellen auf funktionellen Bedingungen beruhen. Es stellen sich degenerative Veränderungen besonders dort ein, wo ein Maximum an Druckbelastung (präsakrale Bandschreibe) oder eine ausgiebige Beweglichkeit (Halswirbelsäule, Lendenwirbelsäule) oder ein plötzlicher Wechsel des Bewegungsausmaßes (bewegliche untere Halswirbelsäule – relativ unbewegliche Brustwirbelsäule, bewegliche untere Lendenwirbelsäule – unbewegliches Kreuzbein) vorgegeben ist.

Die Abnutzungserscheinungen der Wirbelsäule können klinisch stumm verlaufen. Häufig sind sie jedoch von charakteristischen Beschwerden begleitet: örtliche und ausstrahlende »rheumatische« Schmerzen, Bewegungsminderungen und Bewegungsschmerzen sind die Klagen, die von den Patienten immer vorgebracht werden. Die Patienten wie die typischen Beschwerden sind jedem Arzt, aber auch jedem Masseur bekannt.

Die Degeneration beginnt an den Zwischenwirbelscheiben. Sie trocknen allmählich ein, ihr Gallertkern verliert durch kolloidale Veränderung seine Quellkraft, röntgenologisch an einer Zwischenwirbelraumverschmälerung erkennbar (Chondrose). Im weiteren Verlauf werden die knorpeligen Abschlussplatten der Wirbelkörper mit erfasst. Die schwindende Druckaufnahmefähigkeit wird reaktiv vom Wirbelkörper knöchern kompensiert und erscheint im Röntgenbild als Sklerosierung der Abschlussplatten und der Randleisten der Wirbelkörper (Osteochondrose). Die infolge Wasserverlust verminderte auseinander treibende Kraft einer Bandscheibe setzt die Sicherheit innerhalb des Bewegungssegmentes herab und ermöglicht geringe Verschiebungen der Wirbelkörper gegeneinander. Die degenerative Zermürbung und der Elastizitätsverlust des Faserringes hat zur Folge, dass er dem bei Bewegung andrängenden Gallertkern nur ungenügenden Halt geben und bei Verschiebung zweier Wirbelkörper gegeneinander die Zugkraft nicht auffangen kann; seine äußeren Fasern reißen ein. Widerstand findet die unter Druckbelastung stehende Bandscheibe dann an den Längsbändern. Das den Wirbelkörpern fest anhaftende vordere Längsband reagiert auf diese pathologische Beanspruchung mit Verknöcherungen im Ansatzbereich, die sich röntgenologisch als Wirbelkörperrandzacken darstellen (Spondylosis deformans). Das hintere Längsband wird, da es den Bandscheiben fest verhaftet ist, vom andrängenden Gallertkern vorgewölbt, im Extremfall – besonders bei plötzlicher maximaler Vorwärtsbeugung unter gleichzeitiger Belastung – bruchsackartig: Bandscheibenhernie. Dieses Ergebnis kann zu Einengungen des Rückenmarkes (von L3–L5 der Cauda equina) oder der Nervenwurzeln im Foramen intervertrebrale führen und entsprechende Nervenausfälle nach sich ziehen (s. Abschn. 4.2.5, S. 58).

Diese degenerativen Veränderungen beziehen die zum Bewegungssegment gehörenden Zwischenwirbelgelenke mit ein, indem die Höhenverminderung der Bandscheibe eine Veränderung ihrer Stellung verursacht. Die Gelenkfehlstellung führt über Knorpeldegeneration in den Circulus vitiosus der Arthrose (hier Spondylarthrose). Die so beanspruchten Gelenke unterliegen bei Bewegungen und bei Belastungen zerrenden und abscherenden Kräften im Kapselbereich, die eine Reizung verursachen. So entsteht auch an den Zwischenwirbelgelenken der Circulus vitiosus der Gelenkstörung.

Die von gereizten Zwischenwirbelgelenken irradiierenden nervalen Erregungen stellen durch reflektorische Tonuserhöhung der monosegmentalen Muskulatur, deren Aufgabe ja die Stellungsfixierung ist, das betroffene Bewegungssegment in schmerzarmer Haltung ruhig, während ebenfalls reflektorisch polysegmentale Muskeln den ganzen Wirbelsäulenabschnitt in der Bewegung einschränken bzw. Bewegungsversuche schmerzhaft hemmen (Bewegungsprüfung). Palpatorisch findet man in der Rückenmuskulatur längliche bleistiftförmige druckschmerzhafte Verhärtungen (Hartspann polysegmentaler Muskeln) und mehr rundliche, ebenfalls druckschmerzhafte Myogelosen. Manchmal ist die ganze Muskulatur der betroffenen Region rigide verändert. Bestehen die Beschwerden unbehandelt längere Zeit, dann wird das subkutane Bindegewebe in die Störung mit einbezogen und stellt sich bei Belastung als flächenhaft gelotisch verquollen dar, mit dem für die Fibrositis typischen Kneifschmerz. Häufig geben die Patienten an, der Schmerz strahle beiderseits der Wirbelsäule (z. B. auf die Arme, die Schulterblätter, die Hüftregion) oder einseitig auf eine Extremität aus. Die genaue Prüfung der Funktion peripherer Muskeln, der Reflexe und der Sensibilität ergibt jedoch keine pathologischen Abweichungen, deckt aber (manchmal) bindegewebige gelotische Veränderungen in der Körperdecke der Extremität auf (z. B. über dem Deltoideus, über dem Tractus iliotibialis: »Generalstreifen«). Diese ausstrahlenden Schmerzen können als Schmerzprojektion interpretiert werden. Die Kapselzerrungen verursachen lokales Ödem, das im lockeren Bindegewebe des unmittelbar angrenzenden Zwischenwirbelloches die Nervenwurzel bedrängt. Nur bei mechanischer Läsion der Spinalnerven durch einen (dorsolateralen) *Diskusprolaps* (Bandscheibenvorfall) sind echte radikuläre Symptome, also einseitige motorische Ausfälle, sensible Irritationen und Reflexstörungen festzustellen.

Die aufgeführten muskulären Störungen, die Schmerzen und die Bewegungsminderungen bezeichnen wir als wirbelsäulenbedingt, da sie ursächlich von der Chondrose und Osteochondrose, der Spondylose und Spondylarthrose abhängen.

Auch der reflektorische Muskelhartspann, manchmal weit entfernt vom Ort der Störung, nur eingestellt auf die Verhinderung schmerzhafter Bewegungen, ist nach Beseitigung des Grundleidens eine klassische Indikation für die Massage. Diese Muskelverhärtung besteht oft noch lange fort und übernimmt später die Rolle des Hauptleidens, z.B. Pectoralis-Hartspann nach überstandener Angina pectoris vasomotorica oder durch Fehlstatik des Fußes verursachte Myogelosen am Beckenkamm und Hartspannbildung in der Rückenmuskulatur.

Die *Muskelmassage* vermag lokal Rigidität und Hartspann (Muskelfaserwirkung), Gelosen und Muskelschmerz (örtliche Kreislaufwirkung) zu beseitigen. Bindegewebige gelotische Veränderungen der Körperdecke veranlassen uns, zunächst diese mittels oberflächlicher intensiver Streichungen und Knetungen aufzulockern, ehe die Muskulatur angegangen wird. Periphere Störungen (z.B. der »Generalstreifen«) müssen in die Behandlung einbezogen werden. Die segmentale Durchblutungsförderung der Gewebe des Bewegungssegmentes behebt ödematöse Schwellungen und unterbricht den Circulus vitiosus von Gelenkstörung und Arthrose. Meist ist die Massage der Rückenregion sehr schmerzhaft. Der Schmerz wird von den Patienten als oberflächlicher Wundschmerz bezeichnet, schwindet aber bei täglicher Behandlung nach 4 bis 5 Tagen, wobei sich gleichzeitig der Gewebetastbefund normalisiert.

4.2.4 Traumabedingte Störungen der Muskulatur

Wegen der Häufigkeit traumatischer Schäden des Bewegungsapparates soll deren Behandlung kurz gesondert besprochen werden.

Prellungen (Kontusionen) werden, sofern die Haut intakt ist, von jedem Laien fast instinktiv gestrichen und gerieben. Durch diese Massage wird der sich unter der Haut entwickelnde Bluterguss ins Gewebe verteilt und seine Resorption beschleunigt. Größere Blutergüsse verbieten jede Massageanwendung wegen der Gefahr der Nachblutung, der Thrombose und der Embolie.

Verstauchungen (Distorsionen) sind besonders am Kniegelenk von einem Gelenkerguss gefolgt. Bei diesem Befund ist das Ziel der Behandlung, die Resorption des Ergusses zu erreichen. Dazu sind Ruhigstellung und komprimierende Verbände am besten geeignet. Vor einer Gelenkmassage kann nicht eindringlich genug gewarnt werden, da jeder mechanische Reiz die Aufsaugung stört. Etwas ganz anderes ist die Durchführung der *Quadrizepsmassage* in der *Nachbehandlung* von Kniergüssen. Der Quadrizeps ist der Kapselspanner des Kniegelenkes. Ist die Kapsel nach der Beseitigung eines größeren Ergusses zu weit geworden, so bürgt nur ein kräftig erhaltener Quadrizeps für die Vermeidung eines Rezidivs, das z.B. durch Einklemmung der schlaffen Kapsel zwischen die Gelenkflächen auftreten kann. Die Massage des Quadrizeps ist indiziert, weil sie in der Lage ist, den während der Ruhigstellung erschlafften Muskel durch Dehnung der Fasern zu retonisieren (Muskelfaserwirkung). Besondere Aufmerksamkeit muss dabei auf die kurzen Teile (Vastus medialis et lateralis) gelegt werden, die die Kapsel spannen und das Gelenk manschettenförmig umfassend komprimieren. Wichtig sind ferner Kniescheibenübungen – rhythmisches Anziehen und Lockerlassen der Kniescheibe täglich etwa hundertmal hintereinander durchzuführen – zur Kräftigung des Quadrizeps ohne Bewegung des Kniegelenkes.

Für andere Gelenke gelten nach einer Verstauchung die Massage betreffend die gleichen Überlegungen. Bewegungs- oder Druckbelastung eines Gelenkes ohne Führung durch normotone Muskulatur führt zwangsläufig zur Gelenkstörung!

Verrenkungen (Luxationen) ohne Zerreißung von Kapselteilen oder Kapselschichten sind selten. Verletztes Gewebe muss zur Heilung ruhiggestellt werden, deshalb lehnen wir die Gelenkmassage ab. Nach der Einrenkung ist dagegen eine *Massage- und Übungsbehandlung* der Muskulatur mit dem Ziel, deren Tonus durch Knetungen zu heben (Muskelfaserwirkung), das beste Mittel, um eine Reluxation zu verhüten.

Knochenbrüche (Frakturen) bedürfen zur Heilung ebenfalls der Ruhigstellung, die durch Ausschaltung von Bewegungsfunktion und Druckbelastung im fixierenden Gipsverband erreicht wird. Die dadurch ihrer Funktion beraubte Muskulatur verfällt der Inaktivitätsatrophie. Gleichzeitig verkleben die intramuskulären, peritendinösen, periartikulären und kapsulären Gleitschichten. Oft sind diese Nebenerscheinungen der Knochenbruchfixation und der Knochenbruchheilung die einzigen Folgen in Gestalt einer noch länger anhaltenden Gebrauchsminderung der gebrochenen Gliedmaße. Nicht der Knochenbruch, sondern die Folgen der langen Ruhigstellung erfordern eine *Nachbehandlung*. Die *Massage* (s. a. Kap. 5 Kontraindikation) wird mit dem Ziel eingesetzt:

- die Durchblutung als Voraussetzung für eine Übungsbehandlung der betroffenen Muskulatur zu fördern (örtliche Kreislaufwirkung).
- die funktionsbehindernden Verklebungen der Gleitgewebe zu lockern und zu lösen (mechanische Wirkung)
- den verminderten Muskeltonus anzuheben und durch Bahnung der Willkürinnervation die gezielte kräftigende Übungsbehandlung (Spannungsübungen) zu erleichtern (Muskelfaserwirkung).

Zusammenfassung: Die Massage ist nicht zur Behandlung von Verletzungen, sondern zur Nachbehandlung von deren Folgen an der Muskulatur erforderlich.

4.2.5 Nervenbedingte Störungen der Muskulatur

Alle Skelettmuskeln sind motorischen Nerven zugeordnet und verlieren ihre Funktion, sobald die Nevenverbindung unterbrochen wird. Hauptursachen für Nervenausfälle sind die Verletzungen peripherer Nerven (z. B. Schnittverletzung, Zerreißung bei Knochenbruch) und die infektiöse Entzündung der motorischen Wurzelzellen: Kinderlähmung (Poliomyelitis anterior acuta).

Die vollständige Lähmung (Paralyse) nach *Nervendurchtrennung* ist rückbildungsfähig durch Regeneration der Nervenfasern. Nach Nervennaht oder Herauslösung eines in Narbengewebe eingewachsenen Nervs wachsen die Neuriten in einem Zeitraum von 6 Wochen bis 12 Monaten wieder in die Peripherie aus. Funktionswiederkehr der Muskulatur ist möglich, vorausgesetzt, die betroffenen Muskeln sind noch funktionsfähig. Der Funktionsverlust wird infolge fehlender trophischer (Funktions-)Reize von Atrophie und fettiger Degeneration der Muskelzellen gefolgt. Ziel der *Massagebehandlung* ist es, dieser fettigen Entartung durch Erhaltung und Förderung der Durchblutung (örtliche Kreislaufwirkung) während der Regenerationszeit des Nervs vorzubeugen, die Muskulatur also in bestvorbereitetem Zustand für die Wiederkehr des Nervenanschlusses zu halten. Eine wesentliche Bereicherung der Massage bedeutet hier die Behandlung mit faradischen Stromimpulsen am Muskel.

Die gleichen Überlegungen bestimmen den Einsatz der *Muskelmassage* im Stadium der Rekonvaleszenz der *Kinderlähmung*. Hinzu kommt dabei noch die Tatsache, dass infolge der polysegmentalen Ausbreitung der Wurzelzellen der meisten peripheren Nerven nicht alle, eine der Muskel versorgenden Nervenzellen, von der Erkrankung betroffen sein müssen. Viele Vorderhornzellen werden nur vom herdumgebenden entzündlichen Ödem in der Funktion beeinträchtigt. So ist es möglich, dass nach Abklingen der akuten Erscheinungen, die Funktion der anfangs völlig gelähmten Muskulatur teilweise wiederkehrt. Ziel der Massagebehandlung und des entsprechenden Muskeltrainings ist, neben der Vermeidung fettiger Degeneration, die erhalten gebliebenen, also nervenversorgten Muskelteile so zur Überfunktion (Hypertrophie) heranzubilden, dass sie stellvertretend für den ganzen Muskel die Tätigkeit übernehmen können.

Die teilweise oder zeitweise Lähmung (Parese) unterscheidet sich von der vollständigen nur dem Grad nach. Sie wird z. B. ausgelöst durch Druck auf Nervenstämme (Narkoselähmung, Geburtslähmung). Die Anwendung der Massage kann den paretischen Zustand wesentlich abkürzen. Hier müssen noch die Teillähmungen bei Bandscheibenhernie oder Zustand nach operativer Entfernung prolabierter Bandscheibensequester (Bandscheibenoperation) Erwähnung finden. Sie sind durch Massage und Übungsbehandlung weitgehend oder völlig zu beheben. Bei Vorliegen eines Diskusprolapses kann durch geeignete Distraktionsmaßnahmen der Wirbelsäule das Rückschlupfen des eingeklemmten Gallertkernes erreicht werden. Damit entfällt die mechanische Läsion der Nervenwurzel. Neben der Massage der peripheren paretischen Muskulatur muss die Behandlung der Rückenmuskeln erfolgen, um:

- reflektorische Spasmen zu beheben
- den betreffenden Wirbelsäulenabschnitt durch Kräftigung seiner Muskulatur zu stabilisieren und
- durch segmentale Wirkung das den Spinalnerv bedrängende Ödem im Bereiche des Foramen intervertebrale zu beseitigen.

Mit dieser aktiven »konservativen« Behandlung werden nicht nur die Folgen einer Bandscheibenhernie behoben, sondern es kann auch die Ursache der nervenbedingten Muskelstörung beseitigt werden, sodass sich eine Operation häufig erübrigt.

4.3 Störungen des Venen- und Lymphrückflusses

Krampfadern mit der Schlussinsuffizienz der Venenklappen, darauf beruhende ödematöse Schwellungen sowie statische und posttraumatische Stauungszustände der Extremitäten können mittels *Streichmassage* günstig beeinflusst werden (deplethorische Wirkung). Es ist jedoch wegen möglicher Schädigung strenge Indikationsstellung (Ausschluss entzündlicher und thrombotischer Komplikationen!) und ärztliche Aufsicht bei der Behandlung dieser Störungen erforderlich (Hinweise auf Lymphdrainage s. S. 149).

4.4 Vegetative Störungen

Zur Beeinflussung vegetativer Störungen, die sich meistens in vielfältigen Klagen und sog. vegetativer Stigmatisierung äußern, nutzt man die Allgemeinwirkungen der klassischen Massage aus. Leichte Ganz- oder Rückenmassagen in zwei- oder mehrtägigem Abstand erweisen sich bei kurmäßiger Anwendung als geeignet, das Vegetativum zu »normotonisieren«. Da jedoch die Ursachen meistens ebenso komplex sind wie die Erscheinungen, ist von der Massagebehandlung allein keine bleibende Besserung zu erwarten. Wir können sie jedoch als Zusatz- oder Basisbehandlung in der Kurortbehandlung der vegetativen Dystonie nicht mehr entbehren.

4.5 Fibromyalgiesyndrom

Bei der Fibromyalgie handelt es sich um eine Störung, die gerade Masseuren und Physiotherapeuten auffallen muss, da sie, wie später dargestellt, zunächst durch das »Begreifen« begriffen wird. Diese Berufsgruppen werden bei ihren Untersuchungen eher die Chance haben, eine Fibromyalgie zu entdecken als ein Arzt, der nicht gründlich manuell untersucht. Die Fibromyalgie ist eine häufigere Erkrankung als der Morbus Bechterew und dennoch in Deutschland kaum beachtet. Es gilt das Interesse auf ein Krankheitsbild zu lenken, das immerhin, nach einer Veröffentlichung von *Raspe* (47), allein in Deutschland etwa 2 Mio. Menschen betrifft (doppelt so viele wie bei Bechterew-Erkrankungen).

Symptome sind generalisierte Schmerzen, Steifigkeit, Müdigkeit und Schlafstörungen. Die Fibromyalgie ist keine psychische oder psychiatrische Erkrankung. Überängstlichkeit, Stressempfinden und depressive Episoden werden von einem signifikant höheren Anteil von Patienten mit einer Fibromyalgie angegeben. Viele Autoren sind der Meinung, dass psychiatrische oder psychologische Probleme den Schmerz verstärken und damit sozusagen das Krankheitspotenzial der Fibromyalgie »triggern«.

Die Fibromyalgie ist zweifellos keine Funktionsstörung, die von heute auf morgen wie eine Viruserkrankung plötzlich da ist, sondern sie benötigt eine entsprechende Entwicklung, die u. U. Monate oder Jahre in Anspruch nimmt. Die Frage, wie sich das Frühstadium einer Fibromyalgie äußert, wird in kaum einer wissenschaftlichen Untersuchung beantwortet.

Tonische und phasische Muskeln unterscheiden sich in der Kontraktionsform und im Stoffwechsel (s. ⊞ 4, S. 31). Durch Schmerz, Inaktivität, Überaktivität (Überforderung), Fehlbelastung, Fehlhaltung und Trauma kann es sowohl zur Verkürzung tonischer Muskeln als auch zur Abschwächung phasischer Muskeln kommen. Als Ursache für eine Eskalation des Leidens kann man sich neben der muskulären auch eine psychische Dysbalance vorstellen.

Sexton (61) hat beschrieben, dass die maximale isometrische Muskelspannung bei den tonischen Muskelfasergruppen größer ist als bei den phasischen. Jedoch geschieht die Spannungsentwicklung bei den phasischen signifikant rascher als bei den tonischen. Die Glukoseaufnahme ist in den tonischen Muskelfasern größer als in den phasischen, der Glukogenabbau im Hinblick auf die spezifische Aktivität der Glukose in den tonischen erheblich langsamer als in den phasischen. Vorwiegend tonische Muskeln führen zu Elastitätsverlust, vorwiegend phasische ermüden rascher.

Muskeln mit vorwiegend tonischen Fasern:
- oberer Anteil des M. trapezius
- M. levator scapulae
- Teil des M. pectoralis major
- oberflächliche (plurisegmentale) Teile der Rückenstrecker
- M. quadratus lumborum
- M. iliopsoas
- M. tensor fascia latae
- M. glutaeus medius
- Oberschenkeladduktoren
- ischiokrurale Muskulatur
- M. rectus femoris
- M. gastrocnemius.

Muskeln mit vorwiegend phasischen Fasern:
- mittlerer und distaler Anteil des M. trapezius
- M. serratus lateralis
- Mm. rhomboidei
- Bauchmuskeln
- M. glutaeus maximus
- M. soleus.

Die nicht genannten Skelettmuskeln haben etwa gleich viele Anteile an tonischen und phasischen Fasern. Der M. iliopsoas ist beispielhaft für die Verkürzungsneigung tonischer Muskeln.

Durch seine Nähe zu diversen Organen im Bauch- und Beckenraum reagiert er extrem häufig auf Funktionsstörungen dieser Organe (Dickdarmprozesse, Veränderungen im Urogenitaltrakt, Funktionsstörungen der Lendenwirbelsäule etc.) mit einer Verkürzung. Da dieser Muskel zwar gut testbar aber schlecht tastbar ist, entgeht er oft der Untersuchung auf eine mögliche Verkürzung. Dabei spielt die Verkürzung für viele schmerzhafte Veränderungen eine erhebliche Rolle. Im Lendenwirbelsäulenbereich kommt es infolge der Psoasverkürzung zu einer chronischen hyperlordotischen Einstellung mit den bekannten Beschwerden eines Facettensyndroms und der Ausbildung eines Morbus Baastrup. Im Bereich der Hüfte kommt es nicht selten zu lokalen Schmerzen, die sich bei genauer Untersuchung manchmal als Bursitis iliopectinea herausstellen.

4.5.1 »Triggerpunkte« – akute oder chronische Überbelastungsreaktion des Muskels

Findet sich innerhalb eines Muskels eine lokale Erhöhung des viskoelastischen Tonus, so bezeichnet man diese als Triggerpunkt. Man nimmt an, dass hier eine Kontraktur weniger Muskelfasern besteht. Wie *Müller* (41) zeigen konnte, liegt im Zentrum des Triggerpunktes eine hochgradige Hypoxie vor, wenngleich andere Bereiche desselben Muskels eher eine stärkere Sauerstoffanreicherung zeigen. Werden Triggerpunkte stimuliert, entsteht fortgeleiteter Schmerz in den Referenzzonen. Solche lokalen Muskelhärten findet man in den myofaszialen Anteilen der Muskelbäuche. Druck, Kälte, Dehnung, Wärme, aber auch bestimmte psychische und physische Stressreaktionenen können an diesen Zonen Schmerzen auslösen. Werden die Triggerpunkte stimuliert, so kann man in einem für jeden dieser Punkte charakteristischen Areal ausstrahlende Schmerzen bzw. Muskelkontraktionen provozieren. Man unterscheidet dabei aktive und latente Triggerpunkte.

Latent werden solche genannt, die erst bei deutlicher Punktreizung unter starkem Druck ausstrahlende Schmerzen auslösen. Bei den aktiven Triggerpunktem entstehen bereits bei physiolo-

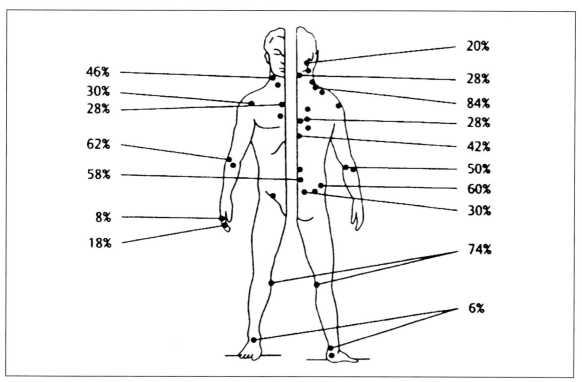

◎ 71   Häufigkeit der gefundenen Tender points bei der Fibromyalgie (nach _Yunus_)

gischen Belastungen fortgeleitete Schmerzen in den Referenzzonen.

Unter einem »Tender point« (◎ 71) versteht man einen Schmerzpunkt nicht im Muskel, sondern an den Sehnenursprüngen und -ansätzen.

Tragende Säule der Therapie der Fibromyalgie ist die Physiotherapie. Das Hauptziel besteht in der Wiederherstellung der normalen Muskellänge und der Geschmeidigkeit der Muskulatur. Die in der manuellen Therapie üblichen Funktionsmassagen bzw. Quermassagen sind unter dem Aspekt der Vermeidung von Schmerzen eine sinnvolle Bereicherung der krankengymnastischen Behandlung.

Auch die Anleitung des Patienten zur Selbstdehnung ist eine wichtige physiotherapeutische Aufgabe. Die medizinische Trainingstherapie darf bei Fibromyalgie-Patienten nur sehr vorsichtig dosiert eingesetzt werden. Nur Minimal-

gewichte unter Wahrung der dynamischen Ausdauer sollten zum Einsatz kommen. Anwendungen von Kälte und Wärme sind gleichermaßen indiziert, wobei der Patient, ähnlich wie bei einer rheumatischen Erkrankung, selbst feststellt, welche der beiden Therapieformen ihm Erleichterung bringt. Bei der Elektrotherapie hat sich der Einsatz von TENS-Geräten erstaunlicherweise nicht besonders bewährt. Ultraschallanwendungen haben bei myofaszialen zusätzlichen Beschwerden häufig einen guten Effekt. Die Massagebehandlung ist dann als effektiv einzustufen, wenn sie vom Patienten nicht nur toleriert, sondern auch als wohltuend empfunden wird.

Gerade beim Fibromyalgiesyndrom muss die veränderte Schmerzverarbeitung unbedingt berücksichtigt werden, ein Außerachtlassen wäre ein unverzeihlicher Fehler.

5 Kontraindikationen

Den therapeutischen Einsatz der Massage bestimmt allein der Arzt, der Masseur ist ihm als ärztlicher Heilgehilfe zur Seite gestellt, er darf Heilmaßnahmen nur auf Anordnung ausführen, aber nicht selbst verordnen.

Als Behandler muss der Masseur an sich wissen, bei welchen Veränderungen die Massage nicht nur nicht helfen kann, sondern sogar schadet und welche Zeichen er bei krankhaften Zuständen besonders beachten muss.

Die *Kontraindikationen* für die klassische Massage muss man in drei Gruppen einteilen (siehe ▦ 7, vgl. auch ▦ 9).

Generelle Kontraindikationen: Solange ein bestimmter hier angeführter Krankheitszustand in dem zu massierenden Gebiet besteht, ist die Massage verboten.

Die *zeitlich begrenzte Kontraindikation* spielt bei posttraumatischen und postoperativen Zuständen eine Rolle.

Relative Kontraindikationen: Hier müssen die Indikationen und die Gründe, die gegen die Anwendung der Massage sprechen, im Einzelfall gegeneinander abgewogen werden. Dies kann nur durch den verordnenden Arzt geschehen. Die relative Kontraindikation kann schnell zu einer generellen werden, zur Alarmsituation für den Masseur.

5.1 Generelle Kontraindikationen

Generelle Kontraindikationen für Massagen im Gebiet einer Entzündung, einer heilenden Wunde oder eines akut erkrankten Gefäßes schließen nicht aus, dass in einer entfernt gelegenen Region Massage schon erlaubt ist. So kann bei noch liegendem, ruhigstellendem Verband oder einer Osteosynthese oberhalb, das heißt jenseits des nächsten proximal gelegenen Gelenkes behandelt werden; die Massage hat dann den Sinn, Lymph- und Venenzirkulation zu fördern

▦ **7 Übersicht der Kontraindikationen**

Generelle Kontraindikationen

Alarmsituationen für den Masseur

– **Thrombophlebitis**

– **Arterielle Embolie**

– **Auftreten von neurologischen Ausfallerscheinungen**

– **Schlagartiges Aufhören eines Nervenkompressionsschmerzes**

– **Plötzliche Verschlechterung des Allgemeinzustandes (Erste-Hilfe-Situation)**

Entzündungen der Haut und des Muskels auch bei Systemerkrankungen

Verletzungen

Gefäßerkrankungen

Laminektomie

Erkrankungen der Pyramidenbahn und des Kleinhirns

Harrington-Stab und andere WS-Operationen

Bindegewebig ersetzte Muskeln

Tumorleiden und Infektionskrankheiten

Zeitlich begrenzte Kontraindikationen

Nach Kniegelenkoperationen

Nach Frakturen im Bereich der Extremitäten

Nach Frakturen der Wirbelsäule

Nach Endoprothese des Hüftgelenkes

Bandscheibenoperation lumbal, Hemi-, Teilhemilaminektomie, Flavektomie

Bandscheibenoperation zervikal (*Cloward*)

Skolioseoperation (mit Ausnahme von Harrington-Stab-Einbau, Albee-Span-Einlagerung und Dwyer-Verfahren)

Nach Metallplatten- oder Schraubenversorgung von Frakturen

Relative Kontraindikationen

Bettruhe über 3 Monate zusammen mit Blutumlaufstörungen

Kompressionssymptomatik (keine neurologischen Ausfälle) bei fehlender Beeinflussung des Zustandsbildes

Vor der Pubertät

und schafft bei weicher Knet- bis Streichtechnik gute Heilungsvoraussetzungen für das erkrankte Gebiet.

Bei Systemerkrankungen wie fortgeschrittenen Tumorleiden, Infektionskrankheiten oder schlechten kardialen, pulmonalen und metabolen Bedingungen gilt jedoch die Kontraindikation generell.

5.1.1 Alarmsituationen für den Masseur

Bei einigen Situationen darf sich der selbstständig arbeitende Masseur nicht auf die Empfehlung an den Patienten beschränken, alsbald den Arzt aufzusuchen, überdies muss er die Weiterleitung zum behandelnden Arzt selbst in die Hand nehmen. Diese Situationen sind:

- Der Verdacht auf eine *Thrombophlebitis* der tiefen Venen, auch der Beckenvenen wegen der drohenden Gefahr einer Lungenembolie. Weiteres s. Abschnitt 5.1.5 Gefäßkrankheiten.
- Der Verdacht auf eine *arterielle Embolie* in Arterien, gleich welcher Lokalisation. Klinikeinweisung ist wegen der sonst verpassten Gelegenheit der Antikoagulanzien-(Blutverdünnungs-)Therapie oder der postoperativen Entfernung des Embolus unbedingt erforderlich.
- *Auftreten einer Wurzelkompressionssymptomatik* mit neurologischen Ausfällen wie Blasen- und Mastdarmentleerungsstörungen, »Reithosenanästhesie«, plötzlich schlaffe Lähmung eines Muskels mit oder ohne Sensibilitätsstörung (einfache Muskelprüfung an den Extremitäten, Zehen- und Hackengang, Dorsalflexion einzelner Zehen gegen Widerstand, Verlust der Berührungsempfindung im Bereich des Beckens und der Oberschenkel entsprechend dem Lederbesatz von Reithosen).
- *Schlagartige Schmerzfreiheit* im Gebiet eines vorher noch schmerzhaften Nervenverlaufes. Fälschlicherweise wird dieses selten auftretende Symptom oft als Therapieerfolg angesehen. Es ist aber in diesen Fällen das letzte alarmierende Zeichen, das den Untergang eines vorher irritierten Nerven signalisiert. Hier muss der behandelnde Arzt bei weiteren Symptomen, die für einen ausgefallenen Nerven sprechen, noch am selben Tag die neurologische oder neurochirurgische Untersuchung veranlassen.
- Alle *bedrohlichen Situationen*, die unabhängig von der Massageeinwirkung ärztlicher Hilfe bedürfen, dulden selbstverständlich ebenfalls keinen Aufschub.

5.1.2 Entzündungen der Haut, der Hautanhangsgebilde und des Muskels

Die allgemeinen Kennzeichen der Entzündung sind Rötung, Schwellung, Wärme, Schmerz, eingeschränkte Funktion. In der Haut, im Unterhautgewebe, im untersten Zellengewebe, in der Muskulatur, der Knochenhaut, in der Knochensubstanz sowie im Knochenmark zeigen sich diese fünf Entzündungszeichen in verschiedener Form. Am auffälligsten sind sie an der Oberfläche zu erkennen, während vom Unterhautgewebe bis zum Knochenmark die Kriterien einer -itis zunehmend schwieriger zu beurteilen sind. Sie sollen der ärztlichen Diagnostik vorbehalten sein. Für den Masseur gilt generell der Grundsatz: **Wenn innerhalb einer vom Arzt verordneten Massage ein vorher nicht beobachteter außergewöhnlicher Schmerz bei mechanischem Reiz auf das Gewebe auftritt, muss sofort mit dem verordnenden Arzt Rücksprache genommen werden. Ist das nicht möglich, so muss zunächst die Massage unterbleiben und der Patient mit Nachdruck aufgefordert werden, den behandelnden Arzt aufzusuchen** (beachte aber die Alarmsituationen, ▯ 7 und 9). Für den Masseur nicht unmittelbar erkennbare Ursachen, z. B. Neurinome im Unterhautgewebe, eine Vaskulitis oder eine Kollagenose (z. B. eine beginnende Myositis) in der Muskulatur, können diese Störung verursacht haben.

5.1.3 Myositiden und systemische Sklerose

Es gibt Störungen, die als Folge einer Autoimmunerkrankung auf den Muskel direkt oder indirekt Einfluss haben. Die Immunauseinandersetzungen, die sich primär am Muskel abspielen, sind:

- Polymyositis
- Dermatomyositis
- Mischkollagenose.

Andere Overlap-Syndrome verschiedener Kollagenosen gehen sekundär immer mit einer Muskelbeteiligung einher. Beim **systemischen Lupus erythematodes (SLE)** ist es eher die reduzierte körperliche Leistungsfähigkeit, die die Muskulatur in Form von Myalgien, einer morgendlichen Rigidität zusammen mit Arthralgien befällt. Abgesehen davon gibt es als sekundären Befall auch Arthritiden, die ihre speziellen Muskelveränderungen hervorrufen (s. unten).

Bei bis zu 25 % der SLE-Patienten treten sog. sekundäre Fibromyalgiesyndrome auf!

Bei der **systemischen Sklerose (SSc)** finden sich selten Myopathien oder eine Myositis; wenn diese aber klinisch vorhanden ist, dann sollte man sich um den Nachweis von spezifischen Antikörpern bemühen und ggf. die Diagnose überprüfen. Gelegentlich findet unter der Therapie auch ein Wechsel der Antikörperart statt. Hilfreich zur Diagnosefindung ist für den Arzt hier die Bestimmung der muskelspezifischen Kreatinphosphokinase (CK), der Aldolase und die Durchführung eines Elektromyogramms.

Die Polymyositis und die Dermatomyositis sind die klassischen entzündlichen Systemerkrankungen des Skelettmuskels; der Auslöser dieser krankhaften Autoimmunprozesse ist unbekannt. Die Erkrankung ist selten. Statistische Untersuchungen in Amerika haben ergeben, dass ca. 5 von 1 Mio. Einwohnern erkranken. Der Schwerpunkt des Befalls ist die proximale Extremitätenmuskulatur. In 95 % der Fälle ist die CK erhöht, außerdem Aldolase, Lactat-Dehydrogenase (LDH) und Serum-Glutamat-Oxalacetat-Transaminase (SGOT).

Im Immunlabor werden Anti-Jo-1-Antikörper nachgewiesen.

Histologisch zeigen sich perifaszikuläre Atrophien (2–10 Reihen atrophierter Muskelfasern), Lymphozyten- und Histiozyten-Infiltrate.

Die **Einschlusskörpermyositis** (»including body myositis« = IBM) manifestiert sich vom 5. bis zum 6. Lebensjahrzehnt. Sie macht etwa 20 % der idiopathischen Myositiden aus. Die proximale Extremitätenmuskulatur wird von Muskelatrophien befallen, zuerst beide Beine, später beide Arme und gelegentlich auch die distalen Extremitätenregionen. Histologisch finden sich unter dem Sarkolemm randständige Vakuolen, im Muskelzellkern und im Zytoplasma fadenförmige Einschlüsse und Amyloidablagerungen.

Bei der **Mischkollagenose** kann es zur floriden Myositis mit Anstieg der Muskelenzyme kommen. Auf das Vorkommen auch umschriebener fokaler Myositis sei hingewiesen. Feingeweblich besteht kein Unterschied zur Polymyositis.

Die **eosinophile Polymyositis** ist als Teil des hypereosinophilen Syndroms aufzufassen. Eine Untergruppe stellt hier das eosinophile Myalgiesyndrom nach Einnahme von Medikamenten, die L-Tryptophan enthalten, dar (Antidepressivum). Nach Änderung des Herstellungsverfahren traten diese Erscheinungen nicht mehr auf, sodass diese Mittel heute wieder zugelassen sind.

Die 2. Untergruppe ist die **eosinophile Fasziitis**. Sie bleibt meist auf die Muskelfaszie beschränkt. Feingeweblich ist neben Infiltration von Lymphozyten und Plasmazellen, Makrophagen und eosinophilen Leukozyten eine deutliche Bindegewebsproliferation typisch, die zu Gelenkkontrakturen führen kann. Im Blutausstrich finden sich bis zu 80 % Eosinophile.

Wenn diese Entzündung auch auf den Muskel übergreift, kommt es zur Erhöhung der CK.

Die **granulomatöse Myositis** ist eine Kombination aus Muskelsarkoidose und idiopathischer granulomatöser Myositis.

Mehr als 50 % der Boeck-Sarkoidosefälle weisen eine granulomatöse Muskelerkrankung auf, die in der Regel aber ohne Krankheitszeichen verlaufen. Histologisch finden sich scharf begrenzte Granulome, die sich aus Epitheloidzellen, Riesenzellen und Lymphozyten zusammensetzen. Die *akute* Form (0,5 % der Sarkoidosefälle) verursacht symmetrische Myalgien und Paresen der proximalen Extremitätenabschnitte (auch die Atemmuskulatur kann betroffen sein). Die *chronische* Form zeichnet sich durch fortschreitende Atrophien und Paresen aus, die auch die Schluckmuskulatur betreffen können. Vorwiegend sind Frauen jenseits der 50er Jahre befallen.

Wenn die Sarkoidose anderenorts nicht nachgewiesen werden kann, spricht man von der idiopathischen granulomatösen Myositis.

Die **Myositis ossificans progressiva** (weniger als 1 je 1 Mio. Einwohner) ist eine erbliche Bindegewebserkrankung und geht mit einer Verknöcherung des muskulären Bindegewebes der Faszien, Aponeurosen, Sehnen und des Gelenkknorpels einher. Ursächlich ist eine Anhäufung von Proteoglykanen und Glykoproteinen, die Kalzium- und Phosphationen an sich binden. Betroffen sind Kinder im 1. Lebensjahrzehnt. Die Erkrankung kann jedoch auch erst im jugendlichen Erwachsenenalter zutage treten und Nackenmuskulatur, Kau-, Schluck-, Becken- und Stammmuskeln befallen, die in Verknöcherung übergehen. Wirbelgelenke und Atemmuskelbefall können zu pulmonalen und kardialen Komplikationen führen. Die *lokale* Myositis ossificans entsteht nach häufigeren (selten auch nach einmaligem) Muskeltraumata (z. B. Musculus sartorius bei Reitsportlern). Bildgebende Verfahren klären die Erkrankung auf.

Auch wenn bei Massagen Muskeln mit Druck über implantierten Metallteilen verschoben werden, kann es zu der (als Kunstfehler einzustufenden) Myositis ossificans localisata kommen.

Postoperativ kommt es insbesondere nach Hüftendoprothesen-Implantationen zu Ossifikationen der »periendoprothetischen« Weichteile, deren Entstehungsursache noch nicht bekannt ist. Über eine **virale Myositis** nach *Ytterberg* klärt ⊞ 8 auf. Die akute Influenza-Virus-Myositis bevorzugt das Kindesalter: 1–7 Tage nach Fieber, Krankheitsgefühl und »Laufnase« treten heftige Schmerzen, manchmal auch Schwellungen der Waden auf, die im Verlauf von 1 Woche wieder abklingen (keine Acetylsalicylsäure wegen der Gefahr des Reye-Syndroms!). Beim Erwachsenen ist der Verlauf schwerer, mit hohen CK-Werten und Ausscheiden von Myoglobulin im Urin. (Kardiopulmonale Komplikationen sind die Hauptursache der mit 25 % angegebenen Letalität.)

⊞ **8 Virale Myositis. Bekannte Erreger und typische Syndrome (nach *Ytterberg* [131])**

Benigne akute
– Influenza-A- und -B-Virus – Parainfluenza-Virus – Adenovirus 2
Akute Rhabdomyolyse
– Influenza-A- und -B-Virus – Parainfluenza-Virus 3 – Coxsackie-Viren A9, B2, B3, B5 – ECHO-Virus 9 – Herpes-simplex-Virus 2 – Adenovirus 21 – Epstein-Barr-Virus – Zytomegalie-Virus – HIV-1
Epidemische Pleurodynie (Bornholm-Erkrankung)
– Coxsackie-Virus B5 (B1, B3, B4)
Chronische Myositis (PM-ähnlich)
– HIV-1 – HTLV-1 – Hepatitis-B-Virus

Akute Myalgien treten auch bei der **Bornholm-Erkrankung** auf, die durch das Coxsackie-Virus B5 verursacht wird. Die Hauptschmerzlokalisation befindet sich im unteren Thoraxbereich.

Myositis bei Retrovirusinfektionen ist dem histologischen Befund und dem Verlauf nach der Polymyositis sehr ähnlich. Das Virusantigen konnte in Muskelzellen nicht nachgewiesen werden.

Das postvirale **Fatigue-Syndrom** tritt nach Virusinfekt mit monatelang anhaltenden Myalgien ohne Nachweis von Entzündungszeichen und ohne spezifische histologische Veränderungen auf. Das Chronic-fatigue-Syndrom ähnelt dem Fibromyalgiesyndrom, es ist 10-mal häufiger als die idiopathischen Myositiden.

Die **bakterielle eitrige Myositis** ist häufiger in den Tropen als bei uns und nur bei Immunschwäche zu finden: Bei Diabetes mellitus und HIV häufiger als bei anderen Immunsuppressionen. Der Haupterreger ist Staphylococcus aureus.

Generalisierte und **nichteitrige Myositiden** finden sich auch bei Legionelleninfektionen und Leptospirosen. Die eitrige Myositis kann aber auch durch andere Erreger (Tbc, Lues, Brucellose, Lepra, Borreliose) hervorgerufen werden.

Von den **parasitären Myositiden** seien hier für Protozoen die Toxoplasmose, für Nematoden die Trichinose, für Zestoden die Zystizerkose und die Echinokokkose und für Trematoden die Schistosomiasis erwähnt. Einige Medikamente können eine **immunvermittelte Myositis** hervorrufen. Die D-Penicillamin-induzierte Myositis ist hier am besten untersucht und dokumentiert.

Nahrungsmittel, wie z. B. (Ciguatera-haltige) Tropenfische können zur Myositis führen. In Spanien hat denaturiertes (erhitztes) Rapsöl 1981 zu dem »Toxic-oil-Syndrom« geführt, welches Parallelen zum Eosinophilie-Myalgie-Syndrom aufweist, jedoch stehen hier akute pulmonale Komplikationen im Vordergrund.

Myositiden bei **Silikatexposition** wurden beobachtet, außerdem Myositiden bei Silikon- und tierischen Kollagenimplantaten.

Bei **Vaskulitiden** (z. B. bei der Polyarteriitis) können Myalgien und Schwäche der Muskulatur mit Erhöhung der CK entstehen, die durch Beteiligung intramuskulärer Blutgefäße zustande kommen. Besonders häufig ist eine Muskelbeteiligung bei der Panarteriitis nodosa, und der Wegener-Granulomatose.

Myositiden können auch infolge von **Abstoßreaktionen** nach Übertragung von Knochenmark, Organen, selten auch von Blut auftreten (Graftversus-host-Reaktion). Muskelveränderungen bei Arthritiden sind in ihrem Entstehungsmechanismus, z. B. durch die gelegentlichen drastischen Kontrakturen an rheumatischen Gelenken, zu erklären. Kontrakturen in Gelenken führen zur Atrophie, schließlich zur Degeneration des nicht mehr aktiven Muskels bis zu dessen fettiger Degeneration. Durch Sehnenausdünnung bis -zerreißung kommt es zur Inaktivitätsatrophie der zugeordneten Muskulatur. Muskeln, die Knochenvorsprünge überwinden müssen, wie sie bei destruierenden rheumatischen Prozessen vorkommen, sind von Rissen und ossifizierenden Myositiden bedroht. Daraus ergeben sich zwangsläufig auch überbeanspruchte Regionen desselben Muskels, meist aber der stellvertretend (vikariierend) zum Einsatz kommenden Muskeln. Hier kommt es zur Massen-(nicht zur Mengen-)Zunahme der Muskelfasern.

5.1.4 Verletzungen

So groß die Erfolge der Massage zur Behebung von *Verletzungsfolgen* sind, so bedrohlich sind ihre Gefahren für *frische traumatische Schäden*. Die für den Masseur praktisch wichtigen Verletzungen sollten deshalb kurz erläutert werden.

- *Faszienrisse und Muskelhernien*. Die Beschwerden bei einfachen Muskelbrüchen, die ohne Muskelkontusion einhergehen, sind im Allgemeinen gering, wenn man von dem akuten Schmerzzustand absieht, der direkt im Anschluss an das Zustandekommen des Bruches auftreten kann. Ihre häufigste Lokalisation: Adduktoren, M. tibialis anterior, M. biceps brachii, M. quadriceps femoris. Massage hat keinen heilenden Effekt auf Faszienrisse und Muskelhernien.
- *Muskelrisse* entstehen meist durch indirekte Gewalteinwirkung, d. h. bei ganz plötzlicher Anspannung oder Bremsung einer schon eingeleiteten Bewegung. Hier kann die Massage erst nach Heilung des Risses Anwendung finden. Eine Ausnahme bilden die leichten, auf kleine Gebiete beschränkten Muskelzerrungen, wie sie bei Dehnung von Muskeln auftreten, die sich im Innervationszustand befinden. Sie werden besonders bei Sportlern beobachtet, so bei Tennisspielern an der Wadenmuskulatur, bei Reitern im Adduktorenbereich usw. Diese Zerrungen sind der Massage zugängig (s. Sportmassage, S. 155ff.).
- Der *Riss von Sehnen* (z. B. der langen Bizepssehne) führt häufig zur hügeligen Verformung und Verlagerung des zugehörigen Muskelbauches, verursacht später meist nur geringe Beschwerden und ist stets durch den Leistungsausfall am sichersten zu erkennen. Massage ist verboten.

Es ist selbstverständlich, dass Verletzungen mit Durchtrennung der Haut, also *Wunden*, nicht massiert werden. Das gilt auch für frische traumatische Schäden mit intakter Körperdecke wie große tiefliegende *Blutergüsse* (Hämatome), *innere Verletzungen, Gelenkverrenkungen* (Luxationen) und *Knochenbrüche* (Fakturen). Erwähnenswert ist, dass bei der *Sudeck-Dystrophie*, die sich häufig schon nach banalen Traumen entwickelt, die lokale Massage das Leiden verschlimmert und deshalb streng verboten ist, während die Bindegewebsmassage im Segmentwurzelbereich sehr gute Erfolge zeitigt.

5.1.5 Gefäßkrankheiten

Hier sind wiederum zuerst die entzündlichen Erkrankungen zu nennen, die eine absolute Kontraindikation für Massage darstellen.

- Die Lymphgefäßentzündung, die mit ihren charakteristischen roten Streifen auf der Haut und der Schwellung der zugehörigen regionären Lymphknoten jedem Laien bekannt ist, verbietet selbstverständlich die Massage.
- Besonders wichtig ist es, auf die in entzündeten *Venen* liegenden Gefahren hinzuweisen. Schon in Venenerweiterungen (Varizen) sehen wir ein Moment, das zur Vorsicht mahnt. Finden sich im Bereich der Venen Verhärtungen (Thrombose) oder derbe Stränge bzw. diese zusammen mit den Zeichen der Entzündung: Rötung, Schwellung, Druckschmerz, so handelt es sich um eine Venenentzündung (Thrombophlebitis). Bei Thrombose und Thrombophlebitis birgt die fälschlicherweise durchgeführte Massage eine tödliche Gefahr. Das Abreißen eines Blutgerinnsels und die Fortschwemmung desselben führt zur Lungenembolie, die sehr häufig infolge von Reflexmechanismen in den Lungenarterien den Tod nach sich zieht. Deshalb fordern wir von jedem Masseur, die Waden vor jeder Massage abzutasten. Findet er derbe Stränge oder Zeichen einer Entzündung, dann darf er die Massage, auch wenn sie ärztlicherseits angeordnet wurde, nicht ausführen., da die Möglichkeit besteht, dass zwischen ärztlicher Verordnung und Ausführung der Massage eine Veränderung an den Venen eingetreten ist. Rücksprache mit dem verordnenden Arzt ist erforderlich, denn die Venenentzündung kann sich entwickelt haben, nachdem der Arzt den Patienten das letzte Mal gesehen hat. Die Massage des postthrombotischen Syndroms dagegen sollte der Arzt selbst ausführen bzw. der Masseur unter der Aufsicht des Arztes. Als Anhalt mag dienen, dass ein frischer Thrombus erst sieben Tage nach seinem Entstehen so fest an der Venen-

wand haftet, dass weitere therapeutische Maßnahmen möglich werden.

- Nicht nur die Venen, auch die Arterien können bei bestimmten Wandveränderungen eine Kontraindikation der Massage abgeben. Es ist ein Alternsschicksal, dass sich die Arterienwände verhärten. Bei alten Menschen führt die Einlagerung von Cholesterin in die Wandschichten zur *Arteriosklerose.*

Die Einlagerungen können verkalken. Da dann die Gefäße ihre Elastizität einbüßen, ist es verständlich, dass brüske knetende Handgriffe, besonders im Verlauf der großen Arterien an Oberarm und Oberschenkel (Adduktorenkanal), Wandeinrisse bewirken können, die zu lebensgefährlichen inneren Blutungen führen. Meistens ist das Leben dann nur durch sofortigen operativen Eingriff an der betroffenen Gliedmaße zu retten. Jeder alte Mensch, der zur Massagebehandlung kommt, bedarf also sanfter Handgriffe, stets eingedenk der Gefahren bei peripherer Arteriosklerose im Bauchraum auch auneurysmatischer Gefäßerweiterungen.

Der Vollständigkeit halber sei noch erwähnt, dass lokale Massage bestehende arterielle Verschlusskrankheiten (Embolie) verschlechtert und deshalb in deren Bereich verboten ist.

5.1.6 Weitere generelle Kontraindikationen

- **Die Laminektomie (operative Entfernung) von zwei und mehr Wirbelbögen muss gelegentlich im BWS-Bereich vorgenommen werden und stellt ebenfalls eine generelle Kontraindikation dar, weil das Rückenmark nicht mehr durch den knöchernen Mantel vor Druck geschützt ist. Obwohl diese Region selbst nicht massiert wird, ist doch schon der Zug der Haut und des Unterhautgewebes auf das Nervengewebe zu vermeiden.** Die Bandscheibenoperationen im lumbalen Bereich werden bereits nicht mehr als Laminektomie durchgeführt. Die Lamina werden nach Möglichkeit umgangen oder nur gefenstert und nur das Ligamentum flavum im Operationsgebiet entfernt (s. Kap. 5.2).

- **Bei Erkrankungen mit Beteiligung der Pyramidenbahn führt selbst der kleinste Hautreiz zur Steigerung der Spastik.** Die Pyramidenbahnbeteiligung tritt gelegentlich bei zervikalem Bandscheibenvorfall auf und ist oft auch operativ nicht mehr zu beheben. Die Schädigung des zentralen Neurons führt hier je nach Höhe und Ausmaß der Schädigung zu spastischen Paresen verschiedenen Ausmaßes. **Auch bei Kleinhirnschäden, Hinterstrangschäden mit Ataxie, dem Morbus Parkinson führen Haut- und Muskelreize zur Verschlimmerung des Krankheitsbildes, die Koordinationsmängel können sich verstärken.**
- **Nach operativer Korrektur von Skoliosen**
    - mit Einbau eines Quengelstabes zur Dehnung der gekrümmten Wirbelsäule nach *Harrington,*
    - mit Spaneinlagerung (nach *Albee*)
    - mit Klammerung der Wirbelkörper von ventral her (Verfahren nach *Dwyer*)
    - nach Spondylodesen mit dorsaler Schrauben- und Plattenversorgung

  besteht eine generelle Kontraindikation. Derartige Verankerungen können sich von selbst lockern. Durch Massage kann dieser Vorgang beschleunigt werden. Bei unserer regressanspruchsvollen Gesellschaft wäre der Masseur jedenfalls gefährdet, als auslösende Ursache angesehen zu werden.
- **Bereits bindegewebig ersetzte Muskeln sprechen auf Dehnung nicht mehr an.** Hier fehlen der Rezeptor und das Erfolgsorgan. Die Massage muss also als untauglicher Versuch am untauglichen Objekt angesehen werden. Bindegewebig ersetzte Muskeln finden wir nach Traumata, bei Paresen, bei jahrelanger Bettlägerigkeit in höherem Lebensalter.

  Der gesunde Muskel kontrahiert sich auf nervale Reize. Beim degenerierenden, absterbenden, chronisch denervierten Muskel dagegen sind faszikuläre Zuckungen und Fibrillationen der mechanische Ausdruck für die spontanen Erregungen von Faserbündeln und Einzelfasern, wie sie aus zahlreichen experimentellen und klinischen Befunden an Tier- und Menschenmuskeln bekannt sind (1).

  Nach zahlreichen experimentellen Erfahrungen ist die über den Nerv *fortgeleitete* Erregung ein relativ *anfälliger,* die *lokale* Erregung aber ein wesentlich *stabilerer* Prozess. Deshalb ist die Entartung eines Muskels frühzeitig daran zu erkennen, dass die ursprünglich fortgeleitete Erregung in den Typ der lokalen Erregung umschlägt. Der Verlust der normalen Reaktionsfähigkeit auf kurzdauernde Stromimpulse und das Auftreten von lokal begrenzten sog. »wurmartig« langsam über den Muskel fortschreitenden Kontraktionen sind ja schon lange als äußerer Ausdruck dieser Störung bekannt.
- **Tumorleiden und Infektionskrankheiten können durch die Massage höchstens im negativen Sinn beeinflusst werden.** Hauteffloreszenzen mit Melanineinlagerungen müssen hier besonders beachtet werden.

5.2 Zeitlich begrenzte Kontraindikationen

Sie sind ein variabler Wert und bergen daher die Gefahren der zu frühen Behandlung in sich. Ehe der Masseur eine Behandlung nach einer Operation oder einer Verletzung beginnt, die Kontraindikation also in eine Indikation umgewandelt wird, sollte er sich deshalb im Zweifelsfalle mit dem vorbehandelnden Arzt in Verbindung setzen. Selbst für diesen ist die Entscheidung, wann ruhiggestellt, wann bewegt werden muss, vom jeweiligen Untersuchungsbefund abhängig.

Nach einfacheren Kniegelenkoperationen (z.B. Meniskusentfernung) ist die Massage des Quadrizeps zumindest in den ersten 4 Wochen nicht erlaubt, weil der obere Rezessus der Gelenkkapsel dabei zu leicht gereizt werden kann. Dann sollte mit Streichung und vorsichtiger Knetung des mittleren und oberen Teils der Quadrizepsmuskulatur begonnen werden.

Nach Frakturen im Bereich der Extremitäten ist die Muskulatur in diesem Gebiet von mechanischen passiven Verkürzungen oder Dehnungen 12 Wochen lang zu verschonen. Massage im proximal von der Fraktur gelegenen Muskelbereich ist dagegen schon früher erlaubt. Die verordnete Massagetherapie bezieht sich auch nach der einzuhaltenden Pause zunächst auf die proximal gelegene Muskulatur.

Eine Inaktivitätsosteoporose des Knochens entsteht nach zu langer Ruhigstellung, aber das folgenschwere Dilemma einer zu früh einsetzenden Aktivität ist die Sudeck-Dystrophie. Der Heilungsprozess einer Fraktur, der auch entzündungsähnliche Phasen hat, darf weder durch Massagen, noch durch passive Bewegungsübungen oder durch Wärmeanwendungen gestört werden.

Nach Frakturen der Wirbelsäule ist das Abwarten der Konsolidierungsprozesse sehr wesentlich, hier werden Mobilisationsbehandlungen jeglichen Massagegriffen, wo auch immer, lange vorangehen müssen. Vor den meist notwendigen ersten Massagen soll man bei Befall eines Brustwirbelkörpers mit erhaltener dorsaler Kante 12 Wochen, bei der eines Lendenwirbelkörpers oder eines Halswirbelkörpers mindestens 16 Wochen abwarten. Bei Mehrfachfrakturen sollte vor einem halben Jahr nicht mit Massage begonnen werden.

Bei Zustand nach Versorgung mit einer Kunststoff-, Metall- oder Keramikendoprothese des Hüftgelenks sind mindestens 12 Wochen lang jegliche Massagegriffe verboten. Lange Zeit hat sogar nach dem Prinzip des »nil nocere« (= auf keinen Fall schaden) die Regel gegolten, einen Muskel über einem künstlichen Gelenk überhaupt nicht zu massieren, weil nach der Herausnahme des Hüftkopfes und dem Anfräsen der Hüftpfanne, der Entfernung der Gelenkkapsel und dem Wegdrücken oder der Durchtrennung einiger Muskeln eine riesige Wundhöhle entsteht. Die Organisation des Hämatoms durch einsprießende Fibrozyten und Fibrillen, der Übergang in ein bewegliches Narbengewebe darf nicht durch mechanische Reize gestört werden. Lediglich die Übungsbehandlung, die dosiert sogar notwendig ist, damit keine Narbenkontraktur zusätzlich zu der in den meisten Fällen anzutreffenden Muskelkontraktur entsteht, ist erlaubt. Das Bewegungsbad bietet sich bereits 16–17 Tage nach der Operation als ideale Behandlungsmethode an. Der Behandler zeigt und kontrolliert die Bewegungen im Bewegungsbad. Die Blutsenkungsgeschwindigkeit ist für den Verlauf der Heilung kein ausreichender Indikator, da sie etwa noch 6 Wochen nach der Operation hoch ist. Wichtige Voraussetzung für die Massage sind auch hier entzündungsfreie Behandlungsgebiete. Schon geringe Temperaturerhöhung zeigt eine entzündliche Reaktion an.

Bei Leberparenchymschäden ist mit der Verzögerung der Resorptionsvorgänge zu rechnen, da die Fibrinbildung durch Mangel an Vitamin K gestört ist (verlängerte Prothrombinzeit). Daraus ergibt sich die Notwendigkeit, bei diesen Patienten noch länger mit der Massagetherapie zu warten, im Allgemeinen kann man jedoch nach 12 Wochen die erste Massagebehandlung beginnen; allerdings nur mit der abhebenden Technik, ohne Druck auf die tiefer gelegenen Schichten. Bei Druck auf die verbreiterte, narbige neu gebildete Hüftgelenkkapsel besteht die Gefahr der Myositis ossificans. Zur Beurteilung des Erfolges der Beseitigung von Kontrakturen, insbesondere der Beuge- und Adduktionskontraktur, ist dabei die Kontrolle der Beinlänge notwendig (Brettchenmethode und Kontrolle im Sitzen und im Liegen [13]).

Der meist schon vor der Operation deutlich atrophierte M. glutaeus maximus sowie die seitlichen Glutäen bedürfen nach monatelanger Schonung der dosierten Massage und der Aufschulung (Indikationen zur Stäbchenmassage, s. S. 152 und der Querfriktion, s. S. 153).

Zur Entfernung einer lumbalen Bandscheibe, die eine Kompression des Conus medullaris oder von Nervenwurzeln verursacht, wird heute die sog. Flavektomie (Entfernung eines dorsal vom Wirbelkanal gelegenen Bandes), der Laminektomie oder der Hemilaminektomie vorgezogen. Neuerdings werden neurochirurgische Operationen bei geeigneter Indikation unter dem Mikroskop durchgeführt (mikrochirurgischer Eingriff).

Gelegentlich muss jedoch bei der schonenden Methode der Flavektomie der Wirbelbogen gefenstert werden (Teilhemilaminektomie), wenn die Lokalisation des Prolapses es gebietet. Der Kontinuitätsverlust der Wirbelsäule (die sog. »weiche« Bandscheibe) verbietet ähnlich wie bei der Endoprothese zunächst jegliche mechanische Reizung. Mit Bewegungstherapie im Warmwasserbecken (33 °C) kann schon nach 2–3 Wochen begonnen werden. Hierbei ist Rückenschwimmen wegen der geringen Lordosierungstendenz am besten geeignet. Mit dem Abschluss der Stabilisierung durch organisiertes Bindegewebe ist etwa nach einer Zeit von 3–6 Monaten zu rechnen. Die Massage empfiehlt sich danach in den ersten Tagen in Seitenlage, während Übungsbehandlungen unter Vermeidung jeglicher Hyperlordosierung durchzuführen sind.

Nach 3–6 Monaten, je nach Heilungsverlauf, ist die klassische Massage der Lendenregion erlaubt, dabei ist jedoch auf Friktionen und Bindegewebsstriche in der Nähe der Narbenregion zu verzichten.

Bei zervikalem Bandscheibenprolaps kann es sowohl zur Schädigung des zentralen als auch des peripheren Neurons kommen, weil hier Rückenmark und Nervenwurzel der Spinalnerven eng beieinander liegen. Nach einer operativen Ausräumung des Prolapses ist hier deshalb eine operative Blockierung der benachbarten Wirbelköper nötig. Um diese Blockierung nicht zu gefährden, ist frühestens ein halbes Jahr nach dieser »Cloward«-Operation eine Massagebehandlung angezeigt.

Nach Skoliose-Operationen mit Knocheneigenspänen sollte mindestens 1 Jahr lang nicht mit Massage behandelt werden, um das an sich schon mit Stabilitäts- und Resorptionsproblemen belastete Operationsverfahren nicht noch durch mechanische Reize von außen zu belasten. Sind die Späne nach einem Jahr röntgenologisch noch sichtbar und sitzen sie gut, so kann mit ihrer Widerstandsfähigkeit gerechnet werden. Massage als Vorbereitung für das Übungsprogramm ist jetzt sogar anzustreben.

Die orthopädisch-chirurgische Versorgung von Frakturen der Extremitätenknochen mit Metallplatten, Verschraubungen und andere Verankerungen verbietet mechanische Reize direkt über diesem Material. Es besteht die Gefahr der Myositis ossificans auch hier durch Reibung von Muskelgewebe über Metall, sodass die Indikation zur Massage hier erst nach Entfernung des Metalls und je nach örtlichem Befund und operativem Behandlungsergebnis neu gestellt werden kann.

5.3 Relative Kontraindikationen

Ebenso könnte man diese auch als relative Indikationen bezeichnen. Hier wird das Thema unter dem Gesichtspunkt der Kontraindikation abgehandelt, um auf das Erkennen der Gefahr einer Massagetherapie hinzuweisen.

Nach einer Bettruhe von über 3 Monaten (bei älteren Patienten schon kürzeren Liegezeiten) *und dem Vorliegen von Blutumlaufstörungen* ist Massage zunächst generell kontraindiziert. Am Ort der Störung wird sich die Massageindikation nach dem Krankheitsbild richten. Je ausgeprägter die Neigung zur Ischämie des Muskels, je kürzer also die schmerzfreien Gehstrecken werden, je ausgeprägter die Insuffizienzzeichen der Venenklappen und je mehr die innerhalb der Muskelfaszien gelegenen Venen befallen sind, desto genauer muss man Indikationen und Kontraindikationen abwägen. Beim Befall nur einer Extremität ist die Bearbeitung der kontralateralen Seite mit Massage erlaubt und wirksam, eine gute Beeinflussung ist hier auch von der Bindegewebsmassage zu erwarten (konsensuelle Reaktion).

Tritt bei einem Kranken mit *lumbaler Kompressionsymptomatik* nach 14 Tagen keine Änderung des Zustandes auf (Bestehenbleiben des Schmerzes beim Aufrichten aus dem Liegen oder gebückter Haltung, beim Husten, Niesen oder hartem Stuhlgang, oder beim Herumdrehen im Bett), so besteht für die weitere Durchführung der Massage- und Übungsbehandlung eine Kontraindikation. Der Patient sollte in diesen Fällen neurologisch oder neurochirurgisch untersucht werden, da es hier leicht zum Auftreten von neurologischen Ausfallerscheinungen oder plötzlichem Aufhören eines Nervenkompressionsschmerzes kommen kann (s. Kap. 5.1).

Vor der Pubertät ist Massage selten indiziert. Die Übungsbehandlung nimmt einen so weitgehenden Teil in Anspruch und die Dehnungsreize durch Physiotherapie sind bei wachsendem Organismus so ausgiebig, dass sich Massage erübrigt. Lediglich bei Lockerung einer kontrakten Muskulatur auf der konkaven Seite einer Skoliose, beim Morbus Scheuermann und beim teilfixierten hohlrunden Rücken kann die Massage eine wertvolle Unterstützung der Übungsbehandlung bedeuten. Großer Wert ist besonders bei der Behandlung des kindlichen Bewegungsapparates auf die Bewegungstherapie im Wasser zu legen.

⊞ **9 Kontraindikationen**

	Wochen								Monate										Jahre								
	1	2	3	4	5	6	7	8	3	4	5	6	7	8	9	10	11	12	2	3	4	5	6	7	8	9	10

Thrombophlebitis

arterielle Embolie

Auftreten von neurologischen Ausfallerscheinungen, Cauda-Syndrom

schlagartiges Aufhören eines Nervenkompressionsschmerzes

Notfallsituation

Entzündungen

Verletzungen

Gefäßerkrankungen

Laminektomie von 2–3 Wirbeln

Pyramidenbahnschäden

Kleinhirnschäden

Harrington-Stab und andere Skolioseoperationen

bindegewebig ersetzte Muskeln

Tumorleiden und Infektionskrankheiten

nach Kniegelenkoperation

nach Fraktur im Bereich der Extremitäten

nach Fraktur eines Brustwirbelkörpers mit erhaltener dorsaler Kante

nach Fraktur eines Lenden- bzw. Halswirbelkörpers

nach Mehrfachfrakturen im Bereich der Wirbelsäule

nach Endoprothese der Hüfte

nach Endoprothese der Hüfte mit Leberparenchymschaden

nach Bandscheibenoperation lumbal, Flavektomie, Teil- und Hemilaminektomie

nach Bandscheibenoperation zervikal *(Cloward)*

nach Skolioseoperation mit Ausnahme von Operationsverfahren nach *Harrington, Albee, Dwyer*

nach Metallplatten- oder Schraubenversorgung von Frakturen

nach Metallplatten- oder Schraubenentfernung ?

Bettruhe über 3 Monate zusammen mit Blutumlaufstörungen — am Ort der Erkrankung

Kompressionssymptomatik

vor der Pubertät

	1	2	3	4	5	6	7	8	3	4	5	6	7	8	9	10	11	12	2	3	4	5	6	7	8	9	10
	Wochen								Monate										Jahre								

Alarmsituation

generelle Kontraindikation

relative Kontraindikation

Indikation

Abwarten je nach örtlichem Befund

6 Übungsaufgaben zu Teil I

1) Nennen Sie 4 Kontraindikationen der Quermassage!

2) Nennen Sie 4 Veränderungen der Muskelspannung!

3) Erläutern Sie den Begriff »Pannikulose« und nennen Sie 3 Körpergebiete, an denen man diese Veränderung tasten kann!

4) Definieren Sie den Begriff »motorische Einheit« und erklären Sie die Begriffe »Grob- und Feinmotorik«!

5) Nennen Sie 5 von 10 generellen Kontraindikationen der klassischen Massage!

6) Nennen Sie 4 Techniken, mit denen man die Quermassage durchführen kann!

7) Erklären sie den Circulus vitiosus (Teufelskreis) bei funktionellen Gelenkstörungen!

8) Nennen Sie 4 Punkte, die bei der Streichmassage besonders beachtet werden sollen!

9) Nennen Sie 2 Ursachen und die Folgen einer Muskelatrophie!

10) Beschreiben Sie die Wirkungsweise der Quermassage!

11) Erklären Sie den Begriff »Myogelose«!

12) Bei welcher weichteilrheumatischen Erkrankung kann die klassische Massage u. U. zur Verschlimmerung führen?

13) Nennen Sie eine Erkrankung, bei der ein Muskel knochenhart werden kann und so bleibt, und eine der möglichen Ursachen!

14) Nennen Sie mindestens 3 Ursachen für Myositiden!

Auflösung der Übungsfragen s. S. 172–173.

Spezielle Massagetechnik der Bewegungsorgane

1 Grundsätzliches zur Massagebehandlung

Die klassische Massage ist als Mittel der Wahl anzusehen bei Bindegewebs- und Muskelveränderungen, die **tastbar**, **messbar** und **schmerzhaft** sind. Voraussetzung ist, dass das zu behandelnde Gebiet durch Massagegriffe erreichbar ist (Gegenbeispiel: M. psoas, tiefste Schichten der autochthonen Rückenmuskulaur). Alle anderen Therapiemöglichkeiten für dieses Gewebe sind nachrangig: Elektrotherapie (Tiefenwärme, Diadynamik, Gewebs-»Trennung« durch Interferenz, Elektrogymnastik, faradische Strombehandlung, Iontophorese, Phonophorese, s. Kap. »Elektrotherapie«, S. 159), Salbeneinreibungen, Wärmeapplikationen, orale Medikation z.B. von Muskelrelaxanzien, Blutegel, blutverdünnende, gefäßerweiternde, örtlich wirkende Substanzen.

Gleichzeitig zu tasten, zu testen und zu therapieren, dort, wo es am nötigsten ist, das ist der große Vorteil der klassischen Massage, und sie ist damit vielen anderen physikalischen Therapieformen überlegen. Selbst örtlich wirksame Infiltrationen und Quaddelungen können die Homogenität eines Muskels nicht so nachhaltig beeinflussen, weil die Wirkung vom Rand her, dem Übergang vom gesunden zum veränderten Gewebe, fehlt.

Man muss sich zudem von der Vorstellung trennen, dass quergestreifte Muskeln nur willkürlich und glatte nur autonom funktionieren. Im Großen und Ganzen trifft das zu, aber der quergestreifte Muskel hat wie sein längsgestreifter Namensvetter eine Vielzahl von Eigenschaften, die nicht unserem Willen unterworfen sind. An einem Beispiel lässt sich das gut erläutern:

Beim Sturz auf den Rücken sorgt die so genannte »quergestreifte« Muskulatur dafür, dass der Kopf nicht der Schwere nach, sondern nur gebremst mit dem Boden in Berührung kommt. Das ist kein willkürlicher Akt, sondern eine reflektorische Anspannung der Skalenusmuskulatur, die dann weit unterhalb der Hirnrinde geschaltet wird. Sollte unser Bewusstsein in vielen Gefahrensituationen Verletzungen verhindern, würde eine Panne nach der anderen folgen.

Zu seinem Wohlergehen wurden für den Menschen viele nervale Vorgänge im Reflexbereich belassen, viele dorthin zurückverlagert (z.B. Klavier spielen), um das ihn auszeichnende Großhirn für andere Aufgaben frei zu haben.

Welche Eigenschaften hat der quergestreifte Muskel? Er ist **launisch**: Wenn besagtes Großhirn zu viel von ihm verlangt, wird er, untrainiert, sauer, sendet via Schmerz durch Mikro- (bis Makro-)Faserrisse Stoppsignale zur Sendezentrale. Andererseits kann er in Notsituationen unvorstellbare Kräfte entfalten, zerreißt nicht und schmerzt erst viel später.

Wie viel Einfluss die Psyche und ihr Bote, das vegetative Nervensystem, auf den Muskel haben, davon werden wir in Zukunft noch viel erfahren, wenn z.B. die Hintergründe des Fibromyalgiesyndroms einmal besser erforscht sein werden. Die generalisierte Myotendinose ist denn auch eine Muskelerkrankung, die völlig unwillkürliche Gründe hat. Sie ist nicht messbar, kaum tastbar und sehr schmerzhaft (s. S. 59).

Der Muskel ist **nachtragend**: Wenn am Bewegungsapparat eine Situation eintritt, die einen plötzlichen Schmerz verursacht (z.B. Bandscheibenvorfall), setzt reflektorisch sofort eine Hartspannbildung des Muskels ein, wahrscheinlich mit dem Zweck, eine weitere Bewegung in die falsche Richtung zu verhindern.

Selbst nach operativer Beseitigung des Schmerz auslösenden Faktors bleibt der Hartspann oft noch wochen- bis monatelang bestehen, und es ist von der Kunst und dem Einfühlungsvermögen des Masseurs oder des Physiotherapeuten abhängig, wie schnell und wie nachhaltig dieser meist mit einer Fehlstellung des Körpers einhergehende Zustand beseitigt werden kann.

Der Muskel ist **zuverlässiger** als unsere willkürliche Hirnleistung.

Der Muskel möchte beachtet werden, er versagt sonst seinen Dienst. Wir können nicht auf ihn zählen, wenn wir ihn durch Untätigkeit vernachlässigen. Ein gewisses Grundprogramm braucht er, um im Ernstfall die erforderliche Arbeit zu leisten; dabei ist bemerkenswert, welche Reserven er freimachen kann, z. T. durch seine Fähigkeit bedingt, Energie durch Inanspruchnahme des anaeroben Stoffwechsels zu gewinnen. Wenn wir den kranken Menschen, der schmerz- oder verletzungsbedingt seine Muskulatur geschont hat, in die frühere Belastung zurückführen wollen, so ist die Umwandlung dieser Inaktivität in eine volle Leistungsfähigkeit nicht wie von selbst zu erwarten. Hier verdient der atrophierte Muskel besondere Aufmerksamkeit, hier sind in erster Linie physiotherapeutische Hilfen, Massagen erst in zweiter Linie oder gar nicht (s. Kap. »Kontraindikationen«, S. 62) gefragt.

Wird die Nichtbeachtung eines Muskels chronisch, so kommt es zur Degeneration. Weil die Amerikaner uns viel voraus haben, sind auch deren Kinder schon eher als unsere durch zu viel Fernsehen gestraft worden, aber das Schlagwort »television legs« ist einige Jahre später auch bei uns zu einem unheilvoll gewohnten Begriff geworden.

Pars pro toto: Fehlen dem Muskel (Menschen) die Impulse (der Antrieb), verfettet er (Adipositas) und wird funktionsuntüchtig (Frührentner durch Pickwick-Syndrom). Der glatte längsgestreifte Muskel ist gegenüber dem quergestreiften (s. oben) nur in Ausnahmefällen unserem Willen unterworfen. Indirekt können wir durch viele Tricks das vegetative Nervensystem beeinflussen.

1.1   Untersuchungsbefunde

Das folgende Vorgehen dient als Vorschlag und ist eine Einführung in die Befundung von orthopädischen/rheumatologischen Krankheitsbildern für Masseure und med. Bademeister.

Befundungen für beispielsweise gynäkologische oder neurologische Krankheitsbilder müssen durch spezielle Untersuchungen erweitert werden. Darauf und auf weitere genauere Angaben und Erklärungen kann in diesem Buch nicht eingegangen werden.

Die Befunderhebung ist eine systematische Begutachtung des menschlichen Körpers zur möglichst genauen Beurteilung seines Zustandes. Sie erfolgt vor der ersten Behandlung als Grundlage für die Planung der Behandlung sowie im Verlauf oder vor Ende einer Behandlungsserie als Überprüfung des Behandlungserfolges.

Befunderhebung: Erkennen der Problematik als Grundlage der Behandlung,

Behandlungsplan: Ausarbeiten von Zielen, Maßnahmen und Behandlungstechniken

Zwischen- bzw. Abschlussbefund: Kontrolle der Effektivität der Behandlung.

1.1.1   Gliederung

- Anamnese
- Inspektion
- Palpation
- Funktions- und Bewegungsuntersuchung
- Prüfung der Muskulatur auf Kraft, Länge und Schmerz
- Längenmessung
- Umfangmessung
- sonstige Messbefunde und Tests
- Schmerzbefund
- Sensibilitätsbefund.

1.1.2   Ärztliche Untersuchungen

Die ärztliche Untersuchung des Bewegungsapparates beinhaltet ähnliche Elemente wie die des Therapeuten. Der Arzt ergänzt sie durch die apparative und die Labordiagnostik.

1.1.3 Checklisten zur Befunderhebung

1 Anamnese

- Verlauf der Erkrankung
- Soziale Anamnese
- Allgemeiner Gesundheitszustand
- Wichtigstes Problem des Patienten

2 Inspektion

- Haltung bzw. Lagerung
- Haut
- Muskulatur
- Knochen und Gelenke
- Hilfsmittel
- Mimik/Gestik

3 Palpation

- Haut
- Muskulatur
- Knochen und Gelenke

4 Funktions- und Bewegungs-untersuchung

- Aktives Bewegen/qualitative Bewegungs-untersuchung
- Gelenkmessung nach der Neutral-Null-Methode
- Dehnbarkeit der Muskulatur
- Gelenkendgefühl
- Atemform und Atemfrequenz
- Puls/Blutdruck

5 Prüfung der Muskulatur auf Kraft, Länge und Schmerz

- Muskelfunktionstest (MFT)

6 Längenmessung

- Längenmessung obere Extremitäten
- Längenmessung untere Extremitäten

7 Umfangmessung

- Umfangmessung obere Extremität
- Umfangmessung untere Extremität
- Umfangmessung Thorax

8 Sonstige Messbefunde und Tests

9 Schmerzbefund

- Wo tut es weh?
- Wann tut es weh?
- Wie ist der Schmerz?
- Was tritt zusätzlich zu den Schmerzen auf?
- Was kann den Schmerz beeinflussen?

10 Sensibilitätsbefund

- Lokalisation
- Sensibilitätstests

11 Apparative Diagnostik

1 Anamnese

▪ Verlauf der Erkrankung

Was?

_____

Wann?

_____

Wie?

_____

Wodurch?

_____

Womit?

_____

▪ Allgemeiner Gesundheitszustand

Zusätzliche Erkrankungen

_____

Medikamente

_____

Allergien

_____

Größe

_____

Gewicht

_____

▪ Soziale Anamnese

Beruf

_____

Hobbies

_____

_____

Familiensituation

_____

Wohnsituation

_____

▪ Allgemeiner Gesundheitszustand

Kräftezustand

_____

Bewusstseinszustand

_____

Konstitution

_____

psychische Verfassung

_____

Einstellung zur Krankheit

_____

▪ Was ist für den Patienten das wichtigste Problem?

_____

_____

▪ Bisherige Behandlungen oder Therapien

_____

_____

2 Inspektion

■ Haltung bzw. Lagerung

Haltungsbefund

_____

Lagerungsbefund

_____

Schonhaltungen

_____

■ Haut

Hautverfärbung:
- ☐ livide
- ☐ blass
- ☐ rot, dunkelrot
- ☐ normal

Schwellung:
- ☐ leicht
- ☐ stark
- ☐ Lokalisation

Hämatom:
- ☐ Farbe
- ☐ Ausdehnung
- ☐ Lokalisation

Varizen:
- ☐ Lokalisation

Nägel:
- ☐ dick
- ☐ deformiert
- ☐ brüchig/spröde

Trophik:
- ☐ gespannt
- ☐ faltig
- ☐ schuppig/schilfrig
- ☐ normal

Narben:
- ☐ Lokalisation
- ☐ Länge
- ☐ Zustand: frisch/abgeheilt/entzündet
- ☐ Fäden?

■ Muskulatur

- ☐ atrophisch
- ☐ hypertrophisch
- ☐ normal

■ Knochen und Gelenke

Gelenkdeformitäten:
- ☐ stark
- ☐ leicht
- ☐ normal

■ Hilfsmittel

Beispiele:
- ☐ Unterarmgehstützen
- ☐ Korsett
- ☐ Schuherhöhung
- ☐ Hörgerät

■ Mimik/Gestik

_____

_____

_____

Sichtbefund = Stand von dorsal =

Belastung Fuß (Innen-/Außenrand)

Achillessehnenverlauf (nach medial/lateral?)

Wadenrelief (symmetrisch?)

Kniefalten (auf gleicher Höhe?)

Kniestellung (X- oder O-Bein?)

Oberschenkelrelief (symmetrisch?)

Beinachsen (symmetrisch?)

Gesäßfalten (auf gleicher Höhe?)

Relief der Gesäßmuskulatur (symmetrisch?)

Analfalte (gerade?)

Beckenkämme (auf einer Höhe?)

Taillendreiecke (symmetrisch?)

Achselfalten (auf gleicher Höhe?)

Stand der Schulterblätter (auf gleicher Höhe?)

Abstand der Schulterblätter zur WS

WS-Verschiebung (Skoliose etc.?)

Kopfhaltung (geneigt, gedreht?)

Armhaltung (Abd/Add?)

Sichtbefund = Stand von lateral =

Fußlängsgewölbe (abgeflacht/erhöht?)

Fußbelastung (Zehen/Ferse?)

Kniestellung (überstreckt/gebeugt?)

Beckenstellung (Kippung/Aufrichtung?)

Lendenwirbelsäule (Lordose/Kyphose?)

Brustwirbelsäule (Lordose/Kyphose?)

Halswirbelsäule (überstreckt?)

Schultern (vorgezogen?)

Brustbein (Trichterbrust/Entenbrust?)

Kopf (gebeugt/nach vorne überstreckt?)

Sichtbefund = Stand von ventral =

Zehen (z. B. Krallenzehen?)

Fußquergewölbe (eingesunken?)

Patellastand (auf gleicher Höhe?)

Stellung der US zum Fuß

Stellung der US zum OS

Muskelrelief OS (symmetrisch?)

Beckenkämme (gleiche Höhe?)

Nabel (im Lot?)

untere Rippenbögen (gleiche Höhe?)

Schlüsselbeine (gleiche Höhe/verdreht?)

Schulterstand (gleiche Höhe?)

Kopfhaltung (geneigt/gedreht?)

Haltung der Arme

Patientenname: Behandler:

3 Palpation

■ Haut

Temperatur:
- ☐ kalt
- ☐ warm
- ☐ heiß
- ☐ normal

Schweißsekretion:
- ☐ schweißig
- ☐ trocken

Turgor:
- ☐ gespannt
- ☐ weich
- ☐ normal

Narben:
- ☐ verschieblich
- ☐ unverschieblich

Narbentemperatur:
- ☐ heiß
- ☐ kalt
- ☐ normal

Schwellung:
- ☐ Lokalisation
- ☐ Umfang
- ☐ fest
- ☐ teigig

■ Muskulatur

Hypertonus: Lokalisation

_____

Hypotonus: Lokalisation

_____

Myogelosen   Lokalisation

_____

Trigger Points   Lokalisation

_____

Verschieblichkeit der Faszien

_____

■ Gelenke und Knochen

Erguss: Lokalisation:

_____

Besonderheit:

_____

4   Funktions- und Bewegungsuntersuchung

■ Aktives Bewegen/qualitative Bewegungsuntersuchung

☐ flüssig/stockend
☐ seitengleich
☐ Ausweichbewegungen
☐ unter Schmerzen
☐ Krepitation

■ Gelenkmessung nach der Neutral-Null-Methode

Gelenk	Flexion/Extension (Flex/Ext)	Abduktion/Adduktion (Abd/Add)	Innen-/Außenrotation (IR/AR)

Neutral-Null-Methode zur Gelenkmessung

Allgemeines

● Die Neutral-Null-Methode richtet sich nach der Neutral-Null-Stellung:
  ● aufrechter Stand oder Rückenlage
  ● Kopf in Mittelstellung
  ● Blick geradeaus
  ● Arme am Körper anliegend
  ● Handinnenflächen nach ventral
  ● Füße parallel.
● Die maximal mögliche Bewegung, die der Patient aktiv ausführen kann, wird mit dem Winkelmesser gemessen.
● Die Differenz zur Neutral-Null-Stellung wird in Grad angegeben.
● Es werden immer beide Extremitäten gemessen und miteinander verglichen, um die persönlichen individuellen Unterschiede zu erkennen.
● Falls nicht, wie üblich, der aktive Bewegungsausschlag, sondern der passive ermittelt wird, muss dies exakt gekennzeichnet werden.
● Auftretende Schmerzen müssen notiert werden.

Ausführung

● Der Patient führt die Bewegung aktiv aus.
● Drehpunkt und Bezugslinien mit dem Winkelmesser anpeilen.
● Der Patient geht in die Ausgangsstellung zurück.
● Ergebnis ablesen und notieren.

Schreibweise

Die Bewegungen einer Bewegungsebene werden immer zusammen angegeben (Flex und Ext, oder Abd und Add, oder IR und AR).
Jede Bewegungsebene wird durch 3 Zahlenwerte festgelegt, die 0 als Ausgangsstellung und die 2 Endstellungen (z. B. Flex/Ext 120° – 0° – 10°).
Wird die Nullstellung nicht erreicht, steht die 0 nicht in der Mitte, sondern am Anfang oder am Ende (z. B. Flex/Ext 0° – 100° – 30°).

Dehnbarkeit der Muskulatur

Ischiokrurale Gruppe

_____

M. iliopsoas

_____

M. rectus femoris

_____

Hüftadduktoren

_____

M. gastrocnemius/M. soleus

_____

M. pectoralis major

_____

M. levator scapulae

_____

M. erector spinae

_____

M. quadratus lumborum

_____

Gelenkendgefühl

☐ weich elastisch:
   Weichteile bremsen die Bewegung
☐ fest elastisch:
   Kapsel und Ligamente bremsen die
   Bewegung
☐ hart elastisch:
   Knorpel oder Knochen bremsen die
   Bewegung

Atemform

☐ kostosternal
☐ kostoabdominal

Atemfrequenz

_____

Puls/RR

_____

5   Prüfung der Muskulatur auf Kraft – Der MFT (Muskelfunktionstest)

Wert 5	Die Muskelgruppe kann den maximal möglichen Widerstand überwinden	100 % der Norm
Wert 4	Die Muskelgruppe kann in begrenztem Maße Widerstand überwinden	60–75 % der normalen Muskelarbeit
Wert 3	Die Muskelgruppe kann nur noch das Eigengewicht überwinden	40–50 % der normalen Muskelarbeit
Wert 2	Die Muskelgruppe kann Körperteile nur noch unter Ausschluss der Schwerkraft bewegen (hubfrei)	25 % der normalen Muskelarbeit
Wert 1	Es kommt nur eine Muskelspannung, aber kein Bewegungseffekt zustande	10 % der normalen Muskelarbeit
Wert 0	Es ist überhaupt keine Muskelaktivität mehr nachweisbar	Paralyse

Hinweis:

Die Skalierung ist relativ grob. Es können daher Plus- und Minuszeichen gesetzt werden, z.B. +4; –3 etc.

Der MFT gibt Aufschluss über

- Kraft
- Dehnungszustand der Muskeln
- Ausmaß und Lokalisation von Läsionen peripherer motorischen Nerven
- Bewegungausführung (Stereotyp)

Beachte

Aufgrund der anatomischen Anordnung der Muskeln in Schlingen mit schrägem und diagonalem Verlauf können nur Bewegungen und nicht einzelne Muskeln getestet werden. An jeder Bewegung sind grundsätzlich mehrere Muskeln bzw. Anteile von Muskeln beteiligt. Einige wirken antagonistisch, einige synergistisch.

Die Tests sagen wenig über die Ermüdbarkeit der Muskulatur aus.

Ursachen für Einschränkungen
- Verkürzung des Antagonisten
- Anatomische Veränderung der weichen und harten Gelenkanteile
- Schmerz bei der Bewegung

Regeln der Durchführung
- Die Bewegung ist, von wenigen Ausnahmen abgesehen, in ihrem ganzen Ausmaß zu untersuchen
  Die Bewegung muss in ihrem ganzen Verlauf gleichmäßig langsam ausgeführt werden, jeglicher Schwung ist zu vermeiden
- Um andere Bewegungen zu vermeiden, sollte die Fixation so fest wie möglich sein, aber es dürfen weder Sehne noch Bauch des Hauptmuskels abgedrückt werden
- Widerstand während der ganzen Bewegung gleichbleibend und genau entgegengesetzt zur Bewegungsrichtung geben
- Ist kein Bewegungsausschlag sichtbar, sollte palpiert werden, um eine Muskelspannung auszumachen.

6 Längenmessung

■ Längenmessung obere Extremität

Gesamter Arm:	Akromionspitze – Processus styloideus radii
Oberarm:	Akromionspitze – Epicondylus lateralis
Unterarm:	Epicondylus lateralis – Processus styloideus radii (Ellenbogen 90° gebeugt)

	Rechts	Links
Oberarm		
Unterarm		
Gesamter Arm		

Funktionelle Armlänge: Oberarm + Unterarm
*Anatomische Armlänge: Oberarm **oder** Unterarm*

■ Längenmessung untere Extremität

Gesamtes Bein:	SIAS – Malleolus lateralis
Oberschenkel:	Trochanter major – lateraler Kniegelenkspalt
Unterschenkel:	lateraler Kniegelenkspalt – Malleolus lateralis

	Rechts	Links
Oberschenkel		
Unterschenkel		
Gesamtes Bein		

Funktionelle Beinlänge: Oberschenkel + Unterschenkel
*Anatomische Beinlänge: Oberschenkel **oder** Unterschenkel*

7   Umfangmessungen

■ Obere Extremität

	Rechts	Links
Mitte M. deltoideus		
Mitte M. biceps brachii		
Ellenbogengelenk		
10 cm unterhalb des Epicondylus lateralis		
20 cm unterhalb des Epicondylus lateralis		
Handgelenk		
Mittelhand		
evtl. Finger		

■ Untere Extremität

	Rechts	Links
20 cm kranial des Patellaoberrandes		
10 cm kranial des Patellaoberrandes		
Patellaoberrand		
Mitte Patella		
Patellaunterrand		
10 cm kaudal des Patellaunterrandes		
20 cm kaudal des Patellaunterrandes		
Malleolengabel		
Mittelfuß		

■ Thorax

	In maximaler Einatmungsstellung	In maximaler Ausatmungsstellung	Differenz
Achsel			
Sternumspitze			
4 cm unter der Sternumspitze			

8 Sonstige Messbefunde und Tests

Ott-Zeichen:

Tanzende Patella:

Schober-Zeichen:

Schubladentest:

Lasègue-Zeichen:

Ratschowtest:

Fersengang-Zehengang-Test:

Ferner z. B.:
  Finger-Boden-Abstand (FBA);
  Bragard-Zeichen

Trendelenburg-Duchenne-Zeichen:

9   Schmerzbefund

■ Wo tut es weh?

_____

_____

■ Wann tut es weh?

- ☐ Ruheschmerz
- ☐ Bewegungsschmerz
- ☐ Dauerschmerz
- ☐ Schmerzattacken (wie lange?)
- ☐ plötzlich
- ☐ schleichend
- ☐ unklarer Zeitpunkt

■ Wie ist der Schmerz?

- ☐ brennend, schneidend, drückend, einschießend, elektrisierend, dumpf, bohrend, kribbelnd, Ameisenlaufen
- ☐ kein – schwacher – starker – sehr starker – extrem starker Schmerz
- ☐ neutral, irritierend, beunruhigend, quälend, unerträglich

■ Was tritt zusätzlich zu den Schmerzen auf?

zum Beispiel
- ☐ bei Migräne: Übelkeit, Erbrechen, Licht- und Lärmempfindlichkeit
- ☐ bei BS-Operation: motorische und sensorische Ausfälle

■ Was kann den Schmerz beeinflussen?

- ☐ Medikamente
- ☐ körperliche Schonung
- ☐ bestimmte Lagerung
  z. B. Stufenbettlagerung
- ☐ Wärme, Kälte, Traktion etc.

10 Sensibilitätsbefund

■ Art der Wahrnehmungsveränderung

- ☐ Oberflächensensibilität (Schmerz, Temperatur, Berührung)
  Analgesie, Hypalgesie, Hyperalgie
  Anästhesie, Hypästhesie, Parästhesie, Hyperästhesie
  Thermanästhesie, Thermhypästhesie, Thermhyperpathie
- ☐ Tiefensensibilität (Lage-, Bewegungs- und Kraftempfinden)

■ Lokalisation des Missempfindens
(evtl. Dermatomgebunden)

Anästhesie	Lokalisation

Hypästhesie	Lokalisation

Parästhesie	Lokalisation

Analgesie	Lokalisation

Hypalgesie	Lokalisation:

■ Begriffe

Anästhesie: Gefühllosigkeit (kein Schmerz, kein Berührungsempfinden, kein Temperaturempfinden)

Hypästhesie: herabgesetzte Empfindlichkeit auf Reize

Parästhesie: abnormale Empfindung, die normal nicht als unangenehm empfunden wird

Analgesie: Schmerzlosigkeit nach schmerzhaftem Reiz

Hypalgesie: verminderte Antwort auf einen schmerzhaften Reiz. Erhöhte Schmerzschwelle und verminderte Reaktion

Neuralgie: Schmerz im Versorgungsbereich eines Nervs

Neuritis: Entzündung eines Nervs

Neuropathie: Störung oder pathologische Veränderung eines Nervs

Chronischer Schmerz: Schmerz, der über die erwartete normale Heilungszeit hinausgeht

Schmerz: unangenehmes sensorisches oder emotionales Ereignis, das mit einer aktuellen oder potenziellen Gewebeläsion einhergeht oder mit solchen Begriffen beschrieben wird (heller Oberflächen- oder dumpfer Tiefenschmerz)

11 Apparative Diagnostik

Auswertung und Besonderheiten von Röntgenbildern, Blutbild, CT-Bildern, Ultraschallbildern, Biopsien

1.2 Massageraum

Der Massageraum ist hell, sauber, freundlich und gut belüftet. Die Massagebank muss von allen Seiten zugänglich sein und ein genügend großes Umfeld für den Stand des Masseurs haben. Optimal muss eine Raumgröße von mindestens 2,5 m Breite und 4 m Länge angesetzt werden.

1.3 Hände des Masseurs

Die Hände des Masseurs müssen trocken und sauber sein. Schweißige Hände sind zur Massage ungeeignet. Die Fingernägel müssen kurz und rund sein, die Fingerkuppen sollen die Nägel gering überragen. Es gilt als selbstverständlich, dass die Hände vor jeder Massage gewaschen werden. Peinliche Sauberkeit beugt Hautinfektionen vor!

Die Hand des Masseurs erfährt durch die Massageausübung bestimmte typische Veränderungen. Ihr Fehlen lässt gelegentlich auf eine unzureichende Technik schließen. Besonders oft kommt es bei der Fingerspitzenpétrissage zu Hornhautbildungen der radialen Fingerkuppenseite zum Nagelfalz. Die tiefen und oberflächlichen Beuger und der lange Beuger des Daumens werden zunehmend kräftiger. Das Tastempfinden der Fingerkuppen wird durch ständigen Kontakt mit dem Gewebe verbessert. Durch die Ein- und Zweihandknetung sind auch besonders die oberflächlichen Beuger, die Mm. lumbricales und interossei, sowie der M. adductor policis und der M. opponens policis entwickelt.

Als Vorbereitung auf den Masseurberuf kann deshalb, besonders bei überdehnbarem Bindegewebe, die selektive Kräftigung der oben genannten Muskeln nur immer wieder empfohlen werden. Andererseits ist im Falle eines Krankheitszustandes mit sensiblem Ausfall von C6/C7 oder motorischem Ausfall, besonders des N. medianus oder N. ulnaris, die Eignung zum Masseurberuf auch bei einseitigem Befall nicht gegeben. Bei ausgedehnteren Narbenkontrakturen, Muskelerkrankungen oder Sehnendurchtrennung, Luxierbarkeit des Daumens, beim Karpaltunnelsyndrom oder chronischer Tendovaginitis muss die Fähigkeit, Massage auszu-

üben, zwangsläufig infrage gestellt werden. Die Einhandknetung verlangt neben der Fähigkeit zur Oppositionsstellung des Daumens und kräftiger Beugung in den Fingergelenken eine ausgiebige Ulnar- und Radialabduktion der Hand. Hier lässt beim Anfänger gewöhnlich die Ausdauer zu wünschen übrig. Durch Häufigkeit eines vormassageschulischen Trainings lassen sich diese Startschwierigkeiten leicht beheben.

1.4 Stellung des Masseurs

Der Masseur braucht zur Massageausübung Bewegungsfreiheit und freie Atmung. Diese hat er am ehesten im Stehen. Wir fordern deshalb entsprechend hohe Massagebänke, die die Massage im Stehen ermöglichen. Höhenverstellbare Massagebänke sind heute im Handel erhältlich (siehe ◳ 72 und 78). Massage im Sitzen gilt jedoch nicht als falsch. Über die Stellung des Masseurs wird im Einzelnen bei der Massage der Körperregionen gesprochen.

1.5 Vorbereitung der Haut der zu massierenden Körperregion

Die Haut der zu massierenden Partie muss sauber und trocken sein. Waschung vor der Massage ist zu empfehlen. Es versteht sich von selbst, dass im gesamten Massagegebiet die Kleidungs-

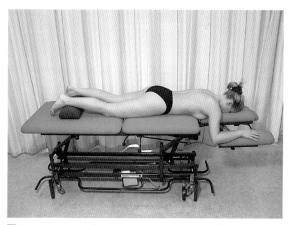

◳ 72 Lagerungsbank 3fach höhenverstellbar, untere Hälfte 70° hochstellbar, Nasenaussparung, verstellbare Kopf- und Armabstützungen

◨ 73–76 Lagerung

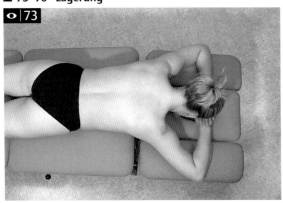

◉ | 73

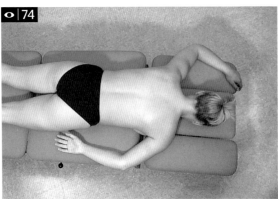

◉ | 74

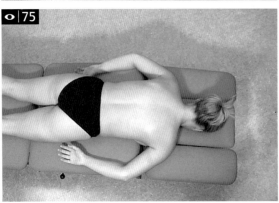

◉ | 75

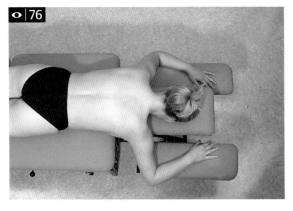

◉ | 76

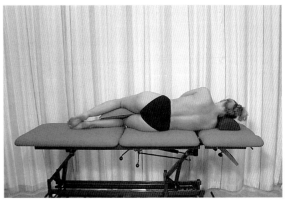

◨ 77 Seitliche Lagerung

stücke abzulegen sind, sodass sie nicht mit der massierenden Hand in Berührung kommen. Es genügt nicht, die Kleider zurückzustreifen, denn die zentral vom massierten Gebiet gelegenen Körperabschnitte dürfen durch Kleider nicht eingeschnürt oder sonst beengt sein. Zur Verminderung der Reibung auf der Haut werden Gleitmittel benötigt. Lange Zeit ist bei uns Talkum-Puder verwendet worden. Wir nehmen heute Massagecreme bzw. -lotion als Gleitmittel. Man kann den gegenüber der Massage mit Puder bestehenden Nachteil der herabgesetzten Haftung der massierenden Hand auf der Haut durch hauchdünnes Auftragen einer Creme bzw. Lotion vermeiden. An behaarten Hautpartien ist das vorherige Kürzen der Haare empfehlenswert.

Warzen und Papillome sind von den Massagehandgriffen auszulassen. Entfernung derselben vor der Massagebehandlung ist anzustreben. Im Bereich der Hauterkrankungen, insbesondere eitrigen Hautentzündungen, ist die Massage verboten.

1.6 Lagerung des Patienten und Lagerungsmaterial

Vor der eigentlichen Massagebehandlung muss der Masseur für die optimale Lagerung des Patienten sorgen. Nur wenn Voraussetzungen geschaffen sind, unter denen sich der Muskel entspannen kann, ist eine positive Wirkung der Massage zu erwarten.

Dazu ist das oberste Gesetz, dass dem Muskel alle Halte- und Stabilisationsaufgaben abgenommen werden. Wenn möglich, sollen also die Gelenke, über die der Muskel zieht, fest aufliegen, oder wie bei der Einhandknetung von der nicht massierenden Hand des Behandlers gehalten werden.

Die Rücken- und Bauchmassage bieten hier gewöhnlich keine Schwierigkeiten; die Massage im Liegen ist eine wichtige Voraussetzung, von der nur bei wenigen Fällen, in denen Flachlagerung wegen einer Kreislauf- oder Lungenerkrankung nicht vertragen wird, abgewichen werden darf.

Zweite, ebenfalls wichtige Bedingung ist, dass bei der Lagerung für eine Annäherung von Ursprung und Ansatz des Muskels mindestens zur Mittelstellung des von ihm bewegten Gelenkes gewährleistet ist. Im Handel existieren Hilfsmittel, die die Lagerung des Patienten verbessern sollen. ◙ 78 zeigt einige Beispiele, die keinen Anspruch auf Vollständigkeit oder Ausschließlichkeit haben. Die Multifunktion der Massagebank hat höhenverstellbare Armauflagen, Nasenschlitz im Kopfteil, dieser ist aus der Horizontalen nach oben und unten verstellbar. Die untere Hälfte der Auflagefläche kann man bis 80° anwinkeln (z. B. Behandlung im Sitzen). Im Ganzen ist die Bank höhenverstellbar.

Einen Muskel in gedehntem Zustand massieren zu wollen, ist schon wegen der mangelnden Verformbarkeit sinnlos. Außerdem sind die unnötigen Schmerzauslösungen, die Kapselspannung mindestens eines angrenzenden Gelenkes und die schlechte Unterscheidungsmöglichkeit von verspanntem und umschrieben gespanntem Muskelgewebe als zusätzliches Hindernis zu betrachten.

1.6.1 Behandlung auf dem Massagestuhl

Seit einigen Jahren gibt es Massagestühle als Lagerungsmaterial auf dem Zubehörmarkt. Sie haben sich als vorteilhaftes Lagerungsobjekt für Patienten herauskristallisiert, die nicht gut in Bauch- oder Seitenlage behandelt werden können.

Für eine Behandlung des **oberen Rückenquadranten** ist dieser Stuhl besonders geeignet. Der Therapeut sollte darauf achten, dass der Patient sein Gesicht in die Vertiefung des Kopfteils und die Arme auf die Unterstützungsfläche ablegt, (◙ 79, 80) womit im Massagebereich eine größtmögliche Entspannung erzielt wird. Nun kann sich der Behandler hinter den Patienten stellen oder setzen, um seine Behandlung durchzuführen. Nur eingeschränkt nutzbar ist dieses Lagerungsmodell bei Patienten, die sehr starke Bewegungseinschränkungen der Hüft- und Kniegelenke aufweisen.

◙ **79 und 80   Massagestuhl**

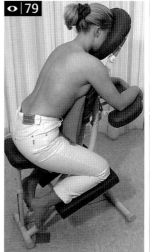 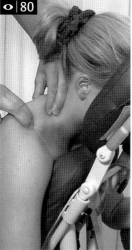

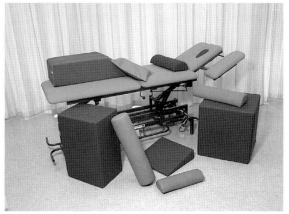

◙ **78   Hilfmittel: Würfel, Keile, Rollen, Kissen, Halbrolle, multifunktionelle Massagebank**

⚉ 81–85 Seitenlage

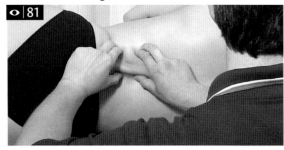

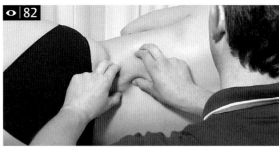

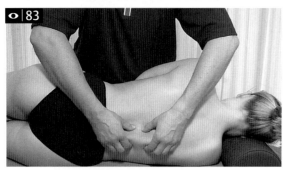

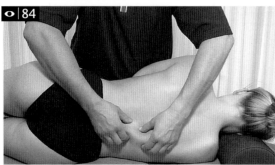

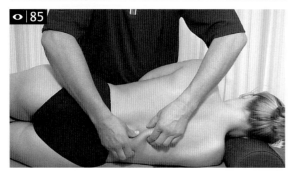

1.6.2 Behandlung aus der Seitenlage

Behandlungen aus der Seitenlage werden oft dann ausgeführt, wenn der Patient nicht auf dem Bauch liegen kann. Der Patient winkelt seine Hüft- und Kniegelenke an, sein oben liegender Arm wird auf einem vor dem Bauch liegenden Kissen oder einer Decke abgelegt. Außerdem sollte der Kopf auf einem Kissen gelagert werden. (Der Vorteil dieser Lagerung ist die totale Muskelentspannung. Die Haltefunktion der gegen die Schwerkraft arbeitenden Rückenstreckmuskulatur ist aufgehoben.) Der Behandler kann sich hinter den Patienten setzen, um seine Behandlung durchzuführen. Alternativ dafür besteht auch die Möglichkeit, sich vor den Patienten zu stellen und die Behandlung durchzuführen. Dabei muss der Behandler auf eine korrekte Arbeitshöhe der Behandlungsliege achten, um Rückenbeschwerden bei sich vorzubeugen.

1.7 Durchführung der Massage

1.7.1 Tempo der Massagehandgriffe

Streichungen sind die langsamsten Massagehandgriffe. Das Ausstreichen einer Muskelpartie erfordert je Strich etwa drei Sekunden. Wo aufwärts und abwärts gestrichen wird, z. B. am Erector trunci, dauert ein Doppelstrich ebenfalls drei Sekunden.

Bei den Knetungen, die schneller ausgeführt werden als die Streichungen, dauert ein Tempo eine Sekunde. Ein Tempo ist daher der Abstand zweier gleicher Phasen einer Hand; bei der Einhandknetung von Daumenballendruck bis Daumenballendruck, bei der Zweihandknetung vom Daumenballendruck der rechten Hand bis zum nächsten Daumenballendruck der rechten Hand, bei der Fingerspitzenknetung vom Fassen der rechten Hand wieder bis zum Fassen der rechten Hand.

Bei den Friktionen werden etwa drei Zirkelungen je Sekunde ausgeführt. Diese Zeitangaben gelten nur als grober Anhalt, sie unterliegen individuellen Schwankungen. Es muss vor einer zu raschen Durchführung der Massagehandgriffe, besonders der Streichungen und Knetungen, gewarnt werden, weil die Intensität und die Wirkung unter zu schneller Ausführung leiden.

1.7.2 Reihenfolge der Massage-handgriffe

Bei jeder Massage werden nachstehende Reihenfolgen beachtet: Streichung – Knetung – Streichung und Streichung – Reibung – Streichung, d.h. jede Massage wird von einer Streichung eingeleitet und mit einer Streichung beendet. Knetungen und Friktionen werden durch zwischengeschaltete und nachfolgende Streichungen erträglich gestaltet.

Auch der Unterhautfaszienstrich kann von Streichungen eingeleitet werden. Meist bietet er eine gute Ergänzung zu den Knetungen der benachbarten Muskulatur.

1.7.3 Aufbau einer Massage-behandlung

Für den Aufbau einer Massagebehandlung gilt, dass stets die zentral gelegenen Partien zuerst behandelt werden müssen mit dem Ziel, die herzwärts gelegenen Abschnitte der Venen und der Lymphgefäße für den Abtransport durchgängig zu machen, ehe man peripher fortschreitet. Bei Behandlung der oberen Extremität z.B. beginnt man die Massage im Nackenbereich, lässt dieser die Behandlung der Schulterregion folgen, um dann über den Oberarm zum Unterarm und schließlich zur Hand zu kommen. Es wird stets herzwärts massiert, nur Stümpfe kann man stumpfwärts bearbeiten.

Ein zu massierendes Gebiet wird etwa 6- bis 10-mal hintereinander ausgestrichen. Die Knetung eines Abschnittes erfolgt anschließend in 6 bis 8 Tempi. Knetungen werden *ebenfalls* über einer Region 6- bis 8-mal durchgeführt und Friktionen je nach Erfordernis in die Behandlung eingeschaltet.

Bei allen infektiös-entzündlichen Erkrankungen an Gelenken ist die Massage wegen der Gefahr der Ausbreitung von Keimen in die Blutbahn verboten.

1.7.4 Dauer und Häufigkeit der einzelnen Massage-behandlungen und von Massagekuren

Für eine Teilmassage, d.h. die Massage einer Körperregion allein, werden 12–15 Minuten benötigt. Für eine Ganzmassage gilt als Maximum eine halbe Stunde.

Massage zu Heilzwecken soll täglich, wenn erforderlich und möglich zweimal täglich durchgeführt werden. Fünfzehn bis zwanzig Behandlungstage sind zur Behandlung einer Körperregion etwa erforderlich. Eine Massagekur über die Dauer von sechs Wochen auszudehnen, ist wegen der Anpassung des Körpers an den Reiz der Massage außer bei progressiv rheumatischen Erkrankungen nicht anzuraten. Im Anschluss an eine Massagekur muss vor einer neuerlichen Behandlung eine Pause eingeschaltet werden, die der Dauer der Massagekur möglichst entsprechen soll.

Während der Monatsregel setzen wir mit der Massagebehandlung aus.

Bei der Massagetätigkeit ist die Stellung des Masseurs zur Behandlungsfläche so zu wählen, dass der Bewegungsablauf nicht plötzlich gebremst und wieder angesetzt werden muss, sondern in fließenden Übergängen vor sich geht. Das Abfangen der Bewegungen der Finger vom Handgelenk bis zur Schulter macht den Krafteinsatz ökonomischer. Auch kann bei geeigneter Stellung des Masseurs die Kraft der Hand durch Miteinsetzen des Gewichtes der Oberkörperbewegung verstärkt werden.

1.8 Schmerz und Massage

Die Frage, ob bei der Massage Schmerz entstehen kann, muss oder keinesfalls darf, ist immer noch stark umstritten. Die meisten Massagen werden vorsichtshalber zu oberflächlich durchgeführt. Der Patient, so fürchtet man, wird sich eher über einen unmittelbar zugefügten Schmerz als über einen ausbleibenden Erfolg beklagen, und so werden aktive und passive Teilnehmer der Massage meist geschont.

Nur bei der Sportmassage, so hört man hin und wieder, wird noch gewalkt und geknetet, wird lange genug gearbeitet, weil ja der Erfolgszwang dahinter steht. Die Sportmassage nimmt dann auch einige Blätter des Siegeslorbeers für sich in Anspruch, wenngleich einige Zusatzmethoden medizinisch anfechtbar sind. (Anästhesie verletzter Muskelpartien zur Vermeidung physiologischer reflektorischer Verkrampfung, Bandagierung von Zerrungen unter zu starker Kompression mit dem Ziel, den Athleten um jeden Preis für den weiteren Verlauf des Wettkampfes einsatzfähig zu erhalten.)

Hier wird auf Kosten der Gesundheit der betroffenen Sportler mit zu hohem Einsatz gespielt. Vorzeitiges Auftreten von Spätschäden ist eine zwangsläufige Folge.

Von der Sportmassage selbst und ihrer Wirkung auf den Muskel unterscheidet sich die klassische Massage im Wesentlichen nur von der Indikationsstellung her.

Schmerz tritt bei der klassischen Massage bei der 1. Sitzung kaum auf, für die Rückenmassage als typischem Beispiel gilt, dass die 2. und 3. Behandlung gewöhnlich mit Schmerzen einhergeht. Es liegt nun am Geschick des Masseurs, bei der 2. und 3. Sitzung mit geringer Intensität zu beginnen, um die Abwehrspannung zu überwinden, und dann (etwa im Laufe der ersten 5 Minuten) auf die am ersten Tage angewandte Stärke zu steigern. Scheitert diese Form der Anwendung an der Schmerzüberempfindlichkeit des Patienten oder der vermeintlichen Hilfsbereitschaft des Masseurs, so wird die in Kauf zu nehmende Schmerzschwelle der 2. und 3. Massage viel später, manchmal nie erreicht, wesentliche Anteile der humoralen und nervalen Wirkung bleiben aus, die Lösung von Verklebungen, die Voraussetzung für isolierte Muskelbearbeitung ist, wird vernachlässigt.

Es darf nicht immer der Weg des geringsten Widerstandes gewählt werden, weil sonst die Muskelmassage in der Haut stecken bleibt und der Reiz auf tiefer gelegene Rezeptoren wegfällt. Von der Regel, eine klassische Massage »lege artis« durchzuführen, gibt es selbstverständlich auch Abweichungen, nur darf die Ausnahme nicht zur Regel werden. Die Kraftanwendung bei der Massage hat sich nach dem Krankheitsbild, der Konstitution, der Schmerzreizschwelle und dem Alter des *Patienten* zu richten.

Wie wichtig der enge Kontakt zwischen verordnendem Arzt und ausführendem Masseur ist, wird am Beispiel der Massage in der Lumbalregion besonders deutlich. Ein massageresistenter Schmerz kann hier wichtige Hinweise auf ganz andere als muskelbedingte Erkrankungen geben. Ständig wiederkehrende Schmerzen unterhalb des unteren dorsalen Rippenbogens können auf ein Nierensteinleiden hinweisen, besonders, wenn die Schmerzen über den Bauch bis in die Leiste einstrahlen.

Hochdruckkrisen mit Tachykardie, Extrasystolie, hochrotem Kopf und Präkordialschmerzen können bei der Massage der Lumbalmuskulatur bei einer Erkrankung des Nebennierenmarks, dem Phäochromozytom, ausgelöst werden. Mit der Palpation der Nierenregion, also auch mit intensiver Massage kann man diesen Zustand wie bei einem Test provozieren.

Das Nichtnachlassen eines Schmerzes in der Lumbalregion kann aber auch auf eine ständige Irritation von Nerven am Austrittspunkt aus der Wirbelsäule durch Bandscheibenprolaps, durch Neurofibrome oder andere Tumoren bedingt sein (Tab. 7, S. 62).

Der Descensus uteri und andere gynäkologische Erkrankungen gehen mit Kreuzschmerzen einher, die durch Massage meist nicht gebessert werden können. (Viel zu häufig werden aber gynäkologische Krankheitsbilder vermutet, wenn es sich in Wirklichkeit um statische oder dynamische Rückenschmerzen handelt.)

Der gewissenhafte Masseur wird sich bei therapieresistentem Schmerz mit dem verordnenden Arzt in Verbindung setzen, vor allem wenn er ungewöhnliche Reaktionen im Zusammenhang mit einer Massage beobachtet.

Viele Patienten erschrecken beim Anblick von Hämatomen. Befinden sich die Hämatome auf dem Rücken, wird der Patient erst von anderer Seite mit entsprechender Dramatik auf den Zustand hingewiesen, dann kann sich der vorher noch erduldete Schmerz in eine Antipathie gegen den Urheber oder eine Resignation mit Verschlimmerungstendenz umwandeln. Das beste Mittel dagegen ist, den Patienten vorher auf die Möglichkeit der Bildung »blauer Flecken« hinzuweisen, besonders wenn der Tastbefund eine vermehrte derbe Konsistenz mit »verbackenen« Schichten ergibt.

Zur Hämatombildung in oder unter der Haut kommt es häufig bei der Behandlung von hartnäckigen Myogelosen, die meist auch mit Schmerzen einhergehen. Sowohl die Friktion als auch der Unterhautfaszienstrich sind die Massagearten, bei denen diese Begleiterscheinungen nicht selten anzutreffen sind. Große Vorsicht ist hier jedoch bei Patienten mit gestörter Blutgerinnung geboten, besonders bei Kranken, die unter einem blutgerinnungshemmenden Mittel stehen (Zustand nach Myokardinfarkt, Thromboseprophylaxe, Emboliegefahr). Auch Lebererkrankungen, z.B. die Leberzirrhose, können mit einer Blutgerinnungsstörung einhergehen. Es sollte zur Regel werden, dass diese Patienten mit einer besonders gekennzeichneten Verordnung zum Masseur kommen. Auch die Patienten mit einer vermehrten Blutgefäßdurchlässigkeit (z.B. Purpuraformen, Vaskulitiden und Langzeittherapie mit Kortikoiden) und erniedrigter Thrombozytenzahl müssten einen Vermerk auf ihrer Verordnung tragen. Häufigste Lokalisation von Hämatomen sind der M. tensor fasciae latae mit dem Tractus iliotibialis, der Deltoideusrand, die Zwischenschulterblattregion, der subkristale Bereich und allgemein die Randgebiete zwischen Muskel und anderem Gewebe.

1.9 Die häufigsten technischen Fehler

Das regelrechte Ausstreichen, bei dem in Aufwärtsrichtung die Grundgelenksknöchel führen, in Abwärtsrichtung die Hand ganz aufliegend eine möglichst breite Muskelpartie umfassen soll, wird häufig nicht kräftig genug ausgeführt. Es hat nichts mit der Verteilung des Gleitmittels vor der Massage zu tun.

Aus dem vorigen Abschnitt ergeben sich für die **Fingerspitzenpétrissage** bereits einige technische Fehler:

- Das Nachgeben des Daumenendgliedes beim Durchkneten des Gewebes. Diesem Mangel wird oft ausgewichen durch Nachlassen des Daumendruckes, woraus eine zu oberflächliche Massage resultiert. Das Behandlungsziel, eine mechanische Verformung des Muskels, wird dann nicht mehr erreicht. Normaler-

weise liegen etwa Zweidrittel des Massagedruckes bei dieser Technik in kranialer Behandlungsrichtung auf dem Daumen, in kaudaler Richtung auf Zeige- und Mittelfinger.
- Der Hautkontakt der nach oben kreisenden Finger ist nicht kontinuierlich, die Finger »hüpfen«, weil die Kreise nicht aneinander vorbeikommen.
- Die Hand ist weit ulnar abgeknickt: Dadurch werden die Griffe zu flach und oberflächlich. Die Ebenen beider Mittelhandflächen sollen etwa parallel stehen und nur einige Grade Abweichung bei weitgreifendem Ausholen sind erlaubt.
- Der 4. und 5. Finger sind nicht eingeschlagen: An sich kein schwerwiegender Fehler, meist aber ist das isolierte Herausgreifen einer Muskelgruppe dann nicht mehr möglich. Außerdem besteht durch die beiden nicht eingeschlagenen Finger ein zusätzlicher nicht beabsichtigter Hautreiz.
- Fehlendes Kreisen von Fingern und Daumen und damit Fehlen der fließenden Übergänge zwischen Aushol- und Druckphase. Folge ist eine unnötig schmerzhafte Massage für den Patienten durch zu harte Übergänge zwischen den einzelnen Phasen. Der Patient reagiert auf solche Massage meist mit einer Abwehrspannung. Für den Masseur bedeutet es eine rasche Ermüdung, weil nur bestimmte Muskelfasern immer wieder maximal beansprucht werden.

Bei der Einhandknetung liegen in der Streichphase die Hand und sämtliche Finger so breit wie möglich auf. Abheben der Ulnarseite und ungenügende Abspreizung des Daumens sind insofern nachteilig, als dann auch die erste Phase der Knetung meist nicht beherrscht wird. Das führt zu einer Verringerung der in die Knetphase einbezogenen Muskelmasse. Häufiger Fehler ist die Verkrampfung der Hand in der Druckphase, das Nichtnachlassen des Druckes beim Übergang in die Streichphase oder der zu schroffe Übergang zwischen beiden.

Einhand- und Zweihandknetungen setzen sich im Wesentlichen aus drei Komponenten zusammen: dem Abheben, dem Kneten und dem kranialwärts gerichteten Schub. Am häufigsten wird die erste Phase vernachlässigt. Der

Fingerspitzendruck muss hier verringert werden zugunsten des Flächendruckes der Phalangen, der je nach Muskelumfang mehr in die Grund- oder Mittelphalangen verlegt wird.

- Der geforderte gleichmäßige Rhythmus der beiden Hände, die z.B. den Quadrizeps massieren, sieht beim Ungeübten wie eine schwer definierbare synkopenähnliche Taktfolge aus, deren Nachteil besonders im Mangel an der Verwringung des Muskels liegt. Auch bei der *Zweihandknetung* ist auf strenges Anliegen der Hände und die Abspreizung des Daumens zu achten, welche in der Streichphase oft vermisst werden.
- Die Intensität bei der Friktion ist begrenzt durch die Druckverstärkung der einen Hand auf die andere, die reibungsausführende. Die Gelotripsie, wie sie *Max Lange* beschreibt, mit Knöcheleinsatz bis zur Verwendung von Massagehölzern, ist, vom Masseur ausgeführt, eine regressanspruchsgefährdete Tätigkeit. *Lange* betont denn auch, dass die »Massage der Myogelosen in die Hand des Arztes gehöre«. Mit der Impletol-Infiltration in die Myogelosen oder anderen Methoden kann heute der Arzt in den meisten Fällen eine Gelotripsie umgehen.
- Die Tastmassage nach *Ruhmann* (53) ist andererseits eine Methode, die wir nur allzu häufig sehen und die der literarische moralische Rückhalt aller sich schonenden Masseure zu sein scheint. Hier wird diagnostisches Tasten mit dem therapeutischen Massieren zum Nachteil für Methode und Patient vermengt.
- Im Periost setzen sowohl *Friktion* als der tiefe Unterhautfaszienstrich äußerst schmerzhafte Reize. Deshalb darf nicht vor genauem Abtasten der zu behandelnden Region mit dieser Technik begonnen werden. Friktion und Unterhautfaszienstrich dürfen nur bei Gewebsverhärtungen zum Einsatz kommen, die sich klar als Hartspann oder Myogelosen erweisen (s. S. 18ff., S. 20ff.). Ihre differenzialdiagnostische Abgrenzung von anderen Gewebsanomalien ist deshalb hier noch einmal angeführt.
- Die Myogelose erweist sich als ein im Muskel befindlicher Quellungszustand, meist von runder, manchmal aber auch länglicher, und damit vom Hartspann schwer zu unterscheidender Form. Differenzialdiagnose der runden Gelose: Lipom, Lipofibrom, Neurinom, entzündete verstopfte Talgdrüse, Spritzenabszess, organisiertes Hämatom, Lymphknoten, selten gummöse Veränderungen bei Lues oder Tuberkulose des Muskels, Erythema nodosum *(Bazin)*, das rheumatische Erythema nodosum, die Trichinose, die Periarteriitis nodosa, Tumormetastase.

Differenzialdiagnose des Hartspanns (und der länglichen Myogelose): thrombophlebitischer Strang (s. S. 59f.), narbige Muskelveränderungen nach Verletzung, Muskelfaszienbruch, tiefliegende »Zone 1. Ordnung« *(Teirich-Leube)*, Fibromyositis rheumatica, Polymyositis, Myositis, Fibrositis, Neuritis eines im Muskelbereich gelegenen Nervs (Ischiasneuritis), Lymphangitis.
Für den tiefen Strich aus der *Unterhaut-Bindegewebs-Faszientechnik* trifft Ähnliches wie für die »Tastmassage« zu. Zu häufig zwischen Knetgriffen angewandt, nimmt er manchmal sogar den längsten Zeitraum der ganzen Behandlung ein. Er soll dagegen nach dem Ausstreichen und 2- bis 3-mal zwischendurch, nicht mehr als 5–10 Züge nacheinander, zur Anwendung kommen.

2 Massage der einzelnen Körperregionen

2.1 Massage des Rückens

Am Rücken haben wir 3 Muskeln zu massieren: den Rumpfstrecker (M. erector trunci), den breiten Rückenmuskel (M. latissimus dorsi) und den Kappenmuskel (M. trapezius).

Zur Rückenmassage liegt der Patient auf dem Bauch, die Arme nach vorn ausgestreckt. Die Stirn wird, sofern kein Nasenschlitz im Kopfteil der Massagebank vorhanden ist, auf eine Kopfrolle gelagert. Zur Entspannung der Beinmuskulatur in Bauchlage werden die Unterschenkel in Höhe der Sprunggelenke durch eine Unterlage (Sandsack) unterstützt. Manchmal ist es bei einer verstärkten Lendenlordose günstig, diese durch Unterlegen eines Sandsackes unter den Bauch auszugleichen.

Der Masseur steht zur Massage der rechten Rückenhälfte links, bei Behandlung der linken Rückenseite rechts vom Patienten.

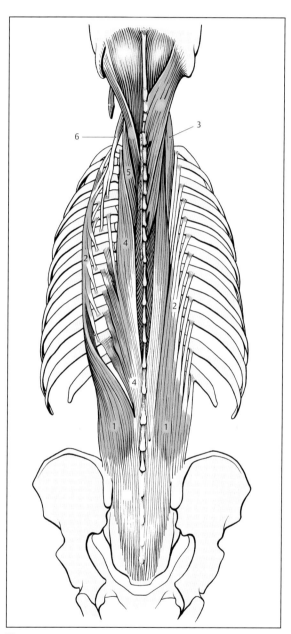

⬛ **86 M. erector spinae, lateraler Trakt** (links sind die Mm. splenii am Ursprung und Ansatz abgetrennt)

1	M. iliocostalis lumborum	⎫
2	M. iliocostalis thoracis	⎬ M. iliocostalis
3	M. iliocostalis cervicis	⎭
4	M. longissimus thoracis	⎫
5	M. longissimus cervicis	⎬ M. longissimus
6	M. longissimus capitis	⎭

◖ 87–90   Zweihandstreichung

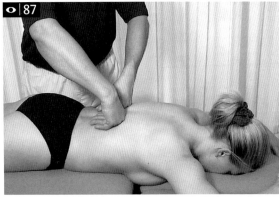

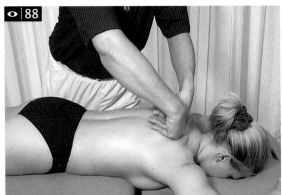

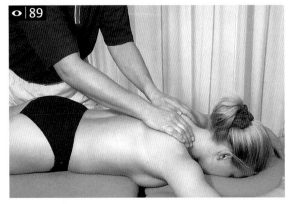

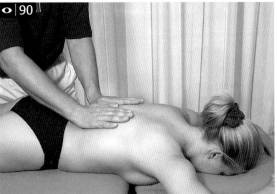

Die Rückenmassage wird eingeleitet von einer Streichung der ganzen Rückenregion. Dazu legt man beide Hände mit den Fingerrückflächen oberhalb des Kreuzbeines nebeneinander so auf, dass die Dornfortsatzreihe zwischen die Hände zu liegen kommt. Mittels Knöcheleffleurage streicht man aufwärts den Rumpfstrecker bis zum Hinterhaupt, dort wenden die Hände um und werden im Flachhandstrich zum Kreuzbein zurückgeführt. Hier werden die Hände wieder zur Knöchelstreichung aufgelegt und streichen seitlich, dem Verlauf des Darmbeinkammes oberhalb folgend, bis zum Darmbeinstachel. Die Rückführung im gleichen Bereich erfolgt wiederum als Flachhandstrich. Daran schließt sich erneut ein Aufwärtsstrich als Knöchelstrich. An jeden abwärts gerichteten Strich schließt sich ein seitlich gerichteter an, der jeweils um eine Handbreite über dem vorhergehenden Seitwärtsstrich liegt. So wird in der Reihenfolge: auf – ab – seitwärts – und zurück, der ganze Rücken fächerförmig durchgestrichen (◖ 87–90).

Danach folgt die einseitige Massagebehandlung, unterteilt in die genannten drei Muskeln. Dabei wird jeder Muskel mit Streichung und Knetung bearbeitet. Die Zusatzhandgriffe Friktion, Unterhautfaszienstrich werden nur je nach Erfordernis in die Massage einbezogen.

Der Rumpfstrecker (M. erector trunci) wird zunächst mittels Knöcheleffleurage aufwärts und abwärts durchgestrichen. Diese Streichung erkennt man deutlich auf ☻ 91–93.

Daran schließt sich die Knetung an. Wegen der tiefen Lage der Fasern des Rumpfstreckers und der festen bedeckenden Faszie ist die Fingerspitzenknetung angezeigt. ☻ 94–97 zeigen die Stellung der Hände quer zur Richtung des Massageverlaufs, ☻ 98–104 die Handstellung parallel zur Massagerichtung (Daumen- und Fingerbewegungen senkrecht zum Faserverlauf).

☻ 91–93 **Einhandstreichung**

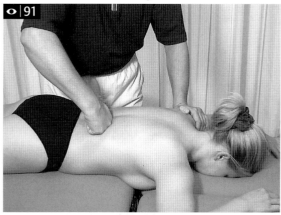

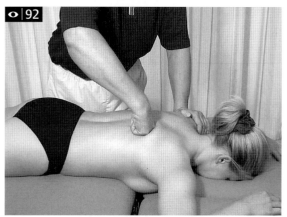

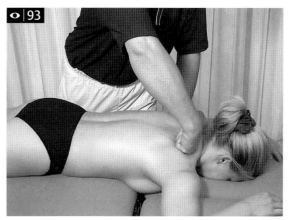

◎ 94–97 Knetung

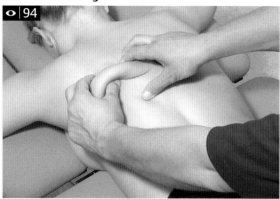

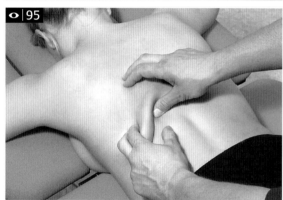

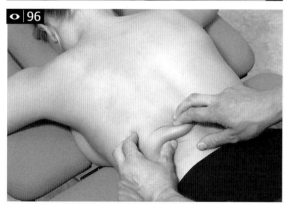

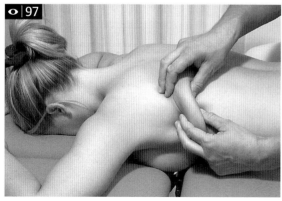

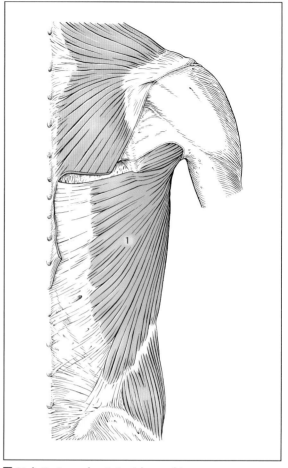

◎ M. latissimus dorsi, Ansicht von hinten

Es folgt nun die Massage des breiten Rücken-
muskels (M. latissimus dorsi). Wir beginnen mit
der Knöchelstreichung. Die Hand wird dazu im
Bereich der Lendenwirbeldorne aufgesetzt und
dem Faserverlauf des Muskels folgend aufwärts
und achselhöhlendwärts geführt. Etwa in der
Mitte der Axillarlinie rollt die Hand über die
Dorsalfläche der Finger ab und streicht mit der
Handinnenfläche zum Ausgangspunkt zurück.
Dieser Strich wird je nach Größe des Patienten
1- bis 2-mal wiederholt, wobei die streichende
Hand bei jeder Wiederholung mehr kopfwärts
ansetzt, bis sie beim letzten Strich den Oberrand
des breiten Rückenmuskels erreicht. Dieser
Strich wird nicht zurückgeführt, sondern nach
dem Umschlagen der Hand am unteren Rand
der Achselhöhle als Einhandstreichung, die hintere Kulisse der Achselhöhle fassend, bis zum

◐ 98–104   Knetung

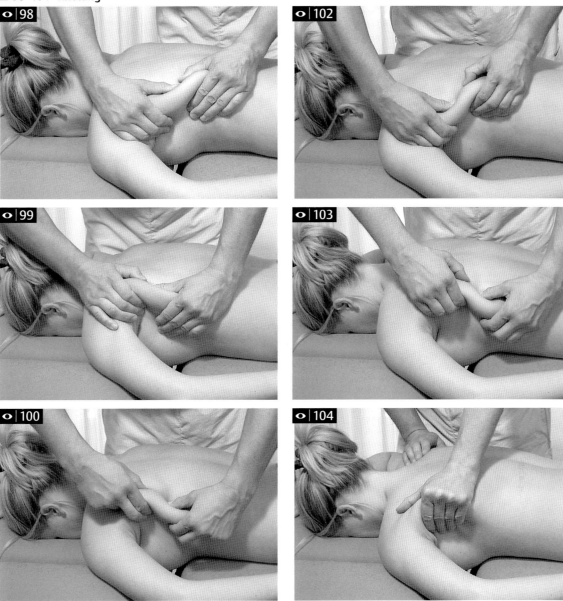

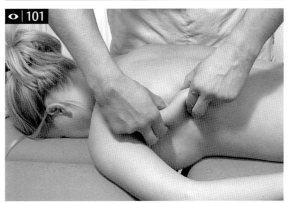

Ansatz des Muskels am Oberarm fortgeführt. In gleicher Weise, also in mehreren übereinander gelegenen Zügen wird dann der breite Rückenmuskel mittels Fingerspitzenknetung durchgearbeitet. Der letzte Zug, der die hintere Kulisse der Achselhöhle erreicht, muss dort in die Zweihandknetung übergehen und ebenfalls bis zum Muskelansatz am Oberarm reichen. Die nebenstehenden Abbildungen illustrieren die Handgriffe. Es kann hier auf ◐ 43–46, S. 16f. im Technikteil dieses Buches verwiesen werden.

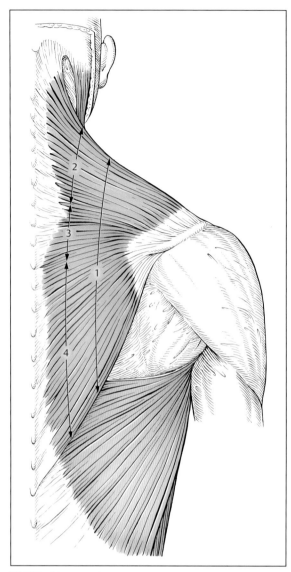

◉ 105 M. trapezius

1 M. trapezius
2 Pars descendens
3 Pars transversa
4 Pars ascendens

Die Massage des Kappenmuskels (M. trapezius, ◉ 105) hat die dreifache Faserrichtung dieses Muskels zu berücksichtigen. Die Knöchelstreichung wird dem Verlauf der Fasern entsprechend in drei Strichen ausgeführt: erstens von den unteren Brustwirbeln schräg aufwärts zur Schulterblattgräte und zurück, zweitens von der mittleren Brustwirbelsäule zur Schulterhöhe oberhalb der Schultergräte und zurück und dritttens vom BWS/HWS-Übergang zur Schulterhöhe und von dort den Nacken aufwärts bis zum Hinterhaupt. Der Streichung folgt die Knetung in ebenfalls drei Zügen. Unterer und mittlerer Teil werden mit der Fingerspitzenknetung bearbeitet, der obere Teil des Muskels, der bei kräftigen Patienten gut zu fassen ist, erlaubt die Zweihandknetung, die wie die Streichung von der Schulterhöhe bis zum Hinterhaupt verlaufen soll.

Wie im Abschnitt Grundsätzliches zur Massagebehandlung ausgeführt, werden die einzelnen Handgriffe mehrmals mindestens auf jeder Partie 5-mal hintereinander eingesetzt. Streichungen bilden den Übergang für die nächste Serie. Gelotische Veränderungen werden zwischen den Knetungen durch Friktionen beseitigt.

Nachdem so eine Rückenseite bearbeitet ist, wechselt der Masseur seine Stellung zur Gegenseite und massiert in gleicher Weise die andere Rückenhälfte. Den Abschluss der Rückenmassage bildet wieder eine Streichung des ganzen Rückens (Plättgriff), wie sie auch zur Einleitung der Massage durchgeführt wurde.

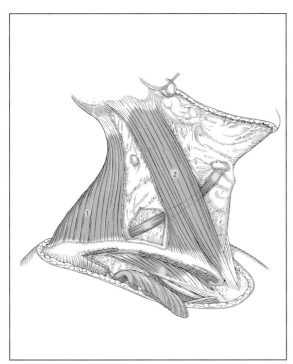

◙ 109   Eingewanderte Rumpfmuskeln, die ihren Ansatz am Schultergürtel finden. Ventrale Muskeln in der Ansicht von der Seite.

1   M. trapezius
2   M. sternocleidomastoideus

2.2   Massage der Nackenregion

Die Massage des Nackens hat den zervikalen Teil des Kappenmuskels und den zervikalen Teil des Rumpfstreckers zu erfassen. Besonders sind dabei die Muskelansatzstellen am Hinterhaupt mittels Fingerspitzenknetung und Friktionen durchzuarbeiten, da sie häufig gelotisch verändert sind.

◙ 106–108   Nackenregion

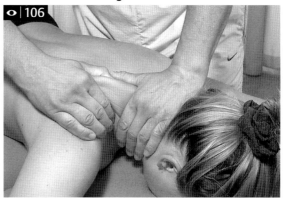

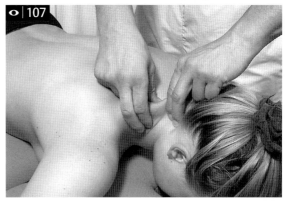

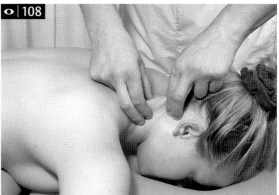

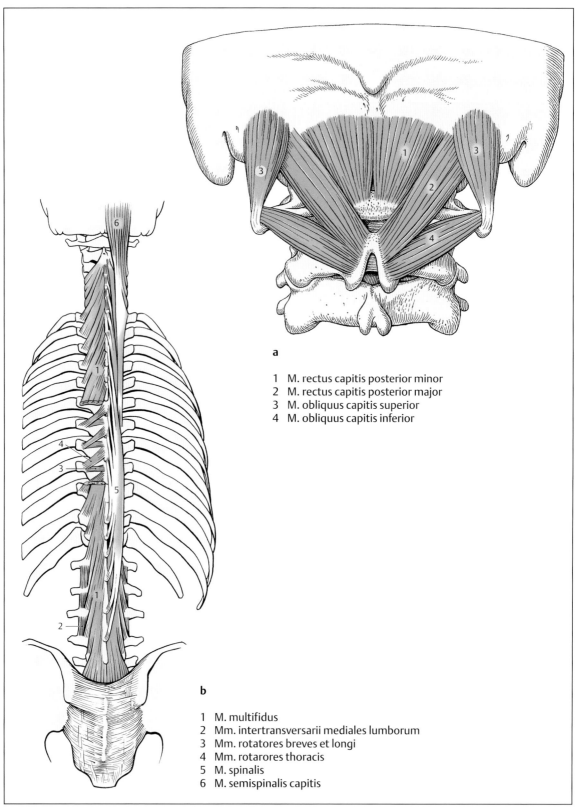

a

1 M. rectus capitis posterior minor
2 M. rectus capitis posterior major
3 M. obliquus capitis superior
4 M. obliquus capitis inferior

b

1 M. multifidus
2 Mm. intertransversarii mediales lumborum
3 Mm. rotatores breves et longi
4 Mm. rotarores thoracis
5 M. spinalis
6 M. semispinalis capitis

◙ 110 **Rückenmuskeln** **a** kurze Nackenmuskeln, **b** Rückenstrecker

2.3 Massage der Schulterregion

Das Relief der Schulter wird bestimmt vom Deltamuskel (M. deltoideus, ▣ 111). Man würde jedoch der Bedeutung der Massage zur Behandlung von Bewegungsstörungen der oberen Extremität nicht gerecht, wollte man nur den Deltamuskel bei der Besprechung der Massage der Schulterregion erwähnen. Der große Bewegungsradius unseres Greiforganes, des Armes, wird ermöglicht durch die bewegliche Anlage des Schultergürtels. Der Schultergürtel wird von Muskeln bewegt, die vom Rumpf zum Schulterblatt ziehen: Schulterblattheber (M. levator scapulae) und Rautenmuskel (M. rhomboideus) ziehen von der Wirbelsäule zum medialen Schulterblattrand, ebendorthin der Sägemuskel (M. serratus lateralis, ▣ 112), jedoch von der seitlichen Brustwand kommend. Ventral vom Brustkorb entspringend strebt der kleine Brustmuskel (M. pectoralis minor) aufwärts und erreicht am Rabenschnabelfortsatz seinen Ansatz. Dorsal wird die tiefe Muskelschicht

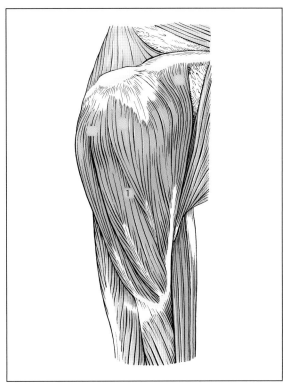

▣ 111 **M. deltoideus von der Seite**

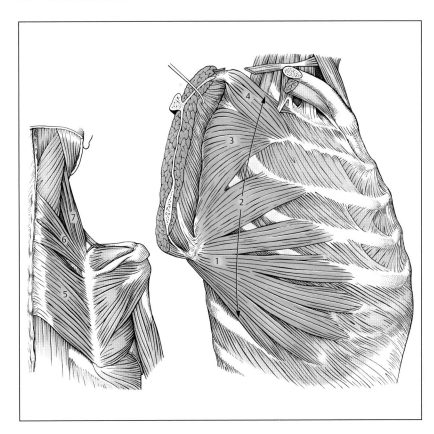

▣ 112 **M. serratus lateralis/ M. rhomboideus**

1 Pars inferior
2 M. serratus anterior
3 Pars intermedia
4 Pars superior
5 M. rhomboideus major
6 M. rhomboideus minor
7 M. levator scapulae

überlagert vom Kappenmuskel (M. trapezius), der von der Wirbelsäule zur Schultergräte, zur Schulterhöhe und zum äußeren Schlüsselbeinende zieht.

Vom Rumpf zum Oberarm verläuft dorsal der breite Rückenmuskel (M. latissimus dorsi, 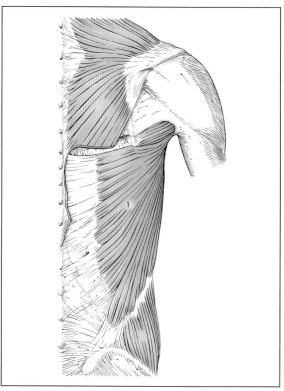 113), und zwar von der Lendenwirbelsäule und dem Darmbein ausgehend. Ihm legt sich, vom unteren Schulterblattwinkel entspringend, der große Rundmuskel (M. teres major) an. Ventral zieht der große Brustmuskel (M. pectoralis major) von der Rektusscheide, dem Brustbein und dem inneren Schlüsselbeinende kommend zum Oberarm.

Außer den Muskeln, die vom Rumpf zum Schulterblatt ziehen und denen, die vom Rumpf zum Oberarm verlaufen, sind im Bereich des Schultergürtels Muskeln gelegen, die von diesem zum Oberarm hinziehen. Es sind diese der Obergrätenmuskel (M. supraspinatus), der Untergrätenmuskel (M. infraspinatus), der kleine Rundmuskel (M. teres minor), der Unterschulterblattmuskel (M. subscapularis) und schließlich der das Schulterrelief bestimmende Deltamuskel (M. deltoideus) (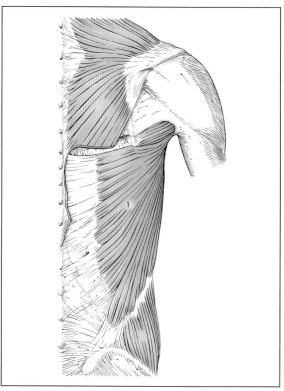 114).

◙ 113   M. latissimus dorsi

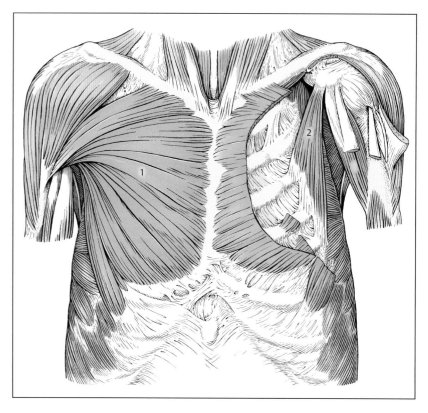

◙ 114   Ventrale Schultermuskeln

1   M. pectoralis major
2   M. pectoralis minor

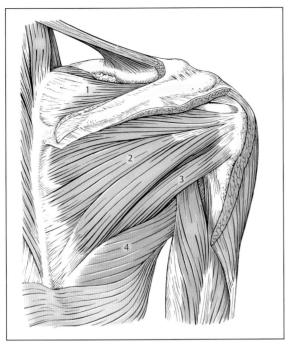

◙ 118 Dorsale Schultermuskeln mit Ansatz am Tuberculum majus und an der Crista tuberculi majoris.
Ansicht von hinten

1 M. supraspinatus
2 M. infraspinatus
3 M. teres minor
4 M. teres major

◙ 115–117 M. pectoralis major

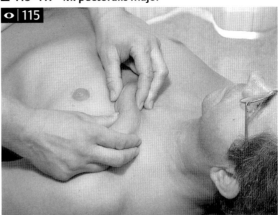

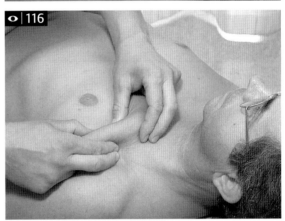

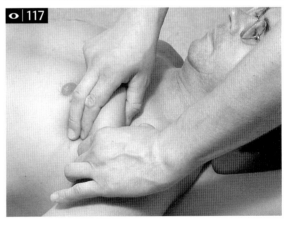

Alle diese Muskeln müssen bei Funktionsstörungen der Schulter in die Behandlung einbezogen werden, wobei der M. subscapularis nur am medialen Schulterblattrand zu erreichen ist (s. S. 111). Die Massage des breiten Rückenmuskels und des Kappenmuskels wurde bei der Massage des Rückens besprochen. Den Rautenmuskel erreicht man zwischen medialem Schulterblattrand und Dornfortsatzreihe der Brustwirbelsäule durch tief greifende Fingerspitzenknetung. Häufig finden sich in ihm gelotische Veränderungen, die die Anwendung von Friktionen erforderlich machen.

Gegenspieler des Rautenmuskels ist der Sägemuskel (M. serratus lateralis), siehe ◙ 112.

An ◙ 117 vergegenwärtigen wir uns die Lage des großen Brustmuskels (M. pectoralis major). Unter ihm liegt der kleine Brustmuskel (M. pectoralis minor). Bei der Massage des linken Brustmuskels (◙ 115–117) ist zu beachten, dass dieser Region das Herz segmental angeschlossen ist.

◙ 119–120   Kleine Schulterblattmuskeln

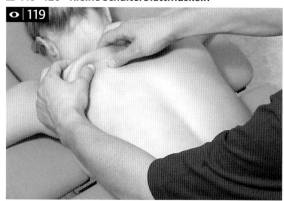

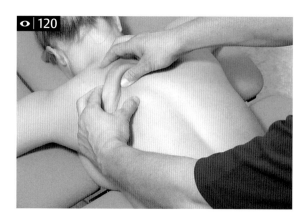

Die Erfahrungen der Segmenttherapie haben gezeigt, dass ein funktionell gestörtes Organ von der Körperdecke her heilend beeinflusst, dass aber auch ein störanfälliges Organ von der Körperdecke aus krank machend gestört werden kann. Das muss man bei der Massage der Brustgegend immer berücksichtigen.

Wir bearbeiten den großen Brustmuskel dem Faserverlauf folgend mittels Knöchelstreichung vom Brustbein zum Oberarm hin. Dabei wird die Gegend der Brustwarze ausgelassen. Wegen der flachen Ausbreitung der Muskelfasern wird zur Knetung auch hier die Fingerspitzenpétrissage angewendet. Bei kräftiger Ausbildung des Muskels kann man ihn an der vorderen Kulisse der Achselhöhle ebenso wie den breiten Rückenmuskel mit der Zweihandknetung gut erfassen und zum Oberarm hin kneten.

Nachdem wir die großen, oberflächlich gelegenen Muskeln behandelt haben, wenden wir uns der Massage der kleinen, tiefgelegenen Muskeln zu, die vom Schulterblatt zum Oberarm ziehen. Für den noch unerfahrenen, lernenden Masseur ist es wichtig, sich zunächst an den tastbaren Knochenkanten über die Lage des Schulterblattes zu orientieren. Das Reiben über die vorspringenden Knochenränder ist schmerzhaft und hat bei der Muskelmassage einen störenden Effekt! Der Patient soll zur Massage der kleinen Schulterblattmuskeln auf dem Bauch liegen, den Oberarm der zu behandelnden Seite etwa 90° vom Rumpf abgewinkelt und bei gebeugtem Ellenbogengelenk die Hand neben dem Kopf auf die Massagebank auflegen (◙ 118–120).

Die Lage des Schulterblattes und der Schultergräte in dieser Haltung des Patienten zeigt ◙ 117. Wir führen nun vom medialen Schulterblattrand ausgehend Knöcheleffleuragestriche erst oberhalb, dann unterhalb der Schultergräte zum Gelenkwinkel der Schultergräte zum Gelenkwinkel hin. Der Streichung folgt in gleichem Verlauf die intensive Fingerspitzenknetung.

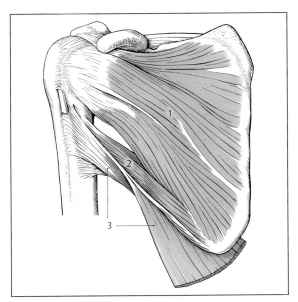

◘ 121 Dorsale Schultermuskeln mit Ansatz am Tuberculum minus und an der Crista tuberculi minoris, Ansicht von vorne

1 M. subscapularis
2 M. teres major
3 M. latissimus dorsi

◘ 122–124 M. subscapularis

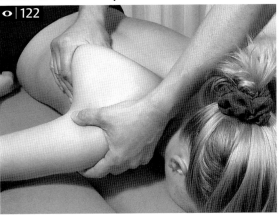

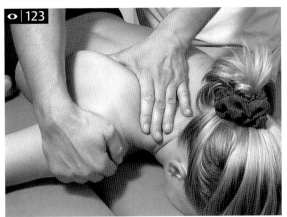

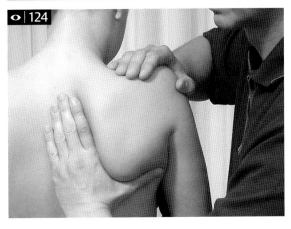

Schwierig ist der Unterschulterblattmuskel (M. subscapularis) erreichbar (◘ 121–124). Der Masseur steht auf der zu behandelnden rechten Seite und hebt beim liegenden Patienten mit der kopfwärts befindlichen Hand – also mit seiner rechten Hand – das Schulterblatt nach hinten, während gleichzeitig die Finger seiner supinierten linken Hand unter den unteren Schulterblattwinkel gleiten, es gewissermaßen auf die Fingerkuppen laden. Aus dieser Stellung kann der Unterschulterblattmuskel mit kleinen Zirkelungen der Fingerspitzen massiert werden. Die Fingerspitzen arbeiten sich am medialen Schulterblattrand aufwärts entlang, soweit das möglich ist.

Manchmal erweist es sich als bequemer, den Unterschulterblattmuskel am sitzenden Patienten zu bearbeiten (◘ 124). Dazu muss dann die rechte Hand des Masseurs den Schultergürtel bei locker herabhängendem Arm mit Auflage der Hand auf dem Oberschenkel nach hinten drücken.

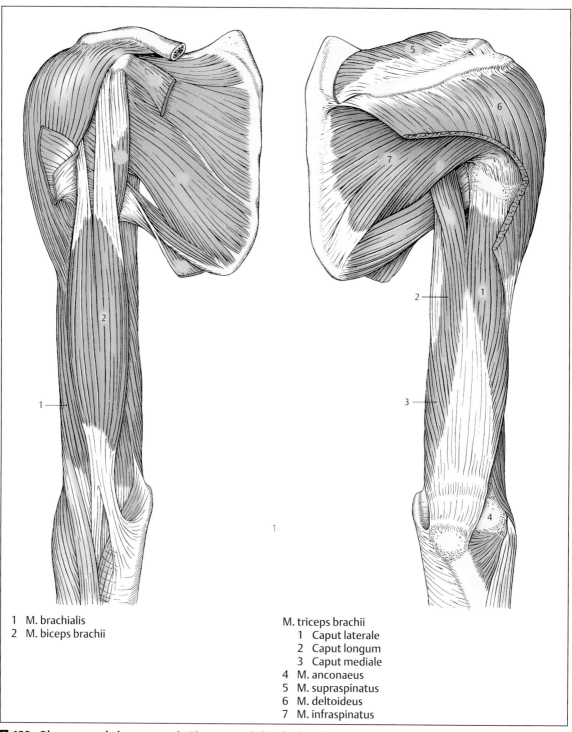

1   M. brachialis
2   M. biceps brachii

M. triceps brachii
   1   Caput laterale
   2   Caput longum
   3   Caput mediale
4   M. anconaeus
5   M. supraspinatus
6   M. deltoideus
7   M. infraspinatus

◎ 129 **Oberarmmuskeln a** ventrale Oberarmmuskeln, **b** dorsale Oberarmmuskeln

Nun kommt der Deltamuskel (M. deltoideus) an die Reihe (◙ 111 u. 125–127). Er hat drei Teile, den vorderen, der vom Außenende des Schlüsselbeins entspringt, den mittleren von der Schulterhöhe und den hinteren von der Schultergräte herkommend. Um den Muskel zur Massage zu entspannen, muss der Arm in 60°-Abduktion gelagert werden. Das ist an einem Stuhl mit verstellbarer Armlehne oder einem Massagetisch möglich, worauf der im Ellenbogengelenk gebeugte Unterarm aufgelegt wird. Zunächst führt man die Streichung des Muskels aus. Ist er klein, z. B. bei Kindern, so kann man ihn mit der Einhandstreichung fassen. Größere Deltamuskeln, besonders bei muskelkräftigen Erwachsenen, muss man in zwei Zügen durchstreichen. Dabei wird der Schultergürtel mit der nicht arbeitenden Hand von oben her fixiert. Die Streichung beginnt am Ansatz des Muskels, an der Deltarauigkeit und verläuft nach aufwärts bis zur Ursprungslinie am Schultergürtel. ◙ 125 zeigt die Ausführung der Zweihandstreichung bei gleichzeitiger Fixierung des Schultergürtels. Auf die Streichung folgt die Knetung. Einen kleinen oder schwach entwickelten Deltamuskel knetet man mit der Zweihandknetung (◙ 126). Größere und kräftig entwickelte Deltamuskeln bearbeitet man besser mittels Fingerspitzenknetung in drei Zügen (◙ 127), die den drei Teilen des Muskels entsprechen. Zur Knetung des vorderen Abschnittes steht der Masseur hinter dem Patienten, zur Bearbeitung des hinteren Teiles vor ihm. Das mittlere Drittel kann sowohl von vorn als auch von hinten massiert werden. Die Knetung verläuft wie die Streichung von der Deltarauigkeit zu Muskelursprung hin. Am Ursprungsrand und in der Umgebung der Deltarauigkeit am Humerus findet man häufig gelotische Veränderungen, die mit Friktionen behandelt werden müssen.

Bewegungseinschränkungen des Schultergelenks sind häufig verbunden mit Verspannungen des breiten Rückenmuskels und des großen Brustmuskels. Man findet dann die vordere und die hintere Kulisse der Achselhöhle, die von den genannten Muskeln gebildet werden, rigide und verkürzt. Zu ihrer Lockerung wenden wir die sog. Achseldehnung (◙ 128) an. Dazu stellt sich der Masseur seitlich neben den wie zur Massage des Deltamuskels in Abduktion gelagerten Arm und fasst mit der einen Hand unter die hintere,

◙ 125–127   Delta

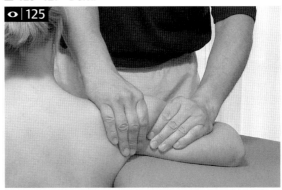

○ | 125

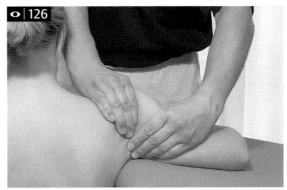

○ | 126

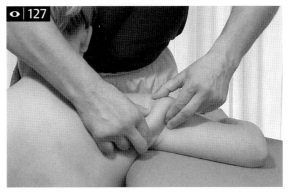

○ | 127

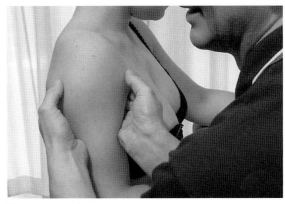

◙ 128   Achsel

⊡ 130–132 Beugeseite

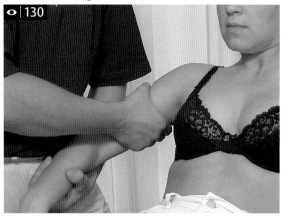

◉ | 130

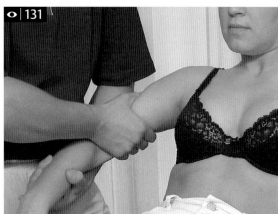

◉ | 131

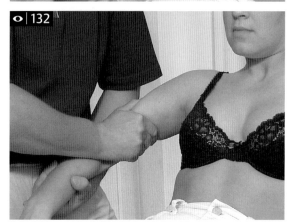

◉ | 132

mit der anderen unter die vordere Achselfalte. Aus dieser Stellung heraus wird von beiden Händen gleichzeitig ein Zug ausgeübt. Dadurch erreicht man eine Dehnung und Lockerung der die Achselfalten bildenden Muskeln.

2.4 Massage der oberen Extremitäten

2.4.1 Massage des Oberarmes

Am Oberarm liegen zwei Muskelgruppen: der Bizeps (Zweikopfmuskel = M. biceps brachii) an der Vorderseite des Oberarmes, ihm schmiegt sich der Rabenschnabel-Armmuskel (M. coraco-brachialis) und der Trizeps (Dreikopfmuskel = M. triceps) an der Rückseite des Oberarmes an (⊡ 129). Zur Massage der Oberarmmuskeln sitzt der Patient mit nach vorn seitlich abgehobenem Arm, der auf eine Armlehne aufgelegt wird. Praktisch ist dazu ein Stuhl mit höhenverstellbarer Armlehne. Der Masseur steht seitlich des Patienten.

Die Massage beginnt mit der Beugemuskulatur. Der Masseur fasst mit seiner linken Hand unter das Ellenbogengelenk, sodass der Ellenbogen in der Handfläche ruht, die Finger den inneren, der Daumen den äußeren Epikondylus umgreifen. Die rechte arbeitende Hand schmiegt sich in der Ellenbeuge dem Bizeps so an, dass der Daumen in der äußeren (Sulcus bicipitalis lateralis), die untereinander geschlossenen Finger in der inneren (Sulcus bicipitalis medialis) Bizepsfurche liegen (⊡ 130).

Aus dieser Stellung wird der Muskel mit der Einhandstreichung im Faserverlauf bis zur Achselhöhle hin durchgestrichen. Wenn der Daumen an den Deltamuskel gelangt, gleitet er an dessen medialem Rande weiter, bis er am Ende der Beugemuskeln die vier Finger trifft. Dort wird die Hand volarflektiert und vom Muskel abgehoben.

In gleicher Verlaufsrichtung folgt der Streichung die Einhandknetung, wie ⊡ 131 und 132 zeigen.

Nach der Massage der Beugemuskeln folgt die der Streckmuskulatur, des Trizeps (◖ 133–135). Dazu fasst jetzt die rechte Hand des Masseurs unter den Ellenbogen, wobei die Finger den äußeren, der Daumen den inneren Gelenkknorren umgreifen. Der Unterarm des Patienten ruht auf dem Unterarm des Masseurs. Die linke arbeitende Hand schmiegt sich dem Streckmuskel an der Oberarmrückseite dicht oberhalb des Ellenbogengelenks an. Nun gleiten die Finger im Sulcus bicipitalis medialis, der Daumen im Sulcus bicipitalis lateralis aufwärts, den Muskelbauch zwischen sich fassend. Der Daumen streicht an dem hinteren Rande des Deltamuskels entlang, bis er am Ende des Streckmuskels mit den Fingern zusammentrifft. Nachdem die Streichung einige Male hintereinander ausgeführt wurde, knetet man den Dreikopfmuskel mittels Einhandknetung in der gleichen Verlaufsrichtung vom Ansatz bis zu seinem Ursprung hin durch und beendet die Massage mit nochmaliger Streichung.

◖ 133–135 **Streckseite**

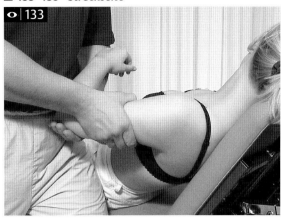

133

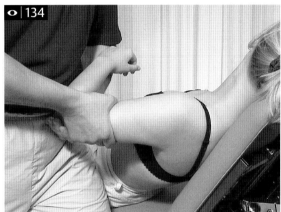

134

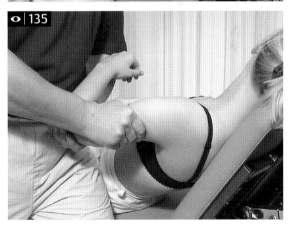

135

2.4.2 Massage des Unterarmes

Am Unterarm sind ebenso wie am Oberarm Beuger und Strecker getrennt gelegen und getrennt zu massieren. Die Muskelgruppen sind von Bindegewebsscheiden umhüllt und gegeneinander abgegrenzt. Die Streckmuskeln haben ihren Ursprung am lateralen Epicondylus humeri, die Beugemuskeln am medialen Epicondylus humeri (◎ 136).

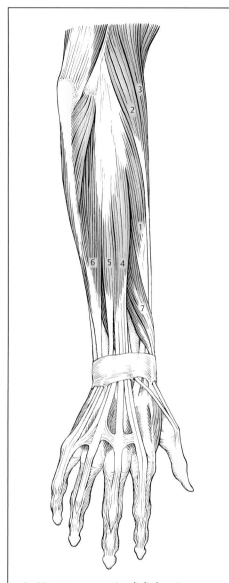
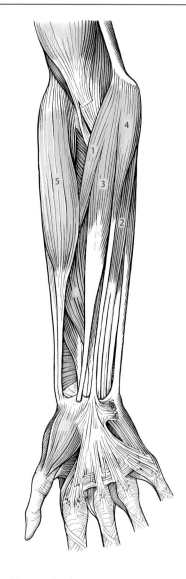

1 M. extensor carpi radialis brevis	1 M. pronator teres
2 M. extensor carpi radialis longus	2 M. flexor digitorum superficialis
3 M. brachioradialis	3 M. flexor carpi radialis
4 M. extensor digitorum	4 M. palmaris longus
5 M. extensor digiti minimi	5 M. brachioradialis
6 M. extensor carpi ulnaris	
7 M. abductor pollicis longus	

◎ **136   a** Radiale Gruppe der Unterarmmuskeln von dorsal gesehen, **b** Oberflächliche Beugergruppe der ventralen Unterarmmuskeln

Zur Behandlung des Unterarmes sitzt der Patient und legt den nach vorn geführten Arm mit dem Ellenbogen auf ein Knie des auf der Massagebank sitzenden Masseurs (Kissen als Polster). Die Streckergruppe des rechten Armes wird mit der rechten Hand massiert. Der Masseur unterstützt mit seiner linken Hand das Handgelenk des Patienten, indem er es in die Zange zwischen Daumen und Zeigefinger legt und die Hand in dieser Stellung fasst.

Zur Einhandstreichung der Streckergruppe (siehe ◪ 1–3, S. 6 und ◪ 20–23, S. 11) wird nun die rechte Hand dicht oberhalb des Handgelenkes aufgelegt und von dort aus ellenbogenwärts geführt. Dabei gleitet der Daumen an der Ellenkante, die Finger in die Furche zwischen Strecker- und Beugergruppe entlang. Am Ende der Muskelgruppe wird die Hand volar- und ulnarflektiert und abgehoben. Der Streichung folgt in gleicher Verlaufsrichtung die Einhandknetung.

Die Behandlung der Beugergruppe geschieht in gleicher Weise wie die der Streckergruppe mittels Einhandstreichung und Einhandknetung mit der rechten Hand.

Der halbschräg vor dem Patienten sitzende oder stehende Masseur umfasst an der Handrückenseite das Handgelenk des Patienten, der seinen Arm nach vorn seitlich auf einer Armlehne aufstützt. Die ◪ 137–140 zeigen die Massage der Unterarmbeugergruppe.

Ausführlich wurden Einhandstreichung und Einhandknetung im Technikteil des Buches dargestellt, und es kann hier darauf zurückverwiesen werden.

◪ 137–140 **Beugeseite**

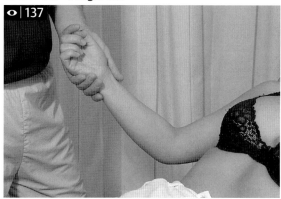
◉ | 137

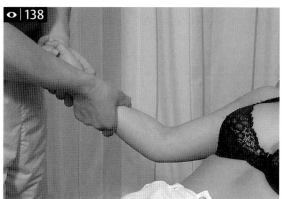
◉ | 138

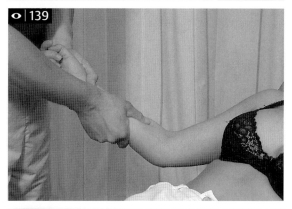
◉ | 139

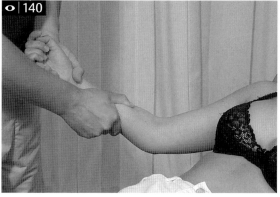
◉ | 140

2.4.3 Massage der Hand

Die Massage der Hand kann erforderlich werden, wenn nach längerer Ruhigstellung, z.B. nach einem Radiusbruch oder nach einer Verletzung der Hand selbst, eine Steifigkeit der Hand- und Fingergelenke sowie eine Herabsetzung der Blutzirkulation eingetreten ist.

An der Hand sind neben den Muskeln des Daumen- und des Kleinfingerballens besonders die für die Spreizung der Finger verantwortlichen Zwischenknochenmuskeln der Mittelhand zu massieren.

Der Masseur sitzt dem Patienten gegenüber und lagert die zu behandelnde Hand auf sein Knie. Zuerst wird der Handrücken vorgenommen (◎ 142–144). Die Streichung der Finger wird mit dem Daumen vom Endglied bis zum Grundgelenk hin ausgeführt. Dabei kann der Finger am Endglied mit der freien Hand fixiert werden. Den ersten bis dritten Finger bearbeitet der rechte Daumen, während die linke Hand die Finger hält, den vierten und fünften Finger der linke Daumen, während die rechte Hand fixiert. Gleicherweise werden darauf rechte und linke Seite jedes Fingers gestrichen. Eine stärkere Reizwirkung auf die Durchblutung der Haut übt die zirkuläre Effleurage aus, bei der die Daumenkuppen ähnlich den Friktionen kreisförmige Bewegungen beschreiben. Es folgt die Massage der Mittelhand, und zwar die Streichung im Zwischenknochenbereich mit der Daumenkuppe.

Die freie Hand fixiert hier die Mittelhandknochen im Bereich ihrer Köpfchen. Man kann auch mit beiden Daumen eine Daumen-über-Daumen-Streichung ausführen.

Die Zwischenknochenmuskeln (◎ 141) werden danach mittels zirkulärer Effleurage massiert, wobei der Mittelfinger in kleinen Kreisen arbeitend jeden Zwischenknochenraum bis zur Handwurzel hin durcharbeitet.

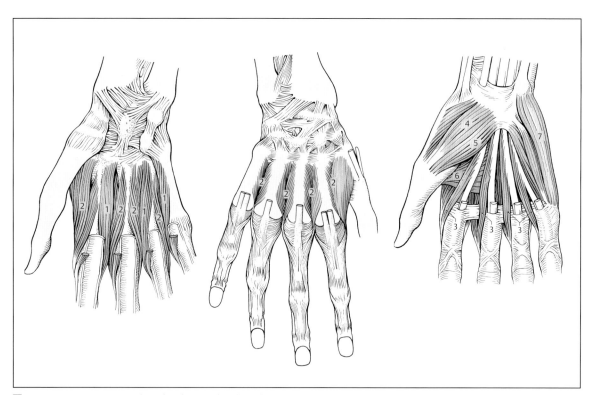

◎ **141** **a** Mm. interossei dorsales, **b** Mm. lumbricales

1 Mm. interossei palmares
2 Mm. interossei dorsales
3 Mm. lumbricales
4 M. abductor pollicis brevis
5 M. flexor pollicis brevis
6 M. adductor pollicis, Caput transversum
7 M. abductor digiti minimi

Es folgt dann die Massage der Hohlhandseite, die der Patient nach oben wendet (◙ 145–147). Eingeleitet wird sie mit einer Knöchelstreichung, wobei die freie Hand unter der Patientenhand liegend diese fixiert. Dann werden die Fingerinnenflächen genauso wie die Rückflächen mit dem Daumen streichend und zirkulär massiert, ebenso die Handfläche. Die Muskeln des Daumenballens und des Kleinfingerballens

werden mit der Fingerspitzenknetung intensiv durchgearbeitet. Beendet wird die Handmassage mit einer Knöchelstreichung.

Die Zwischenknochenmuskeln kann man auch dadurch bearbeiten, dass man zwei benachbarte Mittelhandknochen je zwischen Daumen und den übrigen vier Fingern fasst und die Mittelhandknochen in diesem Griff gegeneinander, also nach oben und unten verschiebt.

◙ 142–144 Handrücken

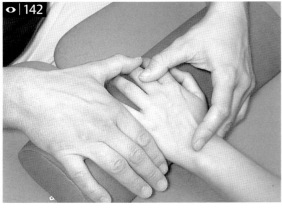

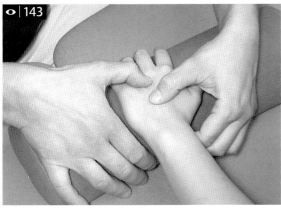

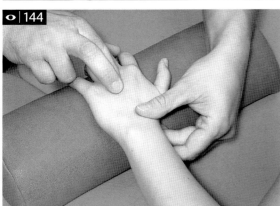

◙ 145–147 Hohlhand

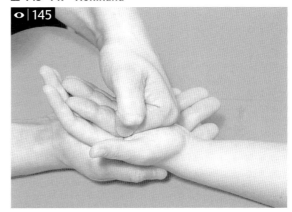

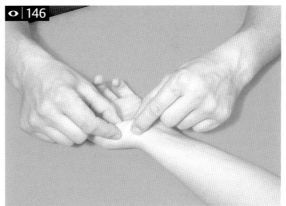

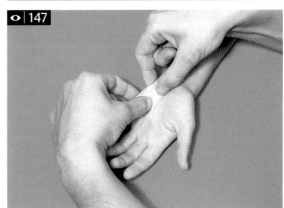

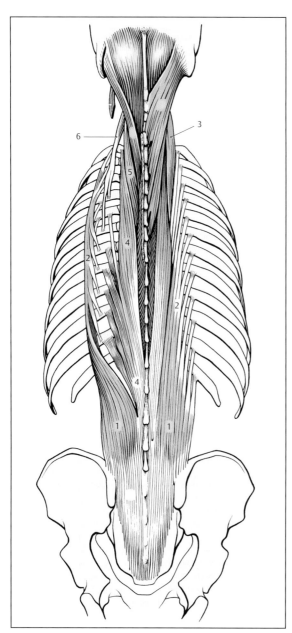

⊙ 148   M. erector spinae, lateraler Trakt (links sind die
Mm. splenii am Ursprung und Ansatz abgetrennt)

1   M. iliocostalis lumborum
2   M. iliocostalis thoracis   } M. iliocostalis
3   M. iliocostalis cervicis
4   M. longissimus thoracis
5   M. longissimus cervicis   } M. longissimus
6   M. longissimus capitis

2.5 Massage der Lendenregion

Die Lendenregion wird bei jeder Rückenmassage mit erfasst. Häufig finden sich jedoch krankhafte Veränderungen ausschließlich in der Lendenregion, weshalb es gerechtfertigt erscheint,
die Massage derselben gesondert zu bespre-
chen. Die lumbale Muskulatur (⊙ 148), lumbaler
Teil des Rumpfstreckers (Erector trunci) und
Lendenviereckmuskel (M. quadratus lumborum), wird von der sehr starken Lendenfaszie
(Fascia lumbodorsalis) bedeckt. Um die tiefliegende Muskulatur mit Massagehandgriffen fassen zu können, empfiehlt es sich bei Vorliegen
eines Hohlkreuzes, dieses durch Unterlegen
eines Sandsackes unter den Bauch auszugleichen. Zur Massage steht der Masseur wie zur
Rückenmassage auf der Gegenseite. Die Streichung wird als Knöcheleffleurage ausgeführt,
wobei wegen der Dicke der Lendenfaszie starker
Druck aufgewendet werden muss. Die Streichung und auch die danach durchzuführende
Fingerspitzenknetung (⊙ 149) halten den Faserverlauf der lumbalen Muskulatur ein. Zur Knetung muss man jedoch die Finger quer zum
Faserverlauf auflegen und im Rhythmus der
Zweihandknetung arbeiten (⊙ 150). Den Lendenviereckmuskel erfasst man besser, wenn
man zur Knetung alle Finger zu Hilfe nimmt und
den Muskel zu den Daumen heranrafft.
Häufig ist die Lendenregion erheblich gelotisch
verändert, sodass man nicht bis zur Muskulatur
durchtasten kann. Dann ist es erforderlich,
zunächst die oberflächlichen Schichten zwecks
Auflockerung zu massieren. Dazu führt man
wiederum   eine   Fingerspitzenknetung   aus,
jedoch ganz oberflächlich mit flach aufgesetzten
Daumen, vor denen eine Hautfalte abrollen soll.
Man kann auch dieses Abrollen der einzelnen
Gewebsschichten mit Hilfe aller Finger durchführen. Die Finger raffen eine Hautfalte von der
seitlichen Lendengegend zu den flach an der
Dornforsatzreihe aufgelegten Daumen heran,
die die Falte unter sich durchgleiten lassen,
während sie zur Seite hin geführt werden. Dies
auch als flächige Bindegewebstechnik beschriebene Massage führt zu einer starken Durchblutung, Entschlackung und Lockerung der
Unterhaut und ihrer Verschiebeschichten, nach-

folgend ist Muskelmassage möglich. Über Hart-
spannsträngen der Lendenmuskulatur setzt
man Knetgriffe und Friktionen, über Gelosen
Faszienstriche und Friktionen ein.

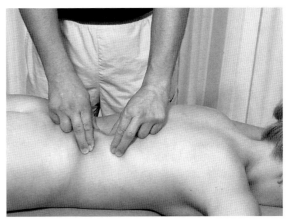

◉ 149   Lendenregion, Fingerspitzenknetung

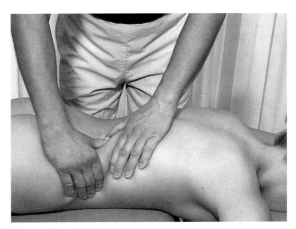

◉ 150   Lendenregion, Zweihandknetung

2.6   Massage der Hüftregion

In der Hüftregion liegen die Gesäßmuskeln. Zum Verständnis der Richtung der Massagehandgriffe muss man sich der Verlaufsrichtung dieser Muskeln erinnern. Der große Gesäßmuskel (M. glutaeus maximus, ☉ 151) hat einen schrägen Faserverlauf, vom hinteren Teil der Darmbeinschaufel und dem Seitenrand des Kreuzbeins nach außen abwärts zum Darmbeinschienbeinzug (Tractus iliotibialis) der Oberschenkelfaszie und zum Gesäßknorren (Tuberositas glutaea) des Oberschenkels ziehend. Mittlerer und kleiner Gesäßmuskel (M. glutaeus medius et minimus) dagegen verlaufen mehr senkrecht, von der Außenseite der Darmbeinschaufel abwärts hin zum großen Rollhügel des Oberschenkels (Trochanter major). Nach vorn zu schmiegt sich den kleinen Glutäen der spindel-

förmige Muskelbauch des Faszienspanners (M. tensor fasciae latae) an, der vom vorderen Darmbeinstachel entspringend, in den Darmbeinschienbeinzug einstrahlt.

Der Masseur steht auf der Gegenseite und beugt sich so weit über die Bank, dass er mit der Hand den großen Rollhügel bequem fassen kann. Die Streichung verläuft nun entsprechend der Faserrichtung der Muskulatur in drei Zügen (☉ 152–154) vom großen Rollhügel beginnend aufwärts. Der erste Zug, ☉ 152, führt senkrecht hoch zum Darmbeinkamm, wobei der Kleinfinger am Vorderrand des Faszienspanners entlanggleitend den vorderen Darmbeinstachel erreicht. Der zweite Zug (☉ 154) ist schräg aufwärts gerichtet und endet an der inneren Hälfte des Darmbeinkammes. Der dritte schließlich (☉ 155, 156), zieht zum Seitenrand des Kreuzbeines, wobei der Daumen der Gesäßfalte folgend das Steißbein erreicht.

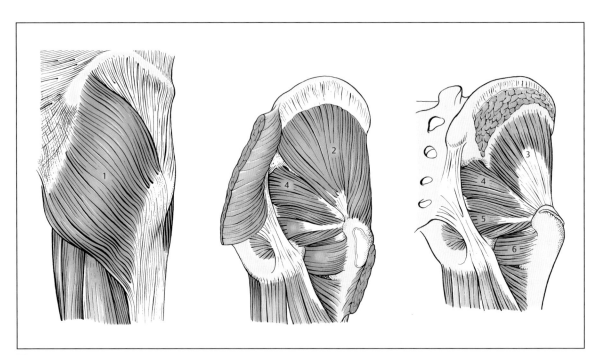

☉ **151   Hintere Gruppe der Hüftmuskeln**

1   M. glutaeus maximus
2   M. glutaeus medius
3   M. glutaeus minimus
4   M. piriformis
5   M. obturatorius internus
6   M. quadratus femoris

◉ 152–156 Glutäenstreichung

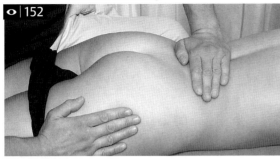

◉ 152

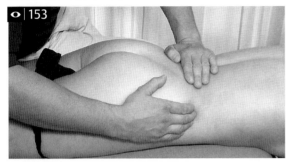

◉ 153

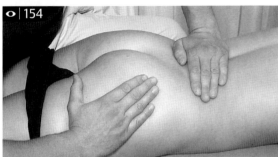

◉ 154

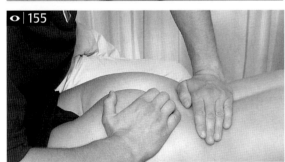

◉ 155

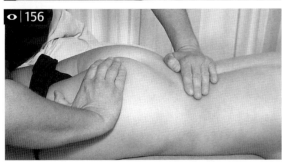

◉ 156

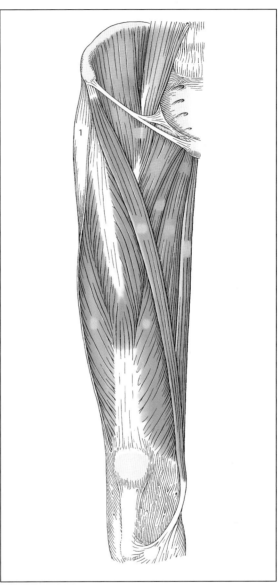

◉ 157 Vordere Muskeln des Oberschenkels,

1 M. tensor fasciae latae

● 158–160   Glutäenknetung

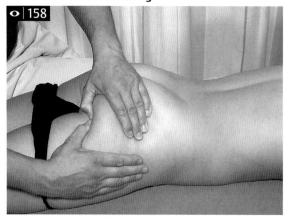

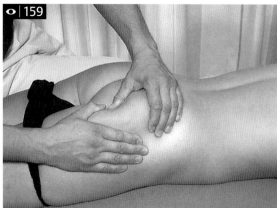

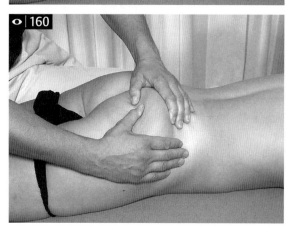

Jeder Zug beginnt unterhalb des großen Rollhügels, wo sich die Hand mit abgespreiztem Daumen erst anschmiegt und dann in der genannten Richtung aufwärts streicht.

In ebenfalls drei Abteilungen lassen wir der Streichung die Knetung folgen, wozu wir wegen der großen Muskelmasse die Zweihandknetung anwenden. Am Darmbeinkamm (subcristal) finden sich in der Glutäalmuskulatur häufig Myogelosen, die mittels Friktionen zu zerteilen sind. Die Friktionen werden jeweils zwischen Knetungen eingeschaltet, wodurch sie weniger schmerzhaft empfunden werden.

Außer den Gesäßmuskeln ist im Hüftbereich der Faszienspanner (M. tensor fasciae latae) zu massieren (◎ 161–163). Dazu muss sich der Patient so legen, dass die zu massierende Seite nach oben kommt. Es empfiehlt sich, das Bein durch einen zwischen die Knie oder die Sprunggelenke gelegten Sandsack zu unterstützen. Der Masseur steht hinter dem Patienten und beginnt mit der Streichung. Sie erfasst nicht nur den Muskelbauch, sondern den ganzen Darmbeinschienbeinzug (Tractus iliotibialis) der Oberschenkelfaszie, reicht also vom Wadenbeinköpfchen bis zum vorderen Darmbeinstachel. Der Masseur legt seine rechte Hand so an, dass die Finger vom lateralen Rand der Kniescheibe vorn am großen Rollhügel vorbei zum vorderen Darmbeinstachel gleiten, der Daumen vom hinteren Rand des Wadenbeinköpfchens hinter dem großen Rollhügel vorbei zum Darmbeinkamm. Wegen der starken Faszie führen wir außerdem noch die Knöcheleffleurage aus.

Gelegentlich erfordert die bindegewebig gelotische Veränderung des Gewebes im Bereich des sog. Generalstreifens den Einsatz einer stärkeren Streichung, die wir dann mittels Unterhautfaszienstriches ansetzen. Auf die Streichung folgt die Knetung des Muskelbauches des Faszienspanners, am besten mittels Fingerspitzenknetung. Bei ausgeprägter gelotischer Veränderung wird der ganze Darmbeinschienbeinzug in gleicher Weise wie der Muskelbauch geknetet.

◎ 161–163   M. tensor fasciae latae

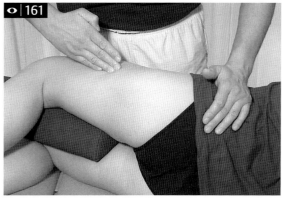

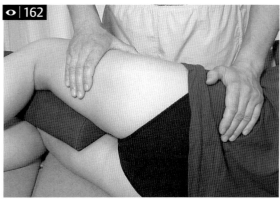

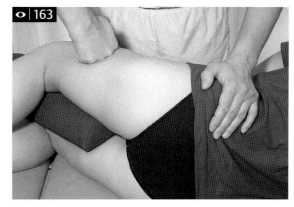

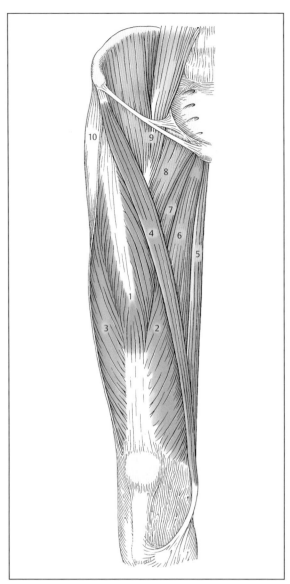

164   Vordere Muskeln des Oberschenkels

1 M. rectus femoris
2 M. vastus medialis
3 M. vastus lateralis
4 M. sartorius
5 M. gracilis
6 M. adductor longus
7 M. adductor brevis
8 M. pectineus
9 M. iliopsoas
10 M. tensor fasciae latae

2.7 Massage der unteren Extremitäten

2.7.1 Massage des Oberschenkels

Am Oberschenkel befinden sich mehrere große Muskelgruppen, die getrennt massiert werden. An der Vorderseite (164) liegt der mächtige vierköpfige Oberschenkelstrecker (M. quadriceps femoris), im oberen Teil überlagert vom Schneidermuskel (M. sartorius). Das Relief der Medialseite des Oberschenkels wird von der Adduktorengruppe gebildet. An der Dorsalseite befinden sich die zweigelenkigen Muskeln, die im Hüftgelenk strecken und im Kniegelenk beugen: lateral des Oberschenkelbizeps (M. biceps femoris), medial der Halbsehnenmuskel (M. semitendinosus) und der Plattsehnenmuskel (M. semimembranosus).

Zur Massage des Quadrizeps soll der Patient mit ausgestrecktem Bein auf der Massagebank sitzen. Dadurch erreicht man eine Beckenkippung nach vorn, womit eine Entspannung des Quadrizeps bewirkt wird, weil sich Ursprung und Ansatz des Schenkelgradmuskels (M. rectus femoris – das ist der eine, zweigelenkige Kopf des vierköpfigen Oberschenkelstreckers – einander nähern. Der Masseur sitzt auf der zu behandelnden Seite.

Die Massage des Quadrizeps, bestehend aus einer Zweihandstreichung, die im Technikteil (⬛ 4–9, S. 7f.) ausführlich dargestellt wurde und einer Zweihandknetung (⬛ 165–168).

Zur Massage der Adduktorengruppe (⬛ 165–168) liegt der Patient auf dem Rücken, der Masseur steht auf der zu behandelnden Seite. Das Kniegelenk wird, von einem Sandsack unterstützt, in leichte Beugestellung gebracht. Die Einhandstreichung beginnt in Höhe des Kniegelenkes. Der Daumen wird dem medialen Kniescheibenrand angelegt, die Finger der Innenseite des Kniegelenkes. So kann die Hand die ganze Adduktorengruppe mit der Streichung erfassen. Am Ende des Effleuragestriches gelangt der Daumen etwa in die Mitte des Leistenbandes, die Finger zum unteren Rand der Schambeinfuge. Dort angekommen, werden die Finger die Leistenbeuge entlang zum Daumen hochgezogen, wo der Strich endet. Um die Zweihandknetung ohne Anstrengung ausführen zu können, muss der Masseur, der zur Streichung neben dem Unterschenkel gestanden hat mit Blickrichtung auf den Patienten zu, sich nun neben den Oberschenkel stellen und über diesen gebeugt die Muskelgruppe fassen. Die Knetung verläuft wie die Streichung von der Innenseite des Kniegelenkes bis zum Schambein, die knetenden Hände dürfen die Muskelmasse nie verlieren.

⬛ 165–168 Adduktoren

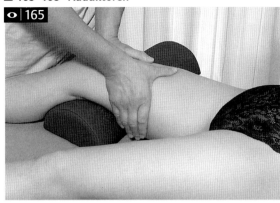
⊙ | 165

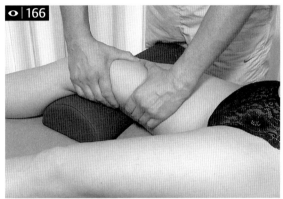
⊙ | 166

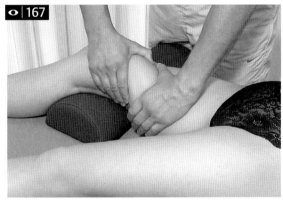
⊙ | 167

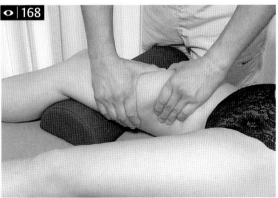
⊙ | 168

Die Massage der Oberschenkelrückseite (◎ 169) erfolgt in Bauchlage. Unter die Sprunggelenke legt man einen Sandsack, sodass durch leichte Beugestellung im Kniegelenk die Muskulatur entspannt wird. Die Beugemuskelgruppen, lateral der Oberschenkelbizeps und medial der Halbsehnen- und Plattsehnenmuskel, werden durch eine in der Oberschenkelmitte von der Kniekehle aufwärts verlaufende Furche getrennt. In dieser Furche liegt der Ischiasnerv (N. ischiadicus). Entsprechend dieser Lage werden die Muskeln getrennt massiert. Den lateral gelegenen Oberschenkelbizeps bearbeitet man von der Gegenseite her.

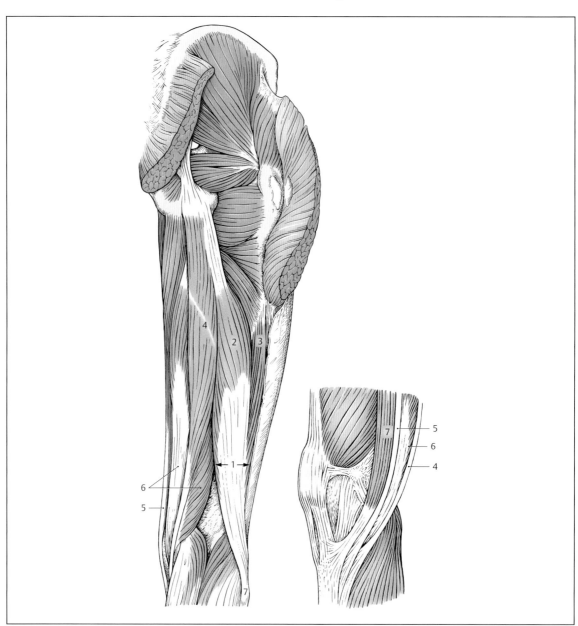

◎ **169 Hintere Muskeln des Oberschenkels**

1 M. biceps femoris
  2 Caput longum
  3 Caput breve
4 M. semitendinosus

5 M. gracilis
6 M. semimembranosus
7 M. sartorius

Bei der Einhandstreichung (◙ 170– 172) bewegt sich der Daumen der rechten Hand von der Kniekehlenmitte aus in der Mittelfurche, während die Finger eine Linie entlanggleiten, die vom Wadenbeinköpfchen zum hinteren Rand des großen Rollhügels führt. In gleicher Verlaufsrichtung folgt der Streichung die Zweihandknetung (◙ 172–173). Zur Bearbeitung der medialen Beugemuskelgruppe, Halbsehnen- und Plattsehnenmuskel, steht der Masseur auf deren Seite. Die Streichung wird am rechten Bein mit der linken Hand ausgeführt. Der Daumen folgt dabei wieder der Mittellinie, die Finger gleiten entlang dem hinteren Rande der Adduktoren bis zum Schambein. Am Ende der Streichung wird der Daumen an der Gesäß-Oberschenkel-Falte entlang zu den Fingern hingeführt. Die Zweihandknetung der Semimuskeln hat gleiche Verlaufsrichtung.

◙ 170 und 171 Ischiocrurale Muskelgruppen, medial

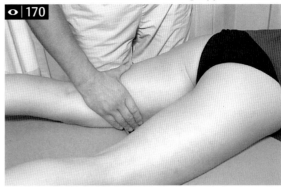
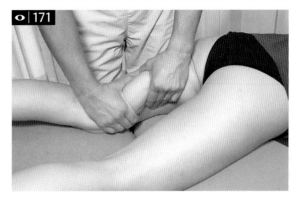

◙ 172 und 173 Ischiocrurale Muskelgruppen, lateral

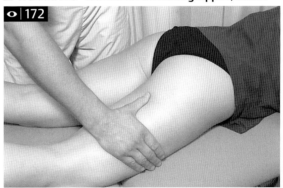
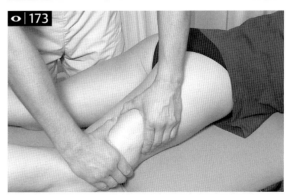

2.7.2 Massage des Unterschenkels

Am Unterschenkel haben wir drei Muskelgruppen (■ 174) zu massieren. Es sind diese:
1. Die Streckmuskeln: vorderer Schienbeinmuskel (M. tibialis anterior), langer Zehenstrecker (M. extensor digitorum longus) und langer Großzehenstrecker (M. extensor hallucis longus).
2. Die Wadenbeinmuskeln: langer und kurzer Wadenbeinmuskel (Mm. fibularis longus et brevis).

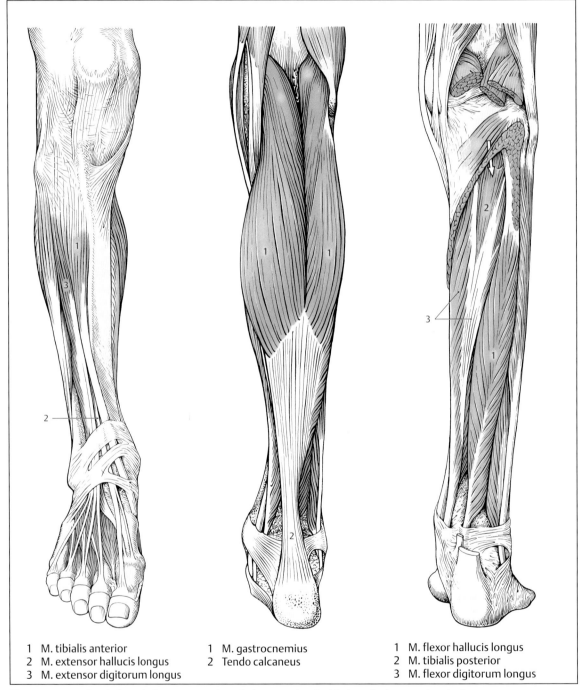

1 M. tibialis anterior	1 M. gastrocnemius	1 M. flexor hallucis longus
2 M. extensor hallucis longus	2 Tendo calcaneus	2 M. tibialis posterior
3 M. extensor digitorum longus		3 M. flexor digitorum longus

■ 174 **Unterschenkelmuskulatur** a vordere, b hintere oberflächliche Schicht, c tiefe Schicht

3. Die Beugemuskeln: Wadendrillingsmuskel (M. triceps surae) bestehend aus Wadenzwillingsmuskel (M. gastrocnemius) und Schollenmuskel (M. soleus) in der oberflächlichen Schicht, und die tiefe Schicht, zu der hinterer Schienbeinmuskel (M. tibialis posterior), langer Zehenbeuger (M. flexor digitorum longus) und langer Großzehenbeuger (M. flexor hallucis longus) gehören.

Die Massage erfolgt getrennt nach diesen Gruppen.

Der Patient liegt zur Massage des Unterschenkels auf dem Rücken. Der Masseur steht auf der Seite, die behandelt werden soll und beginnt mit der Bearbeitung der Streckmuskeln. Zum Ausstreichen wird die Knöchelstreichung angewendet, sie reicht vom Knöchelbereich am Fußrücken bis zum Wadenbeinköpfchen. Darauf folgt die Fingerspitzenknetung (◪ 175–178). Die Knetung wird etwa 10-mal hintereinander ausgeführt.

◪ 175–178 Fingerspitzenknetung

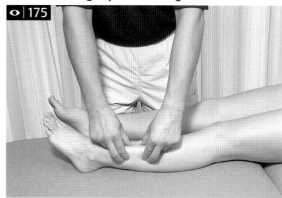

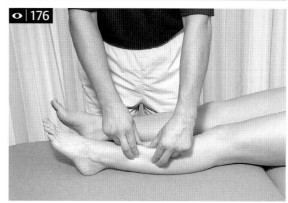

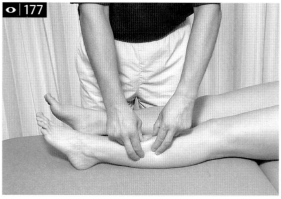

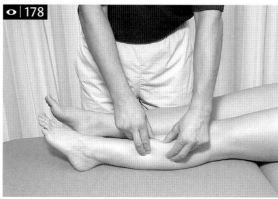

179–184 Wadenmuskulatur, Einhandstreichung

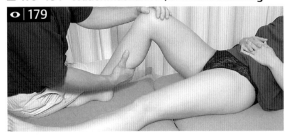

179

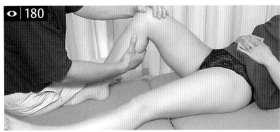

180

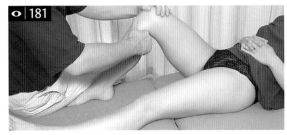

181

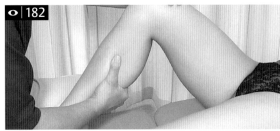

182

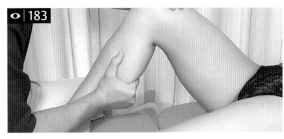

183

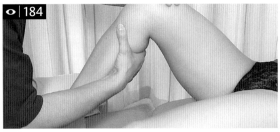

184

Nach der Streckmuskulatur wird in gleicher Weise die Wadenbeinmuskulatur mit Knöchelstreichung und Fingerspitzenknetung massiert. Die Massage der Wadenmuskulatur (⊙ 179 bis 184) erfolgt zweckmäßigerweise nach äußerer und innerer Wadenhälfte getrennt, wobei oberflächliche und tiefe Schicht der Muskulatur gleichzeitig erfasst werden. Dazu beugt der auf der Massagebank liegende Patient den Unterschenkel im Kniegelenk nahezu rechtwinklig und stellt den Fuß auf. Die aktive Muskelspannung des Patienten zur Erhaltung dieser Beinstellung schaltet der zur Seite der bearbeiteten Extremität auf der Massagebank sitzende Masseur dadurch aus, dass er mit seinem Oberschenkel dem Patientenfuß einen Gegenhalt gibt und mit der freien Hand das Bein am Kniegelenk abstützt (s. ⊙ 179).

Zunächst wird die mediale Wadenhälfte mit der Einhandstreichung bearbeitet. Sie beginnt an der Achillessehne und wird bis zur Kniekehle hingeführt. Am Ende der Streichung wird die Hand dorsalflektiert, wobei sich Daumen und Fingerkuppen einander nähern und den Ursprungsteil des M. gastrocnemius zum Oberschenkel hin verfolgend ausstreichen. In gleicher Verlaufsrichtung wird nach der Streichung die mediale Wadenhälfte mit einer Hand geknetet. Die Knetung wiederholt man mehrmals. Danach wird die laterale Wadenhälfte gleichermaßen massiert. Dazu greift die nun frei werdende Hand auf das Kniegelenk, um es zu unterstützen (s. ⊙ 179–184).

Bei nicht zu mächtiger Entwicklung der Wadenmuskulatur kann man die Wade insgesamt massieren. Der Patient befindet sich in Bauchlage, die Füße werden in Höhe der Sprunggelenke durch einen Sandsack unterstützt. Nach der Hand-über-Hand-Streichung wird die Wade mittels Zweihandknetung massiert. Diese muss im Bereich der Achillessehne wegen des geringen Umfanges als Fingerspitzenknetung begonnen werden, um dann im Bereich der Muskelbäuche des M. triceps surae als Zweihandknetung fortgeführt zu werden. Hierzu dienen ◙ 185–187 als Illustration.

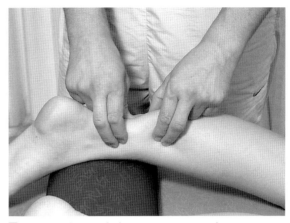

◙ 185   Wadenmuskulatur, Fingerspitzenknetung

◙ 186 und 187   Zweihandknetung

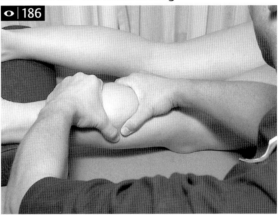

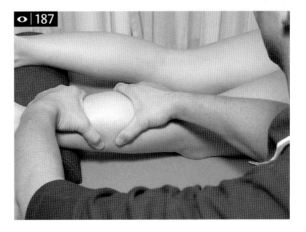

◙ 188–191 Rückseite Bein

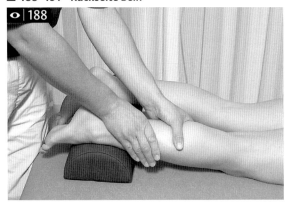

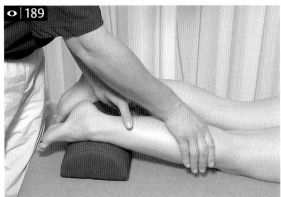

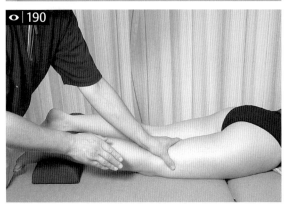

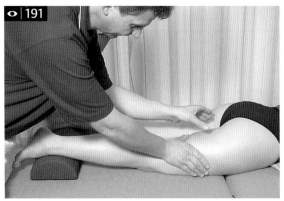

Es soll hier noch die von uns bei Venen-Rückfluss-Störungen eingesetzte Streichmassage des Unterschenkels gezeigt werden (◙ 188–191). Zur Streichmassage liegt der Patient auf dem Bauch, wiederum mit unterstütztem Fußrücken. Der Masseur steht am Fußende der Massagebank und streicht die Wade bzw. das ganze Bein alternierend mit beiden Händen. Die Streichung soll leicht und ohne Druck ausgeführt werden. Zunächst wird die rechte Hand im Bereich der Achillessehne aufgelegt und auf der Wade aufwärts geführt. Oberhalb der Wadenmitte gleitet die Hand seitwärts und wird abgehoben und seitlich vom Bein zum Ausgangspunkt der Streichung zurückgeführt. Während des Rückführens der rechten Hand führt die linke in gleicher Weise von der Achillessehne beginnend die Streichung aus, bis sie die Wadenmitte erreicht und abgehoben wird. So wechseln die Hände immer einander ab. Jeder Strich reicht etwa eine Handbreite höher hinauf, sodass mit etwa fünf Zügen die ganze Wade und der Oberschenkel bis zur Mitte gestrichen ist. Dann beginnt die Streichung wieder an der Achillessehne.

Ist ausschließlich Streichmassage verordnet, wird diese etwa 10 Minuten lang in der beschriebenen Art hintereinander ausgeführt.

2.7.3 Massage des Fußes

Die Massage des Fußes gestaltet sich analog der Massage der Hand. Wir haben also den Fußrücken mit den Zwischenknochenmuskeln, die Zehen und schließlich die Fußsohle mit Großzehenballen und Kleinzehenballen zu massieren (◉ 192).

Zur Fußmassage liegt der Patient entspannt auf dem Rücken, der Masseur steht am Fußende.

Eingeleitet wird die Massage mit einer Streichung des Fußrückens, die die Zehen mit einschließt (◉ 193–195). Der rechte Fuß wird dazu von der rechten Hand in rechtwinkliger Stellung zum Unterschenkel fixiert, indem die Handfläche unter die Zehen und die Köpfchen der Mittelfußknochen gelegt wird. Die linke Hand schmiegt sich mit der Innenfläche dem Fußrücken an. Die Streichung wird von der Rückfläche der Zehen über den Fußrücken

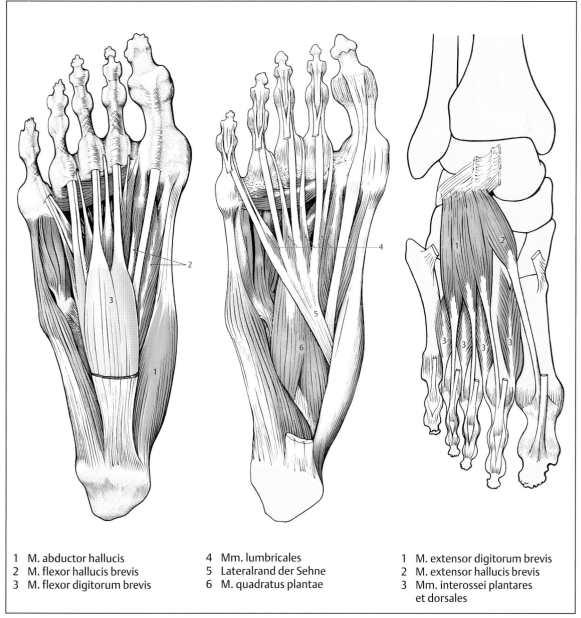

1 M. abductor hallucis	4 Mm. lumbricales	1 M. extensor digitorum brevis
2 M. flexor hallucis brevis	5 Lateralrand der Sehne	2 M. extensor hallucis brevis
3 M. flexor digitorum brevis	6 M. quadratus plantae	3 Mm. interossei plantares et dorsales

◉ **192 a** Kurze Muskeln des Dorsum pedis, **b** Muskeln im Großzehenbereich M. abductor hallucis und M. flexor hallucis brevis, **c** tiefe Schicht

geführt, schließt den Knöchelbereich mit ein und endet als Flachhandstrich am Unterschenkel. Nachdem diese Streichung mehrmals erfolgt ist, werden die Zehen einzeln behandelt (◙ 195–197). Die jeweils bearbeitete Zehe wird von der freien Hand am Zehenglied fixiert. Jede Zehe wird erst mit der Daumenkuppe gestri-

chen und danach mittels zirkulärer Effleurage massiert.

Es sind dies die gleichen Handgriffe, wie sie zur Bearbeitung der Finger beschrieben wurden.

Zur Streichung der Zwischenknochenräume wird die Daumen-über-Daumen-Streichung eingesetzt. Die Finger beider Hände fixieren dabei den Fuß von der Fußsohle her. Die darauf folgende zirkuläre Effleurage der Mittelfußräume wird mit dem Mittelfinger ausgeführt, während die freie Hand den betreffenden Mittelfußknochen, neben dem gearbeitet wird, am Köpfchen festhält. Die Zwischenknochenmuskeln können auch durch Verschieben zweier benachbarter Mittelfußknochen gegeneinander durchgewalkt werden.

◙ 193–195 Fußrücken

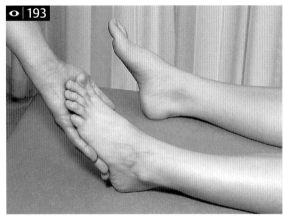

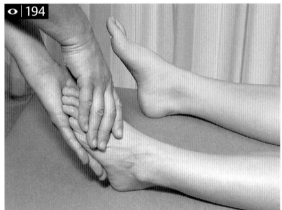

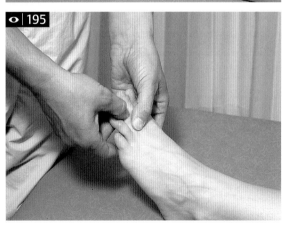

◙ 196–197 Fußrücken

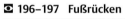
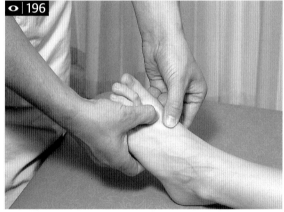

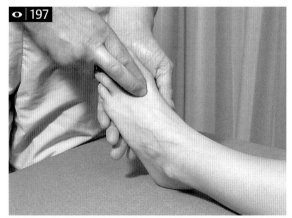

An der Fußsohle (◘ 198–201) wird die Massage eingeleitet mit einer Knöchelstreichung. Am rechten Fuß schmiegt sich dabei die linke Hand des Masseurs dem Fußrücken so an wie zur Streichung des Fußrückens, bleibt jedoch liegen und gibt das Widerlager für die den Knöchelstrich (◘ 198) ausführende rechte Hand. Intensiver werden dann die an der Fußsohle gelegenen Muskeln von den Mittelfußköpfchen bis zur Ferse hin mit dem Daumen gestrichen, während die linke Hand wieder den Fußrücken fixiert. In der gleichen Stellung folgt darauf die Friktion der Fußsohle, wobei der Daumen kleine zum Fußaußenrand hin gerichtete Kreise beschreibt. Außer der Fußsohle insgesamt werden noch Großzehenballen und Kleinzehenballen gesondert massiert. Dazu legt der Patient sein Bein außenrotiert so, dass der Fußaußenrand auf die Massagebank (◘ 199) zu liegen kommt. Der Masseur setzt sich an der Seite der bearbeiteten Extremität seitlich auf die Massagebank und kehrt seinen Rücken dem Patienten zu. Er hat dann den Fuß vor sich liegen und kann ihn mit beiden Händen bearbeiten.

In dieser Stellung wird nun der Großzehenballen und Fußinnenrand mittels Fingerspitzenknetung (◘ 200) massiert. Dann fasst der Masseur die rechte Ferse mit seiner linken Hand von hinten her und hebt den Fuß auf seinen Schoß. Dadurch wird der Fußaußenrand von der Unterlage abgehoben und der Massage zugänglich. Am Kleinzehenballen und Fußaußenrand wird zunächst eine Streichung mit dem Daumen ausgeführt und danach die Muskulatur mit Friktionen bearbeitet. Man kann den Fußaußenrand auch zwischen Zeigefingergrundglied und Daumen fassend kneten (◘ 201).

◘ 198–201 **Fußsohle**

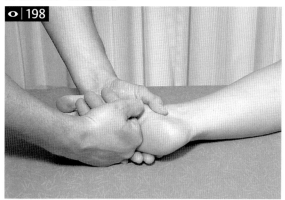
○ | 198

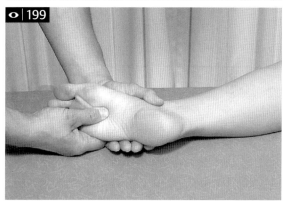
○ | 199

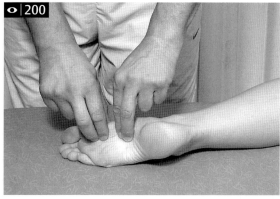
○ | 200

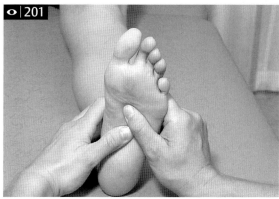
○ | 201

2.8 Massage der Brust

Die Massage der im Bereich des Brustkorbes dorsal gelegenen Muskeln sowie des großen Brustmuskels und des seitlichen Sägemuskels wurden bei anderen Körperregionen besprochen. Die Zwischenrippenmuskeln sind diejenigen, die den Brustkorb bei der Atmung selbst bewegen. Zu ihrer Massage liegt der Patient auf dem Rücken. Der Masseur steht zur Bearbeitung der rechten Brustkorbhälfte auf der linken Seite des Patienten und setzt die leicht gespreizten Finger 2 bis 5 dicht neben dem Brustbein in benachbarte Zwischenrippenräume und streicht in ihnen seitwärts. Der Strich endet, wo die dorsal und oberflächlich gelegenen Muskeln den Fortlauf hindern. Jeder folgende Strich beginnt wieder neben dem Brustbein,

jedoch um einen Zwischenrippenraum nach abwärts versetzt. So verfährt man, bis alle Zwischenrippenräume durchgestrichen sind. Darauf werden diese mit Friktionen durch den Zeigefinger bearbeitet, in Form kleiner Kreise unter Mitverschiebung der Haut. Die kreisförmigen Friktionen schreiten ebenfalls vom Brustbeinrand nach lateral fort (siehe ◻ 115–117, S. 109f.).

2.9 Massage des Bauches

Die Massage des Bauches beeinflusst die Muskulatur der Bauchwand und reizt die Nerven aus dem Splanchnikusgebiet und kann so den Darmtonus verändern. Deshalb ist es erforderlich, die Bauchmassage besonders vorsichtig durchzuführen. Sie darf nie nach dem Essen

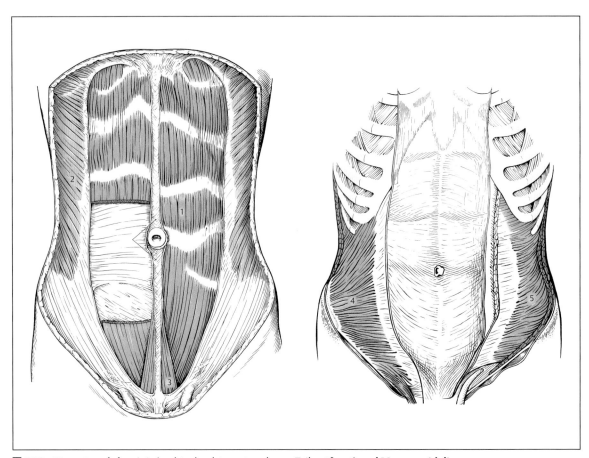

◻ 202   **M. rectus abdominis** (rechts durchtrennt und zum Teil entfernt) **und M. pyramidalis**

1 M. rectus abdominis
2 M. obliquus externus abdominis
3 M. pyramidalis

4 M. obliquus internus abdominis
5 M. transversus abdominis

appliziert werden, Darm und besonders Blase sollen vorher entleert werden.

Zur Bauchmassage liegt der Patient mit schräg erhöhtem Kopfende und mit in den Hüft- und Kniegelenken leicht gebeugten Beinen auf der Massagebank. Der Masseur steht grundsätzlich auf der rechten Seite des Patienten. Die Bauchmassage muss sorgfältig aufgebaut werden, und zwar in der Reihenfolge: Bauchdecken – Bauchmuskeln.

Zunächst müssen die Bauchdecken für die nachfolgenden Handgriffe gewissermaßen vorbereitet werden. Denn bei fast allen Patienten, die zum ersten Male massiert werden, spannen sich beim bloßen Betasten die Bauchdecken derart an, dass man unmöglich in die Tiefe eindringen kann. Diese Spannung beseitigt man am besten durch kreisförmige Streichungen. Beide flach aufgelegten Hände beschreiben dabei aufeinander zu gerichtete kleine Kreise, die linke Hand im Uhrzeigersinn, die rechte Hand gegenläufig. Es ist dies die gleiche Bewegung, wie bei der im Technikteil als Zweihandstreichung beschriebenen sog. Achtertour, nur sind die Kreise kleiner und der Bewegungsrhythmus schneller. Die Streichung beginnt dicht oberhalb der Symphyse und wird im Uhrzeigersinn über den Bauch geführt, folgt also dem Verlauf des Dickdarmes. Es ist darauf zu achten, dass sich bei Streichung am Bauch der Daumen dem zweiten Finger anschmiegt und nicht, wie bei der Massage der Extremitäten, abgespreizt wird. Hat man durch diese Streichungen die reflektorische Abwehrspannung der Bauchdecken überwunden, kann man die Massage der Bauchmuskeln beginnen. Mittels paralleler Streichungen wird die gesamte Bauchwand massiert. Die parallel nebeneinander aufgesetzten flachen Hände werden aneinander vorbei quer über den Bauch geführt, und zwar von der Symphyse aufsteigend bis zum Rippenbogenrand. Die ☑ 203–205 zeigen diese Technik. Man erfasst damit alle Bauchmuskeln, besonders die sich sonst der Massage entziehenden flach ausgebreiteten: den queren Bauchmuskel (M. transversus abdominis), den inneren schrägen Bauchmuskel (M. obliquus internus abdominis) und den äußeren schrägen Bauchmuskel (M. obliquus externus abdominis). Der gerade Bauchmuskel (M. rectus abdominis) ist im Gegensatz zu den vorgenannten flach ausgebreiteten Bauchmuskeln der Knetung leicht

☑ 203–205 Bauch

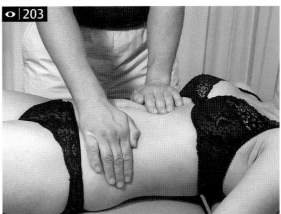
◉ | 203

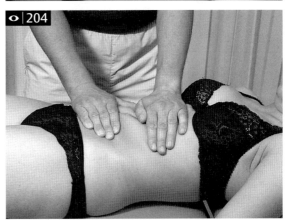
◉ | 204

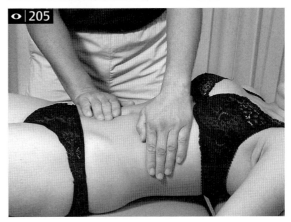
◉ | 205

⬛ 206–208 Bauch

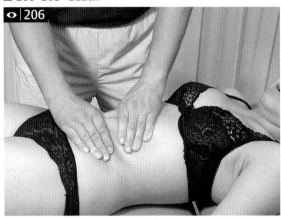

⊙|206

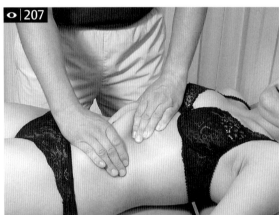

⊙|207

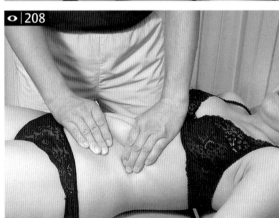

⊙|208

zugänglich. Wir wenden eine Fingerspitzen-pétrissage an, wobei alle Finger beteiligt sind. Die Hände müssen jedoch flach angesetzt werden, wenn man nur den geraden Bauchmuskel fassen will. Setzt man sie zu steil an, dann knetet man den Dünndarm!

Die Knetung verläuft vom Ansatz des Muskels am Schambein aufwärts bis zum Brustbein. Bei kräftig ausgebildeter Muskulatur kann man die rechte und die linke Seite getrennt bearbeiten. Die ⬛ 206–208 veranschaulichen die Fingerspitzenknetung des geraden Bauchmuskels.

Nachdem man so die Bauchwand massiert hat, kann man – falls erforderlich – Massagehandgriffe folgen lassen, die geeignet sind, auf den Tonus des Darmes einzuwirken.

2.10 Massage und Übungsbehandlung

Die Aufgaben des Masseurs und med. Bademeisters haben sich in den letzten Jahren stark verändert und erweitert. So muss der Behandler nicht nur ein großes Maß an Geschicklichkeit und Können im Bereich der Massage vorweisen, sondern auch in der Bewegungstherapie fundierte Kenntnisse besitzen.

Die Grundlagen der Übungstherapie wie Aspekte des motorischen Lernens, Sensomotorik, Grundlagen und wichtige Begriffe, Aspekte der funktionellen Bewegungslehre sollte der Behandler beherrschen und am Patienten umsetzen können.

Haltungs- und Bewegungsmuster werden zuerst in der Grundmotorik sichtbar. Durch strukturelle Veränderungen der Bewegungs- und Stützorgane entwickeln sich Fehlstellungen. Wenn die Bewegung z.B. durch Angst, Schmerzen und traumatische Einflüsse gestoppt wird, muss der Therapeut wissen, wie er dem Patienten wieder zur Grundmotorik verhilft. Kenntnisse im Bereich der Übungsbehandlung wie Ausgangsstellung, Lagerung, Bewegungsübungen (passive, aktive Maßnahmen), Kombination dieser Möglichkeiten, Bauch- und Rückenmuskelübungen, Pezziballübungen, Atemübungen, aber auch die Kenntnis der Gangschule sind dazu notwendig.

Ein häufiges Behandlungsproblem ist z. B. die muskuläre Dysbalance. Die Ursache für das Ungleichgewicht zwischen der tonischen und der phasischen Muskulatur wird häufig im Haltungsverfall deutlich. Die phasische Muskulatur neigt zur Verkürzung, die tonische Muskulatur zur Abschwächung und zur Tonussenkung. Was liegt daher näher, einem Muskel, der durch eine vorherige Massagetherapie detonisiert oder tonisiert wurde, dessen Durchblutung, Stoffwechsel und Elastizität schonend aktiviert wurde, durch eine gezielte Übungsbehandlung zu seiner normalen Balance zu verhelfen.

Aktive Übungsbehandlungen im Anschluss an die Massagetherapie sind günstig, da im normalen Bewegungsablauf ständig wechselnde Belastungen der Muskulatur erfolgen. Widerstände können durch den Therapeuten aber auch mit Geräten eingesetzt werden. Die Intensität, die Dauer, das Bewegungstempo, die Anzahl der Wiederholungen und die Pausendauer der Übungen werden vom Therapeuten vorgegeben. Das Ziel dieser Kombinationsbehandlung kann auch als Prävention angesehen werden, um Fehlbelastungen oder Fehlhaltungen vorzubeugen.

Während der Ausbildung können daher aus Indikationen und Kontraindikationen eine Kombination für Massage und Übungsbehandlung aus folgenden Fachbereichen gewählt werden: Einfache Übungen zur Behandlung von Gefäßerkrankungen (AVK und CVI), Atemwegserkrankungen, Grundsätze bei chirurgischen/orthopädischen Patienten (Lagerungs-, Übungs- u. Belastungsstabilität, Prophylaxen, Gangschule, Rückenschule), neurologische Erkrankungen, insbes. Hilfe bei hemiplegischen Patienten (Lagerung, Bewegungsübergänge, Transferleistungen, Gehen).

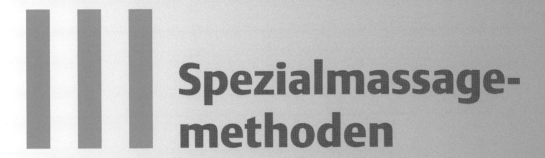

III Spezialmassage-methoden

Die Spezialmethoden kommen in der Behandlung der Erkrankungen des Bewegungsapparates als **ergänzende** Maßnahme infrage.

Es sind dies die Bindegewebsmassage, die Reflexzonenmassage, die Lymphdrainage, die Unterwasserstrahlmassage, die Quermassage und die Stäbchenmassage.

Selbstverständlich dürfen auch hier die muskelrelaxierenden, die sedierenden, entzündungshemmenden und schmerzstillenden Medikamente nicht vergessen werden, mit deren Hilfe es gewöhnlich erst einmal gelingt, den ersten Schmerz zu bekämpfen. Bloß darf man nicht in den Fehler verfallen, sich als Arzt damit zu begnügen und dem Patienten andere Alternativen vorzuenthalten (z. B. Akupressur, Akupunktur, Blutegelbehandlung, Chirotherapie, Krankengymnastik, Neuraltherapie).

Wenn sich schließlich herausstellt, dass bei gekonnter Anwendung und genügend langer Dauer der Massage oder anderer Spezialmethoden kein befriedigendes Ergebnis erreicht wurde (sechs Behandlungen können bei hartnäckigen Fällen nie genügen) ist für den Einsatz eines Medikamentes als Dauertherapie immer noch Zeit genug.

1 Bindegewebsmassage

Elisabeth Dicke († 11.8.1952) entwickelte die Bindegewebsmassage 1929 an sich selbst. 1938 forderte Frau Dr. *H. Leube* Frau *E. D. Dicke* auf, die Methode in Freiburg i.Br. zu demonstrieren. Gemeinsam mit *Prof. W. Kohlrausch*, dem Leiter der Krankengymnastik-Schule, wurde die Bindegewebsmassage dann 1 Jahr lang geprüft und für so gut gefunden, dass beide eigene Bücher mit kleinen Variationen herausgaben.

Die Methode stellt eine Spezialform der Reflexzonenbehandlung dar, weitere Segmentmassagen von *A. W. Dalicho* und *O. Gläser*, später auch *D. Quilitsch*, sowie die Fußsohlenreflexmassage nach *H. Marquardt*, die Periostmassage von *Marnitz* und *Vogler* und die Akupressur, wohl auch die Neuraltherapie von *F. Huneke* und die Akupunktur aus dem Fernen Osten sowie die Elektroakupunktur nach *Voll* machen sich kutiviszerale Reflexe, Meridiane, »Erwärmer« zunutze.

Alle diese Methoden richtig erlernt, in ihrer Indikation nicht überfordert, in ihrer Zielsetzung vernünftig eingeschätzt, sind in der Lage, Vorgänge zu beeinflussen, die von der heute gelehrten Medizin nicht erkannt und deshalb nicht behandelt werden; oder zwar erkannt, aber nicht oder nur durch schwere Geschütze wie Dauermedikation von Analgetika, Spasmolytika oder sogar Operationen für beeinflussbar gehalten wurden.

Die Methode der Bindegewebsmassage sowohl von *E. Dicke* als auch von *Teirich-Leube* wie auch von *W. Kohlrausch* haben eine Langzeitbewährung hinter sich und sind die bekanntesten manuellen Spezialmethoden.

2 Unterstützung der venösen Drainage und des Lymphrückstroms

2.1 Physiologie

Das Niederdrucksystem des Körperkreislaufs hat folgende Funktionen:
- Volumenspeicher
- aktive und passive Rückleitung des Blutes aus der Peripherie
- Flüssigkeitsaustausch zwischen Blutbahn und Gewebe.

Von dem Gesamtvolumen des Körpers (ca. 6 l) befinden sich 15 % im arteriellen System, 25 % im intrathorakalen Niederdruckbereich und 60 % in den extrathorakal gelegenen Venen. In den unteren Extremitäten kann sich aufgrund der Dehnbarkeit der Venenwand das Blutvolumen beim Wechsel vom Liegen zum Stehen verdoppeln und von 400–500 ml auf 700–1000 ml ansteigen.

Über geöffnete Klappen der sub- und epifaszialen Venen wird der Blutstrom herzwärts geleitet, wobei 90 % der Drainage des Venenblutes über die subfaszialen, tiefen Venen erfolgt.

Folgende Fördermechanismen garantieren den venösen Bluttransport zum Herzen:
- passiver Rücktransport des Venenblutes entlang des vom linken Ventrikel zum rechten Vorhof bestehenden Druckgradienten

- aktiver Rücktransport des Venenblutes (Venenmuskelpumpe, Gelenkpumpe, Fußsohlenpumpe).

2.1.1 Passiver Rücktransport

Treibende Kraft des passiv zum Herzen fließenden Venenblutes ist die *arteriovenöse Druckdifferenz* zwischen linker Herzkammer und rechtem Vorhof.

Merke. Beim Wechsel vom Liegen zum Stehen bleibt das arteriovenöse Druckgefälle konstant, da Arterien und Venen einen geschlossenen Kreislauf bilden und sich der hydrostatische Druck sowohl in den peripheren Arterien als auch in den Venen gleichermaßen ändert.

Daher fließt normalerweise das Venenblut im Liegen und im ruhigen Stehen gleichermaßen über geöffnete Venenklappen herzwärts. Der arteriovenöse Druckgradient in Venen wird atemabhängig über die In- und Exspiration durch die Zwerchfellbewegung moduliert.
Inspiration bewirkt über die Abnahme des intrathorakalen Drucks den Einstrom des Venenblutes aus den oberen Extremitäten in das Herz. Gleichzeitig bewirkt das inspiratorische Tieftreten des Zwerchfells die Zunahme des intraabdominellen Drucks, sodass sich in den Beinvenen die Venenklappen schließen und der peripherwärts gerichtete Rückstrom des Blutes verhindert wird. Das expiratorische Höhertreten des Zwerchfells bewirkt ein Absinken des intrabdominellen Drucks, sodass das Venenblut aus den unteren Extremitätenvenen über geöffnete Venenklappen herzwärts strömen kann. Dabei nimmt in den oberen Extremitätenvenen bei Exspiration der intravasale Druck zu, wobei das Schließen intakter Venenklappen einen Strömungsstopp des Armvenenblutes bewirkt.

2.1.2 Aktiver Transport

Beim Gehen wird das Venenblut aktiv aus den unteren Extremitäten mit Hilfe der *Venenmuskelpumpe* transportiert.

Die volle Funktionsfähigkeit der Venenmuskelpumpe setzt voraus:
- einen Extremitätenmuskel, der im Wechsel kontrahiert und erschlafft
- eine Vene, die mit dem Muskel in der gleichen Faszienloge verläuft
- intakte Venenklappen.

Die Auswirkung der durch die Muskeltätigkeit verursachten intravenösen Druckänderungen sind in den subfaszial verlaufenden Leitvenen stärker als in den extrafaszial gelegenen Gefäßen, sodass in den Perforansvenen normalerweise ein von außen nach innen gerichtetes Druckgefälle entsteht.
Die Druck- und Sogwirkung beim Be- und Entlasten der Gelenke stellt einen weiteren aktiven Fördermechanismus des Venenblutes dar (Gelenkpumpe).
Als *Fußsohlenpumpe* wird das Entleeren und die Wiederauffüllung des venösen Blutspeichers der Fußsohle beim Be- und Entlasten der Extremität bezeichnet.

2.2 Pathophysiologie

Der Verlust der Venenklappenfunktion führt über eine Störung passiver und aktiver Fördermechanismen zu einer Behinderung des venösen Abflusses und der Zunahme des intravavasalen Druckes.
Bei Mündungsklappeninsuffizienz der Stammvenen schreitet die Schädigung weiterer Venenklappen von proximal nach distal voran.
Im Fall intakter Mündungsklappen ist ein Übertritt des Leitvenenblutes in die epifaszialen Venen durch insuffiziente Perforansvenen möglich. Hierdurch kann es zu einer isolierten Aufweitung darüber liegender epifaszialer Venenabschnitte (Blow-out-Phänomen) kommen.
Bei thrombotischen Verschlüssen tiefer Leitvenen erfolgt der venöse Abfluss über insuffiziente Perforansvenen. In diesen epifaszialen Kollateralvenen ist der intravasale Druck erhöht.
Störungen des venösen Bluttransportes können folgende Auswirkungen haben:
- Varikosesyndrom
- Thrombosesyndrom
- chronische Veneninsuffizienz.

10 Verhaltensmaßnahmen bei Venenerkrankungen

Empfohlen

– Kalte Kneipp-Güsse

– Bequemes Schuhwerk

– Ab und zu Beinhochlagerung und/oder Fußwippen

– Spaziergänge, Schwimmen

– Gewichtsreduktion

Vermeiden

– Langes Sitzen

– Schuhe mit hohen Absätzen

– Langes Stehen

– Wärme, Sonnenbad

– Tragen schwerer Lasten

2.2.1 Typische Beschwerden beim Varikosesyndrom

Spannungs-, Schweregefühle in den Waden und Unterschenkelödeme treten besonders nach längerem Stehen oder Sitzen auf und verschwinden im Liegen oder bei Bewegung. Diese klinischen Zeichen verschlimmern sich bei - Wärmeeinwirkung. Es kommt zu einer Venendilatation und zur Zunahme venentypischer Beschwerden. Im Zusammenhang mit Krampfaderleiden können Elektrolytverschiebungen zu nächtlichen Wadenkrämpfen führen.

Entzündete Varizen beeindrucken als gerötete, schmerzhafte Venenstränge.

2.2.2 Konservative Therapie

Grundlage der konservativen Behandlung von Krampfaderleiden ist die Kompression varikös erweiterter Venen. Durch die Kompressionsbehandlung wird die Rückflussgeschwindigkeit des Venenblutes sowie der Lymphtransport erhöht, die Venenmuskelpumpfunktion verstärkt und die Ödembildung verringert. Eine Kompressionsbehandlung ist mittels Kompressionsverbandes oder Kompressionsstrümpfen möglich.

Merke. Zur Behandlung akuter Venenerkrankungen und chronischer Venenleiden sowie nach invasiver Venentherapie sind nicht oder nur gering nachgiebige Kompressionsstrümpfe (Kurzzug-, Pflaster-, Leim und Flanellbinden) geeignet. Elastische Kompressionsverbände sollten zur Prophylaxe chronischer Venenleiden eingesetzt werden.

Im Bereich der physikalischen Therapie werden diese Therapieformen durch Streichmassagen oder Lymphdrainagen unterstützt. Bevor der Therapeut mit seiner Anwendung beginnt, sollte er das Bein nach eventuellen *Schmerzpunkten* oder *Entzündungszeichen* untersuchen (auf Kontraindikationen achten). Die anschließende Behandlung mit der Streichmassage darf keinen Schmerz verursachen und sollte mit Übungen für den aktiven Rücktransport kombiniert werden.

3 Maßnahmen bei Erkrankungen des Lymphgefäßsystems

Definition: Von den primären, angeborenen Schädigungen (Agenesie, Hypo-, Hyper-, Aplasie) der Lymphgefäße sind sekundäre Lymphgefäßerkrankungen (infolge Thrombosen, parasitärer und bakterieller Erkrankungen, Operationen, Traumen, Bestrahlung) zu unterscheiden.

3.1 Veränderungen des Lymphgefäßsystems

Normalerweise werden die über die Blutkapillaren ins interstitielle Gewebe filtrierten Plasmaproteine von den Lymphkapillaren resorbiert und über das Lymphgefäßsystem dem Blutkreislauf wieder zugeführt. Transportmechanismen wie Gelenk- oder Wadenpumpe unterstützen diesen Vorgang. Ist das Gleichgewicht zwischen Filtration und Resorption zugunsten der Filtration gestört, so übernehmen die Lymphbahnen durch Steigerung des Flüssigkeitstransportes Sicherheitsventilfunktion. Wenn dieser Kompensationsmechanismus erschöpft ist oder Transportstörungen der eiweiß- und wasserhaltigen Lymphflüssigkeit vorliegen, bedingt durch Erkrankung des Lymphgefäßsystems, kommt es zur Ausbildung eines Lymphödems. Dann kann zunächst ein geringer Anteil der in das interstitielle Gewebe zurückgestauten Eiweißmoleküle durch Makropagen phagozytiert (geschluckt) und abgebaut werden. Weitere natürliche Kompensationsmechanismen bei Lymphabflussstörungen sind die Ausbildung lymphatischer Kollateralgefäße und lymphovenöser Anastomosen. Kann dem zunehmenden Anfall von Plasmaproteinen nicht mehr entgegengewirkt werden, so steigt der interstitielle Eiweißgehalt weiter an. Die hierdurch bedingte Erhöhung des kolloidosmotischen Druckes führt zur zusätzlichen Wasseransammlung im Gewebe.

3.1.1 Einteilung in Stadien

- Reversibles Stadium: Das Lymphödem ist weich und bildet sich durch Hochlagerung der Extremität zurück. Eine Gewebsfibrose ist nicht eingetreten.
- Aufgrund von Gewebsproliferationen kann das Lymphödem im *spontan irreversiblen Stadium* nur inkomplett abschwellen, eine Rückbildung des Ödems durch Hochlagerung der Extremität findet nicht statt.

Das primäre Lymphödem beginnt meist einseitig. Häufig sind Erysipele die Ursache oder Komplikation der Ödeme.

Das *sekundäre* Lymphödem betrifft mit Ausnahme entzündlicher Ursachen selten beide Extremitäten. Bei entzündlicher oder maligner Ursachen nimmt die Schwellung rasch über Wochen von proximal nach distal zu. Bakterielle und parasitäre Infektionen, Thrombosen, Tumoren, Traumata, Operationen oder eine Bestrahlungstherapie sollten als Ursache für das Lymphödem ausgeschlossen werden. Im Vordergrund steht die Behandlung des Grundleidens.

3.2 Therapie

Die Therapie von Lymphgefäßerkrankungen besteht hauptsächlich aus der Behandlung des *Lymphödems*. Als Allgemeinmaßnahme sind eine Sanierung von Infektionen, schonende Hautpflege, vorsichtige Nagelpflege und das Tragen von bequemer Kleidung zu empfehlen. Sauna, Hitze und Sonnenbäder sollten vermieden werden. Die Basisbehandlung bei Lymphödem muss möglichst früh im Stadium 1 einsetzen und besteht aus der manuellen Lymphdrainage, die durch eine Kompressionstherapie unterstützt wird. Zusätzliche sollte konsequent eine entstauende Bewegungstherapie durchgeführt werden. Diese drei Maßnahmen werden als komplexe Entstauungstherapie bezeichnet und müssen anfangs täglich gewährleistet sein.

3.3 Lymphdrainage

In groben Zügen geht man so vor, dass zunächst die *zentrale* Region behandelt wird, erst nach deren »Vorbereitung« erfolgt die Bearbeitung der Peripherie; übrigens ein sehr logisches Vorgehen, wie es auch bei der Nachbehandlung von Extremitätenfrakturen mit Massage und Übungsbehandlung schon angewandt wird.

Die Erfolge der Lymphdrainage sind denn auch nicht zu übersehen, vor allem bei Fällen, bei denen eine Restdurchlässigkeit der Lymphgefäße in bestrahltem oder vernarbtem Gewebe noch vorhanden ist. Eiweißmoleküle und andere hochmolekulare Substanzen, die den *venösen* Schenkel nicht passieren können, werden durch das Klappensystem der initialen Lymphgefäße von den permeablen Wänden der Lymphkapillaren noch aufgenommen.

Ziel dieser Behandlung ist eine rein *flüssigkeitsverschiebende Wirkung*, sowohl intra- als auch extravaskulär. Hyperämisierende Effekte sind bei dieser Massageart nicht erwünscht. Ruhige, rhythmische Grifftechnik können die Aktivität der Lymphangione, also die Eigenperistaltik der Lymphgefäße, anregen. Neben der Lymphdrainage spielen spezielle Bandagetechniken, entstauende Bewegungstherapie, spezielle Hautpflege und die Mitarbeit des Patienten eine bedeutende Rolle in der »komplexen physikalischen Entstauungstherapie«.

3.3.1 Indikationen

- gutartige Lymphödeme
- Lipödeme
- phlebolymphatische Ödeme bei venöser Insuffizienz (chronisch)
- Phlebo-Lipo-Lymphödeme
- zyklisch-idiopatische Ödeme
- Schwellungszustände bei Erkrankungen des rheumatischen Formenkreises
- Sklerodermie
- Ödeme und Hämatome (postoperativ, posttraumatisch)
- Sudeck-Syndrom (proximal der Erkrankung)
- lymphatische Enzephalopathie.

3.3.2 Absolute Kontraindikationen

- maligne Tumoren
- maligne Lymphödeme
- alle akuten bakteriellen und virusbedingten Entzündungen
- Thrombosen
- tuberkulöse Prozesse.

3.3.3 Relative Kontraindikationen

- Zustände nach Venenentzündungen und Thrombosen
- Asthma bronchiale
- Asthma cardiale.

Cave: Bei Überfunktion der Schilddrüse keine Behandlung der Halsregion!

Es sei hier aber angemerkt, dass auch klassische Massagegriffe wie die Effleurage, das Streichen, in der Lage sind, erworbene lymphödematöse Stauungen zu vermindern oder zu beseitigen.

4 Unterwasserdruckstrahlmassage

Sie wird in einer Wanne mit einem Fassungsvermögen von mindestens 600 l durchgeführt, die mit einem Pumpenaggregat das Wasser aus der Wanne ansaugt. Über einen Schlauch, der mit verschiedenen Düsen versehen wird, tritt der Wasserdruckstrahl zwischen 0,5–4,0 bar aus. Eine so große Wanne ist deshalb erforderlich, damit der Patient, gänzlich mit Wasser bedeckt, behandelt werden kann. Temperatur, Auftriebskraft, hydrostatischer Druck und der Massagedruck des Wasserstrahls kommen hier voll zur Geltung.

Behandlungstemperatur. Die Temperatur liegt im indifferenten und mild warmen Bereich. Durch den mechanischen Reiz wird das Temperaturgefühl verändert.

Auftriebskraft. Nach dem Archimedischen Prinzip verliert jeder Körper in einer Flüssigkeit scheinbar so viel an Gewicht, wie die von ihm verdrängte Flüssigkeitsmenge wiegt. Für die Muskulatur bedeutet dies, dass die Haltearbeit, die sie gegen die Schwerkraft leisten muss, weitgehend entlastet wird.

Hydrostatischer Druck. Er ist abhängig von der Wasserhöhe, der im Bereich der Wanne etwa 50 cm beträgt. Durch die Kompression von Lymphgefäßen und Venen wird der Rückfluss zum Herzen größer. Die Zwerchfellatmung wird durch den Druck auf den Bauchraum ebenfalls erschwert.

Massagedruck. Der Massagedruck hängt von der Entfernung Düse–Haut bzw. von der eingestellten Druckintensität ab. Die Behandlung erfolgt von herzfern nach herznah, mit Streichungen und Zirkelungen.

Behandlung. Vor der eigentlichen Behandlung wird im trockenen Zustand eine Befundaufnahme durchgeführt.
Dornfortsätze, Gelenkvorsprünge, Genitalien, Anus, Kniekehle, die weibliche Brust sollten bei der Unterwassermassage ausgespart werden.
Die Behandlung beträgt etwa 20 Minuten, hierbei werden der obere Rumpfquadrant mit den Armen behandelt und der untere Rumpfquadrant mit den Beinen behandelt. Im Anschluss sollte immer eine Nachruhezeit von etwa 20–30 Min. eingehalten werden.

Wirkung. Die Wirkung der Unterwasserdruckstrahlmassage ist mit der eines temperaturansteigenden Vollbades vergleichbar. Es kommt zur Abnahme des peripheren Gefäßwiderstandes, zur Senkung des Blutdrucks, Puls und Atemfrequenz steigen sowie das Herzzeitvolumen. Durch den Druckstrahl und die unterschiedlichen Bewegungsabläufe werden die Hautkapillaren erweitert und damit eine Verbesserung der Durchblutung von Haut und Muskelbereich ermöglicht. Der venöse Rückstrom wird gefördert und der Gelenk- und Muskelstoffwechsel angeregt.

Indikation. Die Unterwasserdruckstrahlmassage wird bei degenerativen Erkrankungen der Wirbelsäule, chronischen Gelenkerkrankungen, Muskelhartspann, Narben, chronischer Obstipation und Gelenkkontrakturen durchgeführt.

Kontraindikationen. Neben den bei der klassischen Massage angegebenen, sind Reizergüsse, Herz- und Kreislaufinsuffizienz (hydrostatischer Druck), Venenentzündungen, Hautdefekte, schwere Osteoporose und alle Kontraindikationen eines Vollbades.

5 Stäbchenmassage

Die Stäbchenmassage kommt ursprünglich aus Japan, wurde von *E. Deuser* bei den Physiotherapeuten eingeführt und erhielt ihren medizinischen »Background« durch Beobachtungen von *H. Schoberth*.

Auch andere Orthopäden setzen in ihren Kliniken diese Methode ein *(J. Eichler)*. Es wird über eine gute Wirkung gerade bei den für die Fingerkuppe schlecht erreichbaren Regionen berichtet.

Das hölzerne Stäbchen ist 12 cm lang, hat die Form einer Gymnastikkeule mit einem am schmalen Ende angebrachten knopf- bis kugelförmigen Behandlungsteil.

Der schmale Teil des Stäbchens wird schlüssig wie ein Bleistift umfasst, der Mittel- oder Zeigefinger liegt dem Stäbchen eng an und reicht möglichst weit zum Knopfende herunter, um doch noch ein fortgeleitetes Tastempfinden zu erhalten.

J. Eichler (14) berichtet über eine spezielle, sog. »Eisstäbchenmassage« mittels eines Röhrchens aus Plastik (Blutentnahmeröhrchen), das mit Wasser gefüllt und tiefgekühlt wurde. Diese Eisstäbchen, andernorts auch als »Eis am Stiel« (Spatel in wassergefüllten Jogurtbecher in das Tiefkühlfach gestellt) verwendet, ist besonders geeignet bei Schmerzen an den knöchernen Ansatzstellen von Muskeln, z.B. lateral neben dem Iliosakralgelenk (Insertionsperiostosen).

W. Kuprian (33) beschreibt die Stäbchenmassage in einer Monografie.

Indikation

Die Indikationen für die Anwendung der Stäbchenmassage sind vor allem Verklebungen in einzelnen tieferen Gewebeschichten, besonders zwischen Muskulatur und Faszie. Nach Kontusionen, Distorsionen etc. kommt es oft zu Hämatomen, die im Verlauf ihrer Resorptionen zu Verwachsungen führen. Diese können mit dem Stäbchen gut beseitigt werden.

Auch die Verklebung zwischen Gelenkkapsel und Unterhautgewebe, die des Bindegewebes und des Gleitgewebes der Sehnen, sind Indikationen für die Stäbchenmassage.

Besonders geeignete Applikationsorte sind die Rotatoren des Hüftgelenkes und die unter dem Schulterblatt oder in der Tiefe liegenden Muskelansätze oder Faszienischen verschiedener Regionen. Bei Blockierung der Iliosakralgelenke tastet man deutliche Myogelosen im Bereich des M. glutaeus medius und an den Anteilen des Darmbeins, die neben dem Kreuzbein liegen (gute Erfolge bei adipösen Patienten).

H. Schoberth und *E. Treumann* (63) nennen die Stäbchenmassage besonders bei Entzündungen des Gleitgewebes der Achillessehne (Peritendinitis achilleae) als eine Möglichkeit der konservativen Behandlung, bevor die operative Behandlung in Erwägung gezogen werden muss. Bei der Entzündung des Gleitgewebes der Achillessehne (Peritendinitis achilleae) wird das Stäbchen mit flacher Hand über die Achillessehne gerollt.

Kontraindikation

Gegenindiziert sind selbstverständlich alle frischen Verletzungen und akute entzündliche Reizzustände. Knöcherne Vorsprünge an Gelenken, die Dornfortsätze der Wirbelsäule, Lymphknoten, Venenstränge und die Mammae sind für die Stäbchenmassage absolut tabu.

Die Dosierung der Stäbchenmassage sollte äußerst vorsichtig vorgenommen werden. Sie erfordert noch mehr Fingerspitzengefühl als die manuelle Massage und kann einerseits in bestimmten Fällen einen besseren therapeutischen Effekt erzielen, andererseits aber auch mehr verderben.

Sie ist eine Spezialmassage und darf nur von Therapeuten mit langjähriger Erfahrung in der manuellen Massage durchgeführt werden. Das Stäbchen gehört keinesfalls in die Hand des Unerfahrenen oder eines Laien.

In der Nachbehandlung von Sportverletzungen und in der Behandlung von Athleten, bei denen wir es meist mit großen Muskelmassen und muskulärer Hypertonie zu tun haben, leistet die Stäbchenmassage ergänzend zu anderen therapeutischen Verfahren bei richtiger Indikationsstellung und Dosierung gute Dienste, wenn die Kraft der Hand des Therapeuten nicht ausreicht.

6 Tiefe Querfriktion

Die Querfriktion ist als eine Untergruppe der Friktion, einer speziellen Technik der klassischen Massage, zu betrachten. Sie nimmt als Besonderheit auch den Daumen zu Hilfe und wird mit Finger- und Daumenspitzen quer zum Faserverlauf der erkrankten Struktur ausgeführt. Die behandelnden Finger und die Haut des Patienten müssen sich gleichmäßig bewegen, da sonst durch den hohen Reibungsdruck Blasen in der Haut entstehen würden. Die Amplitude oder der Durchmesser der Friktionen (als »Friktionsbreite« bezeichnet) muss ausreichend groß sein. Der »Tiefgang« der Behandlungstechnik richtet sich nach der Schichttiefe der erkrankten Struktur.

»Tiefe Querfriktion darf unangenehm sein, jedoch nicht schmerzhaft! Während einer Behandlung wird der Druck verstärkt, wenn der Patient angibt, daß der Schmerz (gemeint ist wohl die unangenehme Empfindung) nachläßt« (*Winkel* et al. [68]).

Bei der Ausgangshaltung liegt das zu behandelnde Gewebe innerhalb des Fingerbereichs.

Bei Verletzung im Muskelbauch muss der Muskel zur Behandlung in entspannter Haltung sein. Bei Verletzung in der Sehne oder am Sehnen-Knochenhaut-Übergang muss eine spezifische Ausgangshaltung, dem anatomischen Verlauf entsprechend, gewählt werden. Bei Verletzung einer Sehnenscheide muss die Sehne gedehnt sein, wenn speziell die Sehnenscheide behandelt wird. Bei Verletzung eines Ligamentes sollte dieses, wenn möglich, auch in gedehntem Zustand behandelt werden. (Nicht bei drohender Ruptur!)

Die Fingerhaltung ist abhängig von der Lokalisation des betroffenen Gewebes:
- reine Daumentechnik
- Zeigefinger verstärkt durch Mittelfinger
- Mittelfinger verstärkt durch Zeigefinger
- Ringfinger verstärkt durch Mittelfinger
- zwei oder drei Fingerspitzen nebeneinander
- Kneifgriff zwischen Daumen und Finger.

Um bei dieser Technik Kräfte zu sparen, empfiehlt es sich, die Spannungsphase mit der Entspannungsphase ständig abzuwechseln und mit der ganzen oberen Extremität die Friktionsbewegungen abzufedern.

Überstreckung der Fingergelenke ist zu vermeiden.

Erweist sich das betroffene Gewebe als empfindlich, muss man den Zeitraum zwischen zwei Behandlungen verlängern und darf nicht einfach oberflächlicher oder kürzere Zeit behandeln.

Wenn die Funktionsuntersuchung keine pathologischen Befunde mehr erkennen lässt, wird die Behandlung abgeschlossen. Die Druckempfindlichkeit kann noch etwa zwei Wochen nach der Behandlung andauern und daher nicht als Kriterium für das Behandlungsende herangezogen werden.

11 Wirkungsweise

Effekt	Therapeutisches Ziel
mechanisch	Adhäsionen vorbeugen oder in subakuten oder chronischen Fällen bereits bestehende Verklebungen mobilisieren
lokal biochemisch	Lokale Entzündungsreaktionen (wahrscheinlich durch Freisetzung von Histamin aus zerstörten Mastzellen) beseitigen
reflektorisch	Zusammenwirken des mechanischen und des biochemischen Effekts auf nerval-reflektorischem Weg

Indikationen

Die tiefe Querfriktion ist angezeigt bei Überdehnung bzw. Zerrung und partielle Rupturen von Muskeln, von Muskel-Sehnen-Übergängen und partielle Rupturen von Ligamenten sowie Sehnenverletzungen.

Ausnahmen: die dorsalen und kollateralen Ligamente des Handgelenkes, die meniskotibialen Ligamente des Kniegelenkes, das Ligamentum deltoideum am oberen Sprunggelenk.

Kontraindikationen
- bakterielle Entzündungen
- verletzungsbedingte Arthritis des Ellenbogengelenkes
- Weichteilverkalkungen
- rheumatoide Arthritis oder Tendinitis
- die Nähe von Schleimbeutel- und Nervenstrukturen.

7 Sportmassage

Was ist unter Sportmassage zu verstehen? Mancher glaubt, dass dies eine besondere Art der Massage ist, die jeder leicht erlernen kann, da nur gesunde, kräftige Menschen mit leichten Griffen und Übungen zu behandeln sind. Das ist ein großer Irrtum. Es ist richtig, dass die klassische Massage in mancher Beziehung anstrengender ist, weil der in seinen Funktionen oft schwer geschädigte und in seiner Gesamtkraft stark geschwächte Körper behandelt wird. Es ist nicht richtig, dass alle Sporttreibenden durchweg gesunde, kräftige Menschen sind. Vielmehr kommen viele Sportler mit einer Reihe von Schäden zur Behandlung, die eine besondere Behandlung erfordern. Der kranke Mensch ist oft von seinen Schmerzen so geplagt, dass er froh ist, wenn er davon durch die Behandlung befreit wird. Damit ist aber der Sportler, v.a. der Wettkämpfer, keineswegs zufrieden. Er will weit mehr. Oberstes Ziel für ihn ist die Verbesserung seiner Leistung. Er wertet die Sportmassage nur von diesem Gesichtspunkt. Maßgebend ist für ihn der sichtbare und messbare Erfolg. Deshalb muss man jeden Betreuer warnen, der glaubt, mit der Linderung der Beschwerden schon genug getan zu haben, oder der gar durch ungeschicktes Verhalten und schlechte Griffe die Leistungsfähigkeit der Muskulatur negativ beeinträchtigt.

Es ist klar, dass die Sportmassage nicht in wenigen Wochen erlernt werden kann. Als guter Sportphysiotherapeut muss man sich selbst möglichst vielseitig auf verschiedenen Gebieten des Sports umsehen; einige Sportarten einmal selbst betreiben, um die Belastung der einzelnen Muskelgruppen am eigenen Körper studieren zu können. Dann wird man erkennen, dass eine individuelle Behandlung angewendet werden muss. Während für den einen Sportler eine feste Massage notwendig ist, kann ein anderer dadurch Schaden erleiden. Andere Faktoren, wie Trainingszustand, Tageszeit, Wettkampfstandpunkte, -intensität und Ähnliches, sind bei der Anwendung der Technik zu berücksichtigen.

Ein guter Behandler kennt seine Sportler ganz genau, er weiß, was der Einzelne an mechanischer Einwirkung auf seine Muskulatur braucht und was ihm schaden würde. Nicht zu vergessen ist bei der erforderlichen medizinischen die häufig ebenso wichtige psychologische Betreuung.

Grifftechniken

Die einzelnen Griffe nachfolgend aufgelistet nach Intensität und Durchblutungsreizstärke, angefangen mit der schwächsten. Die Reihenfolge sollte auch während einer Behandlung möglichst eingehalten werden:
- Streichungen
- Schüttlungen
- Reibungen
- Knetungen
- Friktionen.

Diese Reihenfolge kann durch Griffintensität variieren, so kann z.B. eine kräftige Streichung einen höheren Effekt erzielen als eine schwach ausgeführte Schüttelung. Die Unterhautfaszienstriche spielen in der Sportmassage eine untergeordnete Rolle und werden nur selten angewendet.

Ziele

Die Ziele der Sportmassage sind:
- anhaltend gesteigerte Mehrdurchblutung der Muskulatur
- Beseitigung hypertoner Spannungszustände
- Beschleunigung des Abtransportes von Stoffwechselabbauprodukten aus der Muskulatur.

Behandlungszeit

Eine genaue Zeitangabe für eine Sportmassage zu geben ist nicht möglich. Es kommt darauf an, was massiert wird, wie viele und welche Probleme der Patient hat und wieviel Personen innerhalb einer bestimmten Zeit behandelt werden müssen.

Eine Faustregel ist, dass nach 3 Minuten Massage innerhalb eines bestimmten Gebietes der maximale Hyperämisierungsgrad erreicht ist. Längeres Massieren kann sogar zu einer Abschwächung der Mehrdurchblutung führen.

Lagerung

Die Lagerung ist, wie bei allen anderen Massageformen auch, eine wichtige Voraussetzung für eine produktive Behandlung.

Die Muskulatur sollte sich im völligen Ruhetonus befinden, d.h. dass der Patient ohne jegliche muskuläre Anspannung mit angenäherten Insertionspunkten gelagert werden sollte.

Die Höhe des Ruhetonus kann grundlegend verschieden sein. Ursachen für einen erhöhten Ruhetonus können z.B. sein:
- psychovegetative Anspannung
- reversibler postaktiver Ruhetonus nach intensiver, langer Belastung
- chronischer Hypertonus durch Fehlhaltungen
- muskuläre Kontrakturen
- verletzungsbedingter Hypertonus.

Trotz der bereits erwähnten erheblichen Unterschiede haben klassische Massage und Sportmassage gemeinsam, dass man die Technik zunächst beherrscht. Wir suchen nun aus der Vielzahl der erlernten Massagegriffe diejenigen aus, die für die Sportmassage am wirkungsvollsten sind.

Unterscheidung der Arten

Wir können 4 Arten der Sportmassage unterscheiden
- die Massage während des Trainings
- die Massage vor dem Wettkampf
- die Massage in der Pause
- die Massage an trainings- und wettkampffreien Tagen.

Massage während des Trainings

Unter dem Begriff der Trainingsmassage versteht man im Allgemeinen die Massage, die bei Aufnahme des Trainings oder überhaupt bei Beginn einer sportlichen Tätigkeit den erheblichen Umbau des ganzen Körpers auf dem Weg zur Erlangung der Höchstleistung unterstützt. Der Körper ist bei Beginn des Trainings nach längerer Pause in ganz anderer Verfassung als in der Zeit der Hochform. In den einzelnen Geweben des Körpers befinden sich zahlreiche Ablagerungen, welche die Leistungsfähigkeit behindern. Die Muskeln sind nicht weich und elastisch, wie sie sein sollten, sondern zäh, vielleicht von einzelnen harten Stellen durchsetzt. Alles dies muss beseitigt werden. Dazu ist die Massage neben dem planmäßig gesteigertem Training eine gute Ergänzung. Die Trainigsmassage wird aber auch oft als Entmüdungsmassage nach dem Training durchgeführt.

Massage vor dem Wettkampf

Sie wird ganz leicht und auflockernd durchgeführt, denn man sollte keine energischen Maßnahmen mehr ergreifen. Hat der eine Sportler gerade eine Verletzung hinter sich, so werden diese Gebiete besonders vorsichtig behandelt.

Massage in der Pause

Der Betreuer sollte natürlich wissen, welche Muskeln bei der jeweiligen Sportart eine besondere Beanspruchung erfahren und in Mitleidenschaft gezogen werden können. Hier wird er sich deshalb bemühen, in der kurzen Spielpause die überanstrengten Muskeln aufzulockern. Bei der kurzen zur Verfügung stehenden Zeit muss deshalb der Betreuer individuelle Schwächen und Erfordernisse des Sportlers genau kennen.

Massage an trainings- und wettkampffreien Tagen

Diese Art der Massage sollte besonders betont werden. Da sie nach beendetem Wettkampf dem Betreuer die Möglichkeit gibt, die Muskulatur nach Verletzungen bzw. kleinen Blessuren abzutasten und diese gleich zu behandeln. Dadurch können sie in kürzester Zeit ausheilen und die Regenerationsphase wird verkürzt.

8 Periostbehandlung

Die Periostbehandlung ist eine punktförmig angesetzte Druckmassage, die zur Reflextherapie gezählt wird und die von P. Vogler 1928 zuerst durchgeführt wurde. Sie wird mit der Fingerbeere oder dem Knöchel an dafür geeigneten Knochenflächen vorgenommen. Die Intensität dieser schmerzhaften Behandlung muss individuell angepasst werden (Aufklärung des Patienten).

Die Wirkung der Methode besteht in der örtlichen Anregung der Durchblutung und der Zellregeneration insbesondere an den Geweben des Periostes und der reflektorischen Beeinflussung von Organen, die mit den behandelten Periostflächen nervlich verbunden sind.

Über die Reizung des Periosts kommt es bei akuten Schmerzzuständen zu einer Gegenirritation im Sinne einer Schmerzblockade.

Die Behandlung des entspannten Patienten kann im Liegen oder im Sitzen vorgenommen werden. Eine Gegenspannung des Patienten sollte vermieden werden.

Allgemeine Regeln gelten für den Behandler (Indikationen und Kontraindikationen) auch bei der Periostbehandlung.

Man sucht am Behandlungspunkt die bedeckenden Weichteile, vor allem Muskeln, wegzuschieben, um möglichst engen Kontakt mit dem Knochen zu gewinnen. Nachdem die Finger den Behandlungspunkt erreicht haben, werden unter ansteigendem Druck kleine Kreisführungen an der Knochenhaut vorgenommen. Der Druckdurchmesser der Zirkel beträgt wenige Millimeter. Danach geht man mit dem Druck etwas zurück, ohne jedoch den Kontakt mit der Haut aufzugeben. Die kleinen kreisenden Bewegungen sollten keinesfalls bohrenden Charakter haben.

Dieser Vorgang dauert etwa 4–10 Sekunden. Die Gesamtbehandlungszeit kann 2–4 Minuten dauern. Zum Abschluss werden an den intensiv behandelten Punkten noch kräftige Ausstreichungen vorgenommen. Die Behandlungszeit beträgt im Durchschnitt 20 Minuten.

Indikationen

Schmerzstillende Wirkung, z.B. bei Magen-Duodenal-Ulkus, Angina pectoris, Morbus Sudeck, Frakturheilung, Migräne, chronische Neuralgien, vegetative Durchblutungsstörungen.

Kontraindikationen

- Knochentuberkulose
- Osteomyelitis
- Knochentumoren/Metastasen
- Osteoporose

9 Segmentmassage

Diese Methode stellt eine Spezialform der Reflexzonenbehandlung dar.

A.W. Dalicho und O. Gläser schreiben:

Alle Veränderungen am menschlichen Körper führen auf reflektorischem Wege zu Veränderungen an der Körperdecke und der Muskulatur sowie des Bindegewebes.

Daraus ergeben sich folgende Ziele und Prinzipien:

- Erkennen und Beseitigen der reflektorischen Veränderungen
- Auswahl der richtigen Massagegriffe und Griffkombinationen (Anschraubgriff, Rollgriff, Zwischendornfortsatzgriff, Sägegriff, Schubgriff, Zuggriff, Schulterblattumrandung, Unter- und Obergrätenmuskelgriff, Vibrationen)
- Bestimmung der Behandlungsfrequenz
- Beachtung der Ausgangslage des Patienten und individuelle Dosierung

In der Zielsetzung und Begründung der Segmentmassage heißt es: Durch die richtige Kombination der Grifftechniken, dem Behandlungsgebiet und der Behandlungsfrequenz kommt es zur

- Verbesserung der Durchblutung in den segmental zugeordneten Gebieten

- Beseitigung von Verspannungen und Verkrampfungen der einzelnen Gewebearten
- Tonisierung hypotoner Gewebe und Organe
- Normalisierung der Organfunktionen
- Normalisierung des Vegetativums
- Steigerung der körperlichen Leistungsfähigkeit
- Förderung der Durchblutung

Wie bei allen Reflextherapien müssen auch bei dieser Technik die üblichen Indikationen und Kontraindikationen berücksichtigt werden.

Indikationen
z. B.
- Durchblutungsstörungen
- posttraumatische Störungen
- funktionelle, degenerative und chronische Gelenkerkrankungen
- vegetative Dystonie
- funktionelle und organische Störungen der Organe

Kontraindiziert ist jede Manipulation in akuten Krankheitsgebieten, z.B. akute Entzündungen der Körperdecke, fieberhafte Erkrankungen oder akute Erkrankungen innerer Organe.

10 Kolonbehandlung nach *Vogler*

Paul Vogler ist der Begründer dieser Technik. Er beschreibt die Kolonmassage als eine manuelle analwärts gerichtete Druck- und Gleitbewegung auf dem Kolon. Mit ihr können Tonus- und Turgorveränderung sowie der Kreislauf, das Lymph- und vegetative Nervensystem beeinflusst werden.

Nach einer genauen Befunderhebung des abdominalen Bereichs durch die Anamnese, Inspektion–Palpation, können die fünf Kolonpunkte behandelt werden.

Zu den fünf Punkten zählen:
1. Zäkalpunkt. Er liegt unmittelbar aboral der Zäkalklappe am Kolon
2. Aszendenspunkt. Wir finden ihn zwischen vorderer Spina und dem rechten Rippenbogen außerhalb der Medioklavikularlinie
3. Linearer Punkt. Korrespondiert zum 2. Punkt befindet sich der 3. Punkt auf der linken Körperseite.
4. Deszendenspunkt. Um diesen Punkt zu finden, palpiert die Hand am linken vorderen Darmbeinstachel medial in Richtung Nabel. Dieser Kolonabschnitt kann leicht gefunden werden.

5. Sigmapunkt. Dieser Punkt liegt kaudal vom Punkt 4.

Indikationen
- atonische und spastische Obstipation
- Meteorismus
- Erkrankung innerer Organe mit reflektorischer Wirkung auf das Kolon, z.B. Gallenwegserkrankungen, Hepatopathien
- postoperative Beschwerden, z.B. Verwachsungsbeschwerden.

Kontraindikationen
- alle entzündlichen Prozesse an Bauchhaut, -decke, und abdominalen Organen
- Tuberkulose des Abdominalbereichs
- bösartige Tumoren
- während der Menstruation
- Gravidität

Heute wird jedoch eine Kombinationsbehandlung mit Diät, aktiver Bewegungstherapie in Kombination mit der Kolonbehandlung bevorzugt.

11 Widerlagernde Mobilisation nach *Klein-Vogelbach* und mobilisierende Massage

Prinzip
Die widerlagernde Mobilisation ist eine Technik zur Mobilisation der Extremitätengelenke. Sie beruht darauf, dass die beteiligten Gelenkpartner gegensinnig bewegt werden, d.h. dass eine Bewegung sowohl vom distalen als auch vom proximalen Gelenkpartner ausgeführt wird. Der Therapeut bewegt die Hebel bzw. Zeiger dabei

gleichzeitig oder nacheinander in entgegengesetzte Richtung. So werden frühzeitig einsetzende weiterlaufende Bewegungen verhindert, und das vorhandene Bewegungsausmaß kann maximal ausgeschöpft werden.

Sie kann grundsätzlich an jedem Gelenk angewendet werden. Für den Patienten ist diese Behandlungstechnik keine passive Maßnahme, sondern auch ein Üben des Bewegungsempfindens (Kinästhetik) und der taktilen Wahrnehmung. Er muss Bewegungen wahrnehmen, zulassen und aktiv ausführen

Die mobilisierende Massage und die widerlagernde Mobilisation sind zwei Techniken in der funktionellen Bewegungslehre (FBL), die sich gut eignen, um schmerzhafte Bewegungseinschränkungen an Gelenken zu therapieren.

Die mobilisierende Massage beruht auf dem Prinzip einer Muskelmassage. Sie wird **mobilisierend** genannt, weil die Muskulatur nicht in einer bestimmten Stellung geknetet und geklopft wird, sondern durch manipulierende Stellungsänderungen der Gelenke abwechselnd gedehnt und gelockert und gleichzeitig bearbeitet wird.

Ausführung der mobilisierenden Massage

- zu behandelndes Gelenk benennen, proximalen und distalen Hebel analysieren
- funktionseingeschränkten Muskel in Verlauf und Funktion betrachten
- Muskeln möglichst hubfrei, sonst hubarm einstellen
- möglicht proximalen Gelenkhebel fixieren oder fixiert lagern
- distalen Hebel bewegen
- den Muskel nur in der gelockerten Phase zu seinem Muskelverlauf massieren
- Patient soll aktiv entspannen, Kommandos körperbezogen geben
- Grifftechnik nicht festgelegt, sie soll für Patient und Behandler bequem und flächig sein
- Bewegungen langsam beginnen und mit zunehmender Entspannung Tempo steigern.

Merke:
- Keine Schmerzen verursachen!
- Bewegung nicht bis an das Bewegungsende durchführen, da es sonst zu weiterlaufenden Bewegungen kommen kann.

12 Manipulativmassage nach *Dr. Terrier*

Die Manipulativmassage ist eine manuelle Reflextherapie. Sie wurde für die peripheren Gelenke und für die Wirbelsäule von dem Schweizer Arzt J. C. Terrier entwickelt.

Die Manipulativmassage verbindet die speziellen Griffe mit den Grifftechniken der klassischen Massage. Während einer gelenkschonenden passiven Mobilisation werden Sehnen, Muskel, Bänder und Kapsel gleichzeitig längs- und quergedehnt. Daneben kommen Traktions- und Gleittechniken zur Anwendung.

Die Manipulativmassage mit ihren vielfältigen Druck- und Dehnungsreizen spricht vor allem das System der Mechanorezeptoren in Gelenken, Muskeln und Sehnen an.

Die Rezeptoren des Stütz- und Bewegungsapparates vermitteln die Tiefensensibilität und registrieren die jeweilige Tonuslage von Muskel, Sehnen, Bänder, Gelenkkapsel und greifen über das Gamma-System regulierend in das Tonusgeschehen ein.

Vorzüge der Behandlung sind:
- gewebsspezifische Massage und Dehnung reflexgestörter Strukturen
- rasche Schmerzlinderung durch Reizung der Propriorezeptoren
- Wiederherstellung der Muskelsensomotorik und Koordination
- gelenkschonende Mobilisierung.

13 Reflexzonenmassage am Fuß

Die Entdeckung und die Prinzipien der Reflexzonenbehandlung am Fuß wird dem amerikanischen Arzt Dr. W. Fitzgerald zugeschrieben. 1916 stellte er seine Therapie erstmals der Öffentlichkeit vor.

Er teilte den Menschen in etwas 10 gleich große, vertikale Felder ein und konnte so den Zusammenhang des menschlichen Körpers mit den Füßen bildhaft darstellen.

Alle Organe, die paarig angelegt sind, werden auf den rechten und linken Fuß übertragen. Unilateral vorhandene Organe haben ihre Zone auf der jeweiligen Fußseite. Mittige Organe liegen entsprechend in der Fußpaarmitte, lateral gelegene Organe an der Fußaußenseite. Außerdem teilte er den Körper in 3 horizontale Orientierungslinien ein. Sie verlaufen im Bereich für Kopf und Hals an den Zehen beginnend, Thorax und Bauchorgane in Richtung Ferse.

Nach einem genauen Sicht- und Tastbefund legt der Therapeut die Behandlung fest. Ist die Spannung in bestimmten Zonen zu niedrig, kann diese Zone intensiv durchgearbeitet werden; ist sie hingegen zu hoch, muss der Therapeut weich und sanft behandeln. Sein oberstes Ziel ist es, die Harmonisierung des Körpers zu erreichen.

Der Patient sollte wie auch bei anderen Therapieformen auf deren Wirkung aufmerksam gemacht werden. So kann es zu Schweißbildung, entspanntem Schlaf oder psychischer Umstimmung kommen. Reaktionen negativer Art sind ein Anzeichen auf die Reaktion des Körpers. Wissenschaftlich wurde die Reflexzonentherapie am Fuß noch nicht klar untermauert. Empirische Untersuchungen haben aber den hohen Wirkungsgrad dieser Behandlungsmethode gezeigt. In Deutschland wird seit vielen Jahren diese Therapieform von Frau Hanne Marquardt gelehrt und weiterentwickelt.

14 Elektrotherapie

14.1 Vorbemerkung

Zur Ausbildung des Masseurs gehört neben anderen manuellen Behandlungsarten auch die Elektrotherapie.

Die Häufigkeit ihrer Verordnung rechtfertigt besonders deshalb eine ausführlichere Erwähnung, weil der Ausführende die Grenzen zwischen Wirkung und (unerwünschter) Nebenwirkung möglichst genau kennen sollte, ehe er sich für diese Methode entscheidet. Er muss darauf hingewiesen werden, dass Fehler bei dieser Behandlung spür- und v.a. sichtbare Folgen für den Patienten hinterlassen können, die schlimmstenfalls rechtliche Konsequenzen, nicht nur für den verordnenden Arzt, sondern auch für den ausführenden Behandler haben können.

Das soll aber den Wert dieser Methode, die besonders gern von Neurologen, Orthopäden und Rheumatologen verordnet wird, nicht schmälern. Die Überwindung der Hautschranke für Wärme, elektrische Impulse und sogar für Medikamente gehört zu den Vorzügen der Elektrotherapie. Von geübter Hand ausgeführt, in richtiger Dosierung indikationsgerecht eingesetzt, ist Elektrotherapie eine sinnvolle Komponente der von außen auf die Körperdecke applizierten Methoden.

Walter Rostalski, mein Mitarbeiter und Technischer Leiter der Massageschule Bad Endbach, hat die wichtigsten Stichpunkte zusammengetragen, die auf einer 23-jährigen Erfahrung in Ausführung und Unterricht der Materie basieren.

Auch mit der Elektrotherapie lassen sich massageähnliche Einwirkungen auslösen, die einen vergleichbaren Effekt wie Übungsbehandlungen haben.

Mit Hilfe der eng umschriebenen »Nervenpunkte« des den Muskel versorgenden Nervs lässt sich ein paretischer Muskel kontrahieren; Voraussetzung für diese Methode ist, dass der Nerv peripher von der Reizstelle noch funktionstüchtig ist. Ist das nicht der Fall, so kann der Muskel auch direkt durch Elektroden erregt werden. Entsprechend der »Insertion« der motorischen Endplatte wird man an der gleichen Stelle (Muskelbauch) reizen (»Elektrogymnastik« mit faradischem Strom).

Dieses Verfahren dient zur Unterstützung der Übungsbehandlung z.B. nach Kompression der motorischen Fasern eines peripheren Nervs durch einen Bandscheibenvorfall.

Der Interferenzstrom dient ebenfalls zur Kräftigung der Muskulatur, wobei durch die Gesetzmäßigkeit der Reize ein sog. »Muskelwogen« zustande kommt.

14.2 Anwendungsbereiche

Konstanter Gleichstrom

- durchblutungsfördernde Wirkung
- schmerzdämpfende Wirkung
- tonusregulierende Wirkung
- iontophoretische Wirkung
- elektrolytische Wirkung.

Einzelimpulse

- Diagnostik (IT-Kurve, Akkomodationswert = AKK, Chronaxie)
- Lähmungstherapie.

Schüttelfrequenzen

- Muskellockerung (Entspannung)
- durchblutungsfördernd
- Ödemresorption durch Muskelpumpe
- Schmerzdämpfung.

Serienimpulse

Um 25 Hz: **vagoton**, 30–50 (60) Hz: **tonisierend** auf Muskulatur, 90–200 Hz: **dämpfend** auf

- Muskulatur
- sympathisches Nervengewebe
- schmerzdämpfend
- durchblutungsfördernd.

Iontophorese

Unter Iontophorese versteht man das Einbringen von Medikamenten in den Körper, unter Umgehung des Verdauungstraktes (parenteral) durch die intakte Haut mittels Strom. Bei der Iontophorese ist auf den Ladungscharakter des Medikaments zu achten. Die Wirkung unter den Elektroden ist nebensächlich.

Die Ionen werden nach dem Wanderungsziel benannt:

- Ein Ion, das zur Kathode (negativer Pol) wandert, ist dementsprechend ein Kation mit positiver Ladung
- Ein Ion, das zur Anode (positiver Pol) wandert, ist dementsprechend ein Anion mit negativer Ladung
- Ein positives Medikament kommt immer unter die Anode, es fließen Kationen in Richtung Kathode
- Ein negatives Medikament kommt immer unter die Kathode, es fließen Anionen in Richtung Anode.

Die Iontophorese dauert je nach Intensität zwischen 8 und 30 Minuten. Die Intensität sollte sensibel unterschwellig bis höchstens sensibel schwellig eingestellt werden. Dabei ist zu beachten, dass im Laufe der Behandlung der Hautwiderstand sinkt und die Intensität oft mehrmals heruntergeregelt werden muss.

14.3 Frequenz

Verschiedene Körpergewebe reagieren auf verschiedene Frequenzen. Somit kann für jede Behandlung der geeignete Frequenzbereich gewählt werden:

- Für die Kräftigung von Muskulatur eignen sich ca. 0,1 Hz, was etwa alle 10 Sekunden eine Kontraktion bewirkt.
- Schüttelfrequenzen von 5–20 Hz bewirken bei motorisch schwelliger Intensität eine Entspannung der Muskulatur. Im Bereich von ca. 5–10 Hz können sie am sympathischen Nervengewebe eine anregende, tonisierende Wirkung hervorrufen. Motorisch schwellig wirken sie durch Aktivierung der Muskelpumpe ödemresorbierend.
- Serienimpulse von ca. 25 Hz wirken vagoton.
- Serienimpulse von ca. 30–50 (60) Hz bewirken eine Erhöhung der Grundspannung von Muskulatur.
- Serienimpulse von über 90 Hz bewirken eine Erniedrigung der Grundspannung von Muskulatur. Auf sympathisches Nervengewebe wirken diese Frequenzbereiche dämpfend.

14.4 Dosierungswerte

Da Elektroden unterschiedlicher Größe angewandt werden, ist eine Dosierungsangabe in mA nur bedingt möglich, z.B. bei Patienten mit gestörter Sensibilität, bei Gleichstrombehandlung und Iontophorese. Hierbei gelten Werte von 0,05 mA bis 0,2 mA/cm² Elektrodenfläche.

Bei allen anderen Therapiemaßnahmen richtet man sich in der Regel nach dem Stromempfinden des Patienten oder nach der Kontraktion von Muskulatur. Ausschlaggebend dafür sind sensible und motorische Schwellenwerte.

Sensible Schwellenwerte

- sensibel unterschwellig: kein Stromgefühl
- sensibel schwellig: gerade spürbares Stromgefühl (Kribbeln oder Ameisenlaufen)
- sensibel überschwellig: deutlich spürbares Stromgefühl, aber nicht unangenehm (kein Brennen oder Stechen)
- sensibel toleranzschwellig: gerade noch erträglich, aber ohne Schädigung der Haut (IT-Kurve, Lähmungstherapie).

Motorische Schwellenwerte

- motorisch unterschwellig: keine Muskelaktion
- motorisch schwellig: Minimalzuckung (erste sichtbare oder fühlbare Muskelzuckung)
- motorisch überschwellig: ausreichende Kontraktion.

14.5 Transkutane elektrische Nervenstimulation (TENS)

TENS-Ströme können sowohl biphasich als auch monophasische verabreicht werden. Ihre Impulsdauer liegt im Bereich von Mikrosekunden (μs).

Zur Durchführung einer Schmerzbehandlung wählt man eine Frequenz von ca. 100 Hz und eine relativ kurze Impulsdauer (50 μs). Nun wird die Stromstärke erhöht bis zur sensiblen Schwelle. Es dürfen allerdings keine Muskelkontraktionen oder Faszikulationen auftreten. Wenn das Stromgefühl nach einigen Minuten nachlässt, kann die Intensität nachgeregelt werden.

Zur Behandlung leistungsschwacher Muskulatur wird kontinuierlich TENS-Strom verwendet, der durch entsprechend lange Pausen unterbrochen wird. Bei einer Impulsdauer um 100–200 μs, einer Frequenz zwischen 30 Hz und 50 Hz (tonische oder phasische Muskulatur) wird eine motorisch überschwellige Intensität eingestellt.

Die Kontraktionszeit (ca. 10–20 Sekunden) muss dem Zustand des Muskels angepasst werden. Die Pausenzeit muss mindestens das 2fache der Kontraktionszeit dauern. Die Behandlung wird beendet, wenn der Muskel erste Ermüdungserscheinungen zeigt.

Die Behandlung einer schlaffen Lähmung soll:

- mit der geringsten Intensität ohne Mitbeteiligung benachbarter oder gegenüberliegender gesunder Muskulatur
- bei möglichst kurzer Impulsdauer

- mit ausreichender kräftiger Kontraktion erfolgen.

Fußpunkt der D.I.C. ist die günstigste Impulsdauer (in ms) zur Behandlung eines gelähmten Muskels. Um Überlastungen zu vermeiden, empfehlen sich Pausen von 2–5 Sekunden zwischen den einzelnen Zuckungen. Wird die Zuckung schwächer, ist von einer Ermüdung des Muskels auszugehen und die Behandlung zu beenden. Um die Actin- und Myosinfilamente funktionsfähig zu erhalten, ist eine tägliche Behandlung erforderlich, bis eine Reinnervation eingetreten ist.

Besondere Aufmerksamkeit ist der **Lagerung** während der Behandlung zu widmen.

Ursprung und Ansatz müssen einander genähert sein, damit die chemische Bindung zwischen Actin und Myosin stattfinden kann. Bei Überdehnung von Muskulatur besteht die Gefahr, dass die Actin- und Myosinfilamente auseinander gleiten. Der Schaden wäre irreversibel.

14.6   Interferenzstrom

Bei der Methode der IF-Strom-Therapie werden 2 mittelfrequente Wechselströme verwendet, die mit einander in Wechselwirkung stehen. Einer der Wechselströme hat eine feste Frequenz von z. B. 4000 Hz, während die Frequenz des anderen Wechselstroms z. B. 4100 Hz beträgt. Die Überlagerung des einen Wechselstroms über den anderen bezeichnet man als **Interferenz.**

Das Ergebnis der Überlagerung ist ein niederfrequenter Wechselstrom mit der Frequenz der Differenz zwischen den beiden Mittelfrequenzströmen: 4100 Hz–4000 Hz=100 Hz (niederfrequenter Behandlungsstrom). In beiden Stromkreisen wird dem Körper sinusförmiger mittelfrequenter Wechselstrom zugeführt. Beide Stromkreise haben unter den Elektroden konstante Intensität und einen Unterschied in ihrer Frequenz zwischen 1 und 200 (250) Hz.

Der IF-Strom (NF-Behandlungsstrom) ist auch ein Wechselstrom. Seine Amplitude ist nicht mehr konstant, sondern niederfrequent moduliert. Die Modulationsfrequenz ist entweder konstant oder kann automatisch variiert werden (Spektrumfrequenz).

Kontraindikationen für Elektrotherapie

Allgemein

- Herzschrittmacher
- fieberhafte Erkrankung
- akute eitrige Prozesse
- tumorverdächtige Prozesse
- Infektionskrankheiten
- fortgeschrittene Arteriosklerose
- Parkinson-Erkrankung
- Unverträglichkeit des Stroms.

Lokale Bereiche

- metallische Fremdimplantate außer IF, MF, HV und TENS
- Schwangerschaft (Bauch, Lendengegend)
- während der Menses im Unterleibsbereich
- Thrombose
- Thrombophlebitis
- Ekzeme
- ödematöse Weichteilschwellungen, solange sie sich warm anfühlen
- frische Verletzungen und Blutungen.

14.7   Hochfrequenztherapie

Unter Hochfrequenztherapie versteht man die Behandlung mit elektrischen oder magnetischen Feldern sowie elektromagnetische Wellen mit Frequenzen >300 000 Hz.

- Kurzwelle: 27,12 MHz +/–0,6 % entspricht 11,06 m,
- Mikrowelle 2450 MHz, +/–50 MHz entpricht 12,24 cm.

Im mit HF durchströmten Gewebe wird Wärme erzeugt. Das Besondere dieser Wärme ist: Sie wird nicht von einem erwärmten Körper abgestrahlt (IR-Strahler oder Heizofen) und sie entsteht nicht durch direkten Kontakt mit einem wärmeren Körper (Fango, heiße Rolle oder Bäder), sondern die Energie der elektromagnetischen Wellen wird im Körper in Wärme umgewandelt.

Kontraindikationen für HF-Therapie

Absolute Kontraindikationen:
- wo Wärme den bestehenden Zustand verschlimmert
- Herzschrittmacherpatienten
- Tuberkulose
- bösartige Tumoren und andere ungeklärte Geschwülste
- septische Zustände und Empyeme
- Blutungen und Blutungsgefahr.

Lokale Kontraindikationen:
- Metallimplantate im Feld
- Schwellungen, die sich noch warm anfühlen
- akute Entzündungen
- arterielle Verschlusskrankheiten
- Schwangerschaft und während der Menstruation
- M. Sudeck Stadium 1 (2)
- Basedow-Erkrankung
- Varikose (Stauungsschmerz auslösbar).

Bei Gesichtsbehandlung **Schutzbrille** tragen!

Vergleich zwischen HF-Therapie und anderen Erwärmungsmaßnahmen in der physikalischen Therapie

HF-Therapie:
- Erhöhung der Temperatur **in der Tiefe** um bis zu 2 °C
- Hyperämie der Haut entsteht **nicht** auf Kosten der Durchblutung der Muskulatur
- tiefe Organe, soweit sie im Bestrahlungsfeld liegen, werden direkt erreicht
- schmerzkranke Haut ist bei bestimmten Methoden behandelbar
- keine elektrolytische Wirkung und keine sensible oder motorische Reizerscheinung.

Andere Verfahren:
- schnelle kräftige Erhöhung der Hauttemperatur
- Hyperämie der Haut auf Kosten der Muskeldurchblutung
- tiefe Organe werden nur indirekt über den Reflexweg erreicht
- schmerzkranke Haut kann kontraindiziert sein oder limitiert die Intensität
- sie sind je nach Methode möglich.

14.8 Übersicht

Diagnose	PHS
Lagerung des Patienten:	Rückenlage, Seitlage oder sitzend
Elektrodenanlage:	Anode im Schmerzbereich, Kathode gegenüber
Elektrodenbefestigung:	Mit Bändern oder Vakuumelektroden oder durch das Eigengewicht in Rückenlage
Stromform:	TENS, Hochvolt, MF 2-polig, IF 4-polig, vorgeformte Ströme
Frequenz:	Zwischen 100 und 200 Hz im Akutstadium um 50 Hz im chronisch-deg. Stadium
Begründung:	Schmerzdämpfend
Intensität:	Sensibel schwellig bis sensibel überschwellig, in jedem Fall motorisch unterschwellig
Dauer der Behandlung:	ca. 20 bis 30 Minuten
Behandlungsintervall:	Tägliche Behandlung im Akutstadium, 3-mal wöchentlich im chronischen Stadium

Diagnose	LWS-Syndrom mit Schmerzausstrahlung und funktionellen Durchblutungsstörungen in einem Bein
Lagerung des Patienten:	Bauchlage, Seitlage oder Rückenlage
Elektrodenanlage:	Anode im LWS-Bereich, Kathode im Verlauf des betroffenen Nervs
Elektrodenbefestigung:	Mit Bändern oder Vakuumelektroden (bei Vakuumelektroden evtl. Kontraindikationen beachten) In Rückenlage durch Körpergewicht im LWS-Bereich
Stromform:	TENS, Hochvolt, MF 2-polig, IF 4-polig, vorgeformte Ströme
Frequenz:	Zwischen 100 und 200 Hz
Begründung:	Schmerzdämpfend, sympathikusdämpfend
Intensität:	Sensibel schwellig bis sensibel überschwellig
Dauer der Behandlung:	ca. 20 bis 30 Minuten
Behandlungsintervall:	Möglichst tägliche Behandlung

Diagnose	Lumbalgie
Lagerung des Patienten:	Rückenlage, evtl. Stufenlagerung oder Seitlage, Bauchlage (Hohlkreuz vermeiden)
Elektrodenanlage:	Anode auf der Schmerzseite, Kathode gegenüber (Querdurchflutung), Anode im Schmerzbereich, Kathode distal (Längsdurchflutung) 2 Stromkreise diagonal bei IF
Elektrodenbefestigung:	Mit Bändern oder Vakuumelektroden oder durch das Eigengewicht in Rückenlage
Stromform:	TENS, Hochvolt, MF 2-polig, IF 4-polig, vorgeformte Ströme
Frequenz:	Zwischen 100 und 200 Hz im Akutstadium, um 50 Hz im chronisch-deg. Stadium
Begründung:	Schmerzdämpfend
Intensität:	Sensibel schwellig bis sensibel überschwellig, in jedem Fall motorisch unterschwellig
Dauer der Behandlung:	ca. 20 bis 30 Minuten
Behandlungsintervall:	Tägliche Behandlung im Akutstadium. 2–3-mal wöchentlich im chronisch-deg. Stadium

Diagnose	Distorsion im oberen Sprunggelenk
Lagerung des Patienten:	Rückenlage oder sitzend mit gestrecktem Bein (evtl. Knie unterlagern)
Elektrodenanlage:	Anode an der Schmerzseite, Kathode gegenüber oder proximal oder diagonale Anlage
Elektrodenbefestigung:	Mit Bändern
Stromform:	TENS, Hochvolt, MF 2-polig, IF 4-polig, vorgeformte Ströme (zur Hämatombehandlung evtl. Stromform CP)
Frequenz:	Zwischen 100 und 200 Hz, zur Schmerzbehandlung
Begründung:	Schmerzdämpfend
Intensität:	Sensibel schwellig bis sensibel überschwellig, in jedem Fall motorisch unterschwellig
Dauer der Behandlung:	ca. 20 bis 30 Minuten
Behandlungsintervall:	Tägliche Behandlung im Akutstadium, 2–3-mal wöchentlich im chronischen Stadium

Diagnose	Epicondylopathie lateralis oder medialis humeri
Lagerung des Patienten:	Rückenlage oder sitzend
Elektrodenanlage:	Anode an der Schmerzseite; Kathode gegenüber oder proximal 2 Stromkreise diagonal bei IF
Elektrodenbefestigung:	Mit Bändern oder Vakuumelektroden
Stromform:	TENS, Hochvolt, MF 2-polig, IF 4-polig, konstanter Gleichstrom, DF, LP, UR
Frequenz:	Zwischen 100 und 200 Hz im Akutstadium, um 50 Hz im chronisch-deg. Stadium
Begründung:	Schmerzdämpfend
Intensität:	Sensibel schwellig, in jedem Fall motorisch unterschwellig
Dauer der Behandlung:	ca. 20 bis 30 Minuten
Behandlungsintervall	Tägliche Behandlung im Akutstadium, 3-mal wöchentlich im chronischen Stadium

Diagnose	Peroneusparese (Fußheberparese)
Lagerung des Patienten:	Rückenlage mit gestrecktem Bein (evtl. Knie unterlagern)
Elektrodenanlage:	Kathode proximal auf dem M. tibialis anterior (Ursprungnähe), Anode distal auf dem Muskel (Ansatznähe)
Elektrodenbefestigung:	Mit Bändern
Stromform:	Galvanische Reizung mit langen Dreieck-Impulsen (Exponentialstrom)
Frequenz:	0,2 bis 0,5 Hz T: ca. 50–500 ms, R: 2–5 Sekunden (bei IT-Kurve »GI« ablesen)
Begründung:	Vermeidung von Muskeldegenerationen (Funktionsfähigkeit der Actin-Myosinfilamente erhalten)
Intensität:	Motorisch überschwellig (2- bis 3fache Intensität der Minimalzuckung) (bei IT-Kurve im selektiven Dreieck)
Dauer der Behandlung:	Bis erste Ermüdungserscheinungen auftreten
Behandlungsintervall:	Tägliche Behandlung

Diagnose	Koxarthrose
Lagerung des Patienten:	Rückenlage, Stufenlagerung (evtl. Kontrakturen beachten) Seitlage
Elektrodenanlage:	Anode an der Schmerzseiten (Leistengegend) Kathode gegenüber oder diagonale Anlage
Elektrodenbefestigung:	Mit Bändern oder Vakuumelektroden (*keine* Vakuumelektroden in der Leiste applizieren)
Stromform:	TENS, Hochvolt, MF 2-polig, IF 4-polig, vorgeformte Ströme
Frequenz:	Zwischen 100 und 200 Hz im Akutstadium, um 50 Hz im chronisch-deg. Stadium
Begründung:	Schmerzdämpfend
Intensität:	Sensibel schwellig bis sensibel überschwellig, in jedem Fall motorisch unterschwellig
Dauer der Behandlung:	ca. 20 bis 30 Minuten
Behandlungsintervall:	Tägliche Behandlung im Akutstadium, 3-mal wöchentlich im chronischen Stadium

Diagnose	Isometrisches Training der Endstreckung im Kniegelenk
Lagerung des Patienten:	Rückenlage mit gestrecktem Bein (evtl. Knie unterlagern)
Elektrodenanlage:	1 Elektrode auf dem Vastus medialis, 1 Elektrode auf dem Vastus lateralis
Elektrodenbefestigung:	Mit Bändern oder Vakuumelektroden
Stromform:	Schwellstrom, neofaradischer Strom, evtl. vorhandene Muskeltrainingsprogramme
Frequenz:	um 50 Hz
Begründung:	Vermeidung von Atrophien
Intensität:	Motorisch überschwellig (ausreichend Kontraktion)
Dauer der Behandlung:	Bis erste Ermüdungserscheinungen auftreten
Behandlungsintervall:	Tägliche Behandlung

((Was bedeutet das Fragezeichen vor der unteren Tabelle?))

Diagnose	Iontophorese
Lagerung des Patienten:	Entspannte Lagerung je nach Lokalität der Iontophorese
Elektrodenanlage:	Polung je nach Ladungscharakter des Medikaments, Gegenelektrode gegenüber oder proximal Zellophan oder Papier als Zwischenlage zwischen Medikament und Schwamm
Elektrodenbefestigung:	Mit Bändern
Stromform:	a) Diadynamischer Strom, Stromform DF b) Stromform MF, CP, LP mit Basis c) Konstanter Gleichstrom
Frequenz:	Vorgeformte Ströme
Begründung:	Für das Einbringen von Medikamenten ist ein hoher galvanischer Anteil nötig
Intensität:	Sensibel unterschwellig bis sensibel schwellig
Dauer der Behandlung:	ca. 20 bis 30 Minuten
Behandlungsintervall:	2–3-mal wöchentlich, da sich während der Behandlung ein Medikamentendepot aufbaut, das langsam resorbiert wird

Diagnose	Gonarthrose
Lagerung des Patienten:	Rückenlage oder sitzend mit gestrecktem Bein (evtl. Knie unterlagern)
Elektrodenanlage:	Anode an der Schmerzseite, Kathode gegenüber oder proximal oder diagonale Anlage
Elektrodenbefestigung:	Mit Bändern oder Vakuumelektroden
Stromform:	TENS, Hochvolt, MF 2-polig, IF 4-polig, vorgeformte Ströme
Frequenz:	Zwischen 100 und 200 Hz im Akutstadium, um 50 Hz im chronisch-deg. Stadium
Begründung:	Schmerzdämpfend
Intensität:	Sensibel schwellig bis sensibel überschwellig, in jedem Fall motorisch unterschwellig
Dauer der Behandlung:	ca. 20–30 Minuten
Behandlungsintervall:	Tägliche Behandlung im Akutstadium, 3-mal wöchentlich im chronischen Stadium

((Was bedeutet das Fragezeichen vor der oberen Tabelle?))

Diagnose	Ischialgie
Lagerung des Patienten:	Rückenlage, evtl. Stufenlagerung oder Seitlage, Bauchlage (Hohlkreuz vermeiden)
Elektrodenanlage:	Anode im lubal-sakralen Bereich an den Nervenaustrittstellen, Kathode an der Rückseite des Oberschenkels, soweit die Schmerzen ausstrahlen
Elektrodenbefestigung:	Mit Bändern oder Vakuumelektroden oder durch das Eigengewicht in Rückenlage
Stromform:	TENS, Hochvolt, MF 2-polig, IF 4-polig, vorgeformte Ströme
Frequenz:	Zwischen 100 und 200 Hz
Begründung:	Schmerzdämpfend
Intensität:	Sensibel schwellig bis sensibel überschwellig, in jedem Fall motorisch unterschwellig
Dauer der Behandlung:	ca. 20 bis 30 Minuten
Behandlungsintervall:	Tägliche Behandlung

Glossar

Akkommodationswert	=	Anpassungswert des Muskels in der Lähmungstherapie
Amplitude	=	Stromspitze (höchste Intensität)
Anode	=	positive Elektrode
Chronaxie	=	faradische oder galvanische Erregbarkeitsverhältnisse der Muskulatur
DIC	=	Dreieck–Impuls–Charakteristik
Dosierung	=	Stromstärke
Einzelimpulse	=	Frequenzbereich von 0–5 Hz
Epicondylopathie	=	
Frequenz	=	Impulse pro Sekunde
Hochfrequenz	=	Frequenzbereich über 300 KHz
Hochvolt	=	Behandlungsmethode bis 400 Volt
Impulsdauer	=	Stromflusszeit pro Impuls
Interferenz	=	Behandlung mit mittelfrequentem Wechselstrom
Intensität	=	Stromstärke
Ionen	=	elektrisch positiv oder negativ geladene Teilchen
Iontophorese	=	Medikamenteneinbringung mit Strom
Kathode	=	negative Elektrode
Konstanter Gleichstrom	=	monophasischer Strom mit 0 Hz
Kurzwelle	=	Therapiemethode in der Hochfrequenz
Mikrowelle	=	Therapiemethode in der Hochfrequenz
PHS	=	Periarthritis humero-scapularis
Schüttelfrequenzen	=	Frequenzbereich von 5–20 Hz
Serienimpulse	=	Frequenzbereich über 20 Hz
Spektrumfrequenz	=	ständig wechselnde Behandlungsfrequenz
TENS	=	transcutane elektrische Nervenstimulation
Wechselstrom	=	biphasischer Impulsstrom

15 Übungsaufgaben zu Teil III und Praktische Prüfung Elektrotherapie

Übungsaufgaben

1) Nennen Sie 3 Funktionen des Niederdrucksystems des Kreislaufs!
2) Welche Fördermechanismen garantieren den Rücktransport des venösen Blutes?
3) Wo liegen die Unterscheidungsmerkmale des aktiven und passiven Rücktransportes des venösen Blutes?
4) Nennen Sie 4 Verhaltensmaßnahmen bei Venenerkrankungen, die ein Patient wissen sollte!
5) Erklären Sie, was man unter Iontophorese versteht!
6) Wonach werden Ionen benannt?
7) Wie werden Ionen benannt und welche Ladung besitzen sie?
8) In welchem Frequenzbereich liegen Schüttelfrequenzen und welche Wirkung haben sie?
9) Mit welchem Frequenzbereich kann man eine Sympathikusdämpfung erzielen?
10) Nennen Sie die Wirkung des konstanten Gleichstroms!
11) Mit welcher Intensität wird konstanter Gleichstrom bei Patienten mit Sensibilitätsstörungen verabreicht?
12) Welche sensiblen Schwellenwerte gibt es?
13) Welche motorischen Schwellenwerte gibt es?
14) In welchem Bereich liegen die Impulszeiten bei TENS-Strömen?
15) Wie lang soll die Pausenzeit zwischen den Kontraktionen bei einer Atrophiebehandlung sein?
16) Welche Stromfrequenz benutzt man zur Behandlung von Muskelatrophien?
17) Wie lange kann ein leistungsschwacher Muskel mit Schwellstrom behandelt werden?
18) Wodurch therapieren wir bei der IF-Strom-Therapie mit 2 unterschiedlichen Stromformen?
19) Nennen Sie die allgemeinen Kontraindikationen für Elektrotherapie!
20) Wodurch entsteht die Wärmebildung im Körper bei der HF-Therapie?
21) Welche 2 Verfahren der HF gibt es?
22) Nennen Sie absolute Kontraindikationen für HF-Therapie!

Praktische Prüfung Elektrotherapie

- Führen Sie eine Schmerzbehandlung bei einer Periarthoris des rechten Schultergelenkes durch?

- Führen Sie eine Behandlung bei funktionellen Durchblutungsstörungen eines Beines durch?

- Führen Sie eine Schmerzbehandlung bei einer Lumbalgie durch?

- Behandeln Sie eine Distorsion am oberen Sprunggelenk?

- Führen Sie die Behandlung einer Epicondylopathie lateralis humeri durch?

- Führen Sie die Behandlung bei einer Fußheberparese durch?

- Führen Sie eine Schmerzbehandlung bei einer Koxarthrose durch?

- Führen Sie ein isometrisches Training zur Endstreckung im Kniegelenk durch?

- Führen Sie eine Iontophorese durch?

- Führen Sie eine Schmerzbehandlung bei einer Gonarthrose durch?

- Führen Sie die Behandlung bei einer Ischialgie durch?

Auflösung der Übungsaufgaben s. S. 173–174

Antworten zu den Übungsaufgaben

Zu Teil I

1) **Nennen Sie 4 Kontraindikationen der Quermassage!**
   - *bakterielle Entzündung*
   - *Weichteilverkalkung*
   - *rheumatoide Arthritis oder Tendinitis*

2) **Nennen Sie 4 Veränderungen der Muskelspannung!**
   - *Atonie*
   - *Hypertonus*
   - *Hypotonus*
   - *Rigidität*

3) **Erläutern Sie den Begriff »Pannikulose« und nennen Sie 3 Körpergebiete, an denen man diese Veränderung tasten kann!**
   - *Häufige Veränderungen im Unterhautbinde- und Fettgewebe, allein oder im Zusammenhang mit muskulären Veränderungen, werden als Pannikulose bezeichnet.*
   - *Man findet sie in der Umgebung des 7. Halswirbels, im Bereich des Trochanters, am M. deltoideus.*

4) **Definieren Sie den Begriff »motorische Einheit« und erklären Sie die Begriffe »Grob- und Feinmotorik«!**
   - *Eine motorische Einheit besteht aus einer motorischen Nervenfaser und den von ihr versorgten Muskelfasern.*
   - *Feinmotorik: Auf einen motorischen Nerv kommen etwa bis zu 100 Muskelfasern.*
   - *Grobmotorik: Auf einen motorischen Nerv kommen etwa 100–1000 Muskelfasern.*

5) **Nennen Sie 5 von 10 generellen Kontraindikationen der klassischen Massage!**
   - *Entzündungen*
   - *Verletzungen*
   - *Thrombose*
   - *schlagartiges Aufhören eines Nervenkompressionsschmerzes*

   - *plötzliche Verschlechterung des Allgemeinzustandes (Erste-Hilfe-Situation)*

6) **Nennen Sie 4 Techniken, mit denen man die Quermassage durchführen kann!**
   - *reine Daumentechnik*
   - *Zeigefinger verstärkt durch Mittelfinger*
   - *Mittelfinger verstärkt durch Zeigefinger*
   - *Ringfinger verstärkt durch Mittelfinger*
   - *zwei oder drei Fingerspitzen nebeneinander*

7) **Erklären sie den Circulus vitiosus (Teufelskreis) bei funktionellen Gelenkstörungen!**
   Kapselschmerz – reflektorische muskuläre Hemmung – Bewegungseinschränkung – Druckaufnahmeverlagerung – Kapselschmerz

8) **Nennen Sie 4 Punkte, die bei der Streichmassage besonders beachtet werden sollen!**
   - *sie sollte nicht schmerzhaft sein*
   - *sie wird an den Beinen von distal nach proximal ausgeführt*
   - *sie sollte mit einem hohen Tempo ausgeführt werden*
   - *Kontraindikationen bei Entzündungszeichen der Venen*

9) **Nennen Sie 2 Ursachen und die Folgen einer Muskelatrophie!**
   - *schmerzbedingte Inaktivität*
   - *läsionsbedingte Inaktivität*
   - *mangelnde Innervation*

10) **Beschreiben Sie die Wirkungsweise der Quermassage!**
   Wir unterscheiden a) die mechanische Wirkung, um Adhäsionen zu lösen, b) die Beseitigung lokaler Entzündungsreaktionen durch das Freisetzen von Histamin. Durch Zusammenwirken von a) und b) entsteht eine nerval-reflektorische Wirkung.

11) **Erklären Sie den Begriff »Myogelose«!**
Myogelosen sind anfangs reversible kolloidale Veränderungen mit bindegewebiger Umwandlung der Muskulatur, wenn dieser Zustand längere Zeit besteht.

12) **Bei welcher weichteilrheumatischen Erkrankung kann die klassische Massage u. U. zur Verschlimmerung führen?**
Bei allen entzündlichen Muskelerkrankungen, Kollagenosen, Myositiden im akuten Stadium.

13) **Nennen Sie eine Erkrankung, bei der ein Muskel knochenhart werden kann und so bleibt, und eine der möglichen Ursachen!**
Myositis ossificans. Ursache 1: postoperativ bei Totalendoprothesen an den Hüftweichteilen, Ursache 2: unsachgemäße Massage an Metallimplantaten, Ursache 3: Myositis ossifivans progressiva (seltene erbliche Krankheit).

14) **Nennen Sie mindestens 3 Ursachen für Myositiden!**
Viren, Bakterien, Trichinen, Boeck-Sarkoidose, Kollagenosen, Nahrungsmittel (Rapsöl), Medikamente (Depenicillamin).

Zu Teil III

1) **Nennen Sie 3 Funktionen des Niederdrucksystems des Kreislaufs!**
   - *Volumenspeicher*
   - *Rückleitung des Blutes aus der Peripherie*
   - *Flüssigkeitsaustausch*

2) **Welche Fördermechanismen garantieren den Rücktransport des venösen Blutes?**
Intakte Venenklappe, gutes Punktieren der peripheren Muskelpumpe.

3) **Wo liegen die Unterscheidungsmerkmale des aktiven und passiven Rücktransportes des venösen Blutes?**
   - *aktiv: muskulär s.o.*
   - *passiv: Entspannungsbehandlung, Kompression, Hochlegung.*

4) **Nennen Sie 4 Verhaltensmaßnahmen bei Venenerkrankungen, die ein Patient wissen sollte!**
   - *Vermeidung von Übergewicht. Viel Laufen, evtl. mit Kompressionsstrümpfen.*
   - *Vermeiden von längerem Stehen und Sitzen mit herabhängenden Beinen.*
   - *Kaltwassertherapie, Wassertreten, kalte Umschläge (bei Bedarf).*

5) **Erklären Sie, was man unter Iontophorese versteht!**
Unter Iontophorese versteht man das Einbringen von Medikamenten unter Umgehung des Verdauungstraktes (parenteral) durch die intakte Haut mittels Strom.

6) **Wonach werden Ionen benannt?**
Nach dem Wanderungsziel.

7) **Wie werden Ionen benannt und welche Ladung besitzen sie?**
Anion – negative Ladung, Kation – positive Ladung.

8) **In welchem Frequenzbereich liegen Schüttelfrequenzen und welche Wirkung haben sie?**
5–20 Hz. Wirkung: schmerzdämpfend, durchblutungsfördernd, detonisierend, ödemresorbierend.

9) **Mit welchem Frequenzbereich kann man eine Sympathikusdämpfung erzielen?**
Mit einer Frequenz zwischen 100 und 200 Hz.

10) **Nennen Sie die Wirkung des konstanten Gleichstroms!**
Er wirkt durchblutungsfördernd, schmerzdämpfend, tonusregulierend, iontophoretisch, elektrolytisch.

11) **Mit welcher Intensität wird konstanter Gleichstrom bei Patienten mit Sensibilitätsstörungen verabreicht?**
Mit 0,05–0,2 mA/cm² Elektrodenfläche.

12) Welche sensiblen Schwellenwerte gibt es?
Sensibel unterschwellig: kein Stromgefühl; sensibel schwellig: gerade spürbares Stromgefühl; sensibel überschwellig: deutlich spürbares Stromgefühl, aber nicht unangenehm; sensibel toleranzschwellig: gerade noch erträglich, aber ohne Schädigung der Haut.

13) Welche motorischen Schwellenwerte gibt es?
Motorisch unterschwellig: keine Muskelaktion, motorisch schwellig: Minimalzuckung (erste sicht- oder fühlbare Muskelzuckung); motorisch überschwellig: ausreichende Kontraktion.

14) In welchem Bereich liegen die Impulszeiten bei TENS-Strömen?
Im Bereich von Mikrosekunden.

15) Wie lang soll die Pausenzeit zwischen den Kontraktionen bei einer Atrophiebehandlung sein?
Die 2- bis 3fache Kontraktionszeit.

16) Welche Stromfrequenz benutzt man zur Behandlung von Muskelatrophien?
50 Hz (Steigerung der Grundspannung).

17) Wie lange kann ein leistungsschwacher Muskel mit Schwellstrom behandelt werden?
Bis erste Ermüdungserscheinungen sichtbar werden.

18) Wodurch therapieren wir bei der IF-Strom-Therapie mit 2 unterschiedlichen Stromformen?
Durch die Abgabe von mittelfrequenten Wechselströmen über 2 Stromkreise mit unterschiedlichen Frequenzen entsteht im Kreuzungsbereich ein niederfrequenter Behandlungsstrom.

19) Nennen Sie die allgemeinen Kontraindikationen für Elektrotherapie!
Herzschrittmacher, fieberhafte Erkrankungen, Infektionskrankheiten, akute eitrige Prozesse, tumorverdächtige Prozesse, fortgeschrittene Arteriosklerose, Parkinson-Erkrankung, Unverträglichkeit des Stromes.

20) Wodurch entsteht die Wärmebildung im Körper bei der HF-Therapie?
Durch die Energie der elektromagnetischen Wellen werden die Wassermoleküle in Bewegung gesetzt, wobei durch Reibung aneinander Wärme entsteht.

21) Welche 2 Verfahren der HF gibt es?
Kurzwelle (Kondensatorfeld- und Spulenfeldmethode), Mikrowelle (elektromagnetisches Wellenfeld).

22) Nennen Sie absolute Kontraindikationen für HF-Therapie!
Wo Wärme den bestehenden Zustand verschlimmert, Herzschrittmacher, Tuberkulose, Tumoren, septische Zustände und Ephyseme, Blutungen und Blutungsgefahr.

Fort- und Weiterbildungsmöglichkeiten

*Verband Physikalische Therapie
– Vereinigung für die physio-
therapeutischen Berufe (VPT) e.V.
Bundesgeschäftsstelle*
Hofweg 15
22085 Hamburg
Telefon (0 40) 22 72 32 22
Telefax (0 40) 22 72 32 29
E-Mail info@vpt-online.de
Internet www.vpt-online.de

Landesgruppen
Landesgruppe Baden-Württemberg
Stauferstraße 13
70736 Fellbach
Telefon (07 11) 95 19 10-0
Telefax (07 11) 51 90 12
E-Mail LG-Baden-Wuertt@vpt-online.de

Landesgruppe Bayern
Rosenkavalierplatz 18/II
81925 München
Telefon (0 89) 99 99 74-3
Telefax (0 89) 91 04 96 27
E-Mail LG-Bayern@vpt-online.de

Landesgruppe Berlin-Brandenburg
Rennbahnallee 110
15366 Dahlwitz-Hoppegarten
Telefon (0 33 42) 30 20 74/75
Telefax (0 33 42) 30 20 79
E-Mail LG-Berlin-Brb@vpt-online.de

Landesgruppe Hamburg–Schleswig-Holstein
An der Alster 26
20099 Hamburg
Telefon (0 40) 24 55 90
Telefax (0 40) 2 80 24 63
E-Mail LG-HH-SH@vpt-online.de

Landesgruppe Hessen
Postfach 11 31
61273 Wehrheim
Telefon (0 60 81) 5 73 48
Telefax (0 60 81) 5 73 41
E-Mail LG-Hessen@vpt-online.de

Landesgruppe Mecklenburg-Vorpommern
Grunthalplatz 2
19053 Schwerin
Telefon (03 85) 5 50 79 89
Telefax (03 85) 5 81 00 33
E-Mail LG-MV@vpt-online.de

Landesgruppe Mittelrhein
An der Alten Eiche 10
53340 Meckenheim-Merl
Telefon (0 22 25) 9 21 90
Telefax (0 22 25) 9 21 97
E-Mail LG-Mittelrhein@vpt-online.de

Landesgruppe Niedersachsen
Lavesstraße 71
30159 Hannover
Telefon (05 11) 30 60 25
Telefax (05 11) 30 60 19
E-Mail LG-Niedersachsen@vpt-online.de

Landesgruppe Rheinland-Pfalz–Saar
Thebäerstraße 51
54292 Trier
Telefon (06 51) 2 99 90
Telefax (06 51) 2 44 21
E-Mail LG-RPS@vpt-online.de

Landesgruppe Sachsen
Kändlerstraße 30
01129 Dresden
Telefon (03 51) 8 58 33 68
Telefax (03 51) 8 58 48 87
E-Mail LG-Sachsen@vpt-online.de

Landesgruppe Sachsen-Anhalt
Coquistraße 19
39104 Magdeburg
Telefon (03 91) 4 01 17 15
Telefax (03 91) 4 01 41 06
E-Mail LG-Sachsen-Anhalt@vpt-online.de

Landesgruppe Thüringen
Frankenweg 24
07318 Saalfeld
Telefon (0 36 71) 51 06 50
Telefax (0 36 71) 52 04 19
E-Mail LG-Thueringen@vpt-online.de

Landesgruppe Weser-Ems/Bremen
Kirchhuchtinger Landstraße 3
28259 Bremen
Telefon (04 21) 57 06 62
Telefax (04 21) 58 22 70
E-Mail LG-Weser-Ems@vpt-online.de

Landesgruppe Westfalen-Niederrhein
Hafenweg 19
59192 Bergkamen
Telefon (0 23 89) 98 82 50
Telefax (0 23 89) 98 82 58
E-Mail
LG-Westfalen-Niederrhein@vpt-online.de

VPT Akademie

und staatlich anerkannte
Massage-/Physiotherapeuten-Schule
Stauferstraße 13
70736 Fellbach-Schmiden
Telefon (07 11) 95 19 10 20 o. 95 19 10 21
Telefax (07 11) 51 54 88
E-Mail akademie@vpt-akademie.de
Internet www.vpt-akademie.de

Literatur

1 *Adams, D. H.* In: *Reichel, H.:* Muskelphysiologie. Springer, Heidelberg–Göttingen 1960, S. 94
2 *Ahonen, J., T. Lahtinen, M. Sandström:* Sportmedizin und Trainingslehre. Schattauer, Stuttgart 1994
3 *Arnold, W., J.C. Cordes, B. Zeibig:* Innere Medizin, Gynäkologie und Geburtshilfe. Ullstein Medical, Wiesbaden 1998
4 *Arnold, W., J.C. Cordes, B. Zeibig:* Physiotherapie, Hydro-, Elektrotherapie und Massage. Urban & Fischer, München, Nachdruck 2000
5 *Asmussen, G.:* Physiologische Grundlagen von Haltung und Bewegung. VCH Verlagsgesellschaft, Weinheim 1979
6 *Bartels, H., R. Bartels:* Lehrbuch und Atlas der Physiologie. Urban & Schwarzenberg, München 1998
7 *Benninghoff, A.:* Lehrbuch der Anatomie des Menschen. 15. Aufl., Urban & Fischer, München 1994
8 *Berg, F. van den:* Angewandte Physiologie Bd. 1–3. Thieme, Stuttgart 2000
9 *Brügger, A.:* Über vertebrale, radikuläre und pseudoradikuläre Syndrome. Acta rheumatologica Geigy Nr. 19, 1962
10 *Burstein, A.H., J.M. Wright:* Orthopädie und Traumatologie. Thieme, Stuttgart 1997
11 *Debrunner, A.M.:* Orthopädie. Huber, Göttingen 1993
12 *Dicke, E., H. Schliack, A. Wolff:* Bindegewebsmassage. Hippokrates, Stuttgart 1982
13 *Eichler, J.:* Orthop. Praxis 5 (1973) 193–200
14 *Eichler, J.:* Persönliche Mitteilung
15 *Gillert, O., W. Rulffs:* Hydrotherapie und Balneotherapie, 11. Aufl. Pflaum, München 1990
16 *Gläser, O., A. W. Dalicho:* Segmentmassage. Thieme, Leipzig 1955
17 *Harff, J.:* In: Die Wirbelsäule in Forschung und Praxis, Band 26, S. 55. Hippokrates, Stuttgart 1963
18 *Hartmann, F.:* Funktionell nervöse Störungen innerer Organe bei einer gelosen Erkrankung der Decke. Wien. klin. Wschr. (1927) 12
19 *Hartmann, F.:* Muskelrheumatismus und Massage, Med. Welt (1930) 14
20 *Hasselbach, W., K. Kramer:* Muskel. In: *Gauer, O. H., K. Kramer, R. Jung* (Hrsg.): Physiologie des Menschen, Band 4. Urban & Schwarzenberg, München 1971
21 *Hensel, H.* In: *Keidel, W. D.* (Hrsg.): Kurzgefaßtes Lehrbuch der Physiologie. Thieme, Stuttgart 1985
22 *Krauß, H.:* Hydrotherapie. 5. Aufl., Urban & Fischer, München 1990
23 *Hoff, F.:* Klinische Physiologie und Pathologie. Thieme, Stuttgart 1962 (Nachfolgetitel: *Siegenthaler,*

W.: Klinische Pathophysiologie. 8. Aufl., Thieme, Stuttgart 2001)
24 *Hüter-Becker, A., et al.:* Physiotherapie, Bd. 2. Physiologie, Trainingslehre. Thieme, Stuttgart–New York, 1996
25 *Hüter-Becker, A., H. Schewe, W. Heipertz et al.:* Traumatologie (Bd. 9 der Lehrbuch-Reihe Physiotherapie in 14 Bde.). Thieme, Stuttgart 1997
26 *Huxley, K. E.:* The mechanism of muscular contraction. Science 164 (1969) 1356
27 *Kahle W., H. Leonhardt, W. Platzer:* Taschenatlas der Anatomie, Bd. 1–3, 7. Aufl. Thieme, Stuttgart 2001
28 *Keidel, W. D.* (Hrsg.): Kurzgefaßtes Lehrbuch der Physiologie. 6. Aufl., Thieme, Stuttgart 1985
29 *Keul, J., E. Doll, D. Keppler:* Muskelstoffwechsel. Hoffmann, Schorndorf 1969
30 *Kirchberg, Fr.:* Handbuch der Massage und Heilgymnastik. Thieme, Leipzig 1926
31 *Kohlrausch, W.:* Reflexzonenmassage in Muskulatur und Bindegewebe. Hippokrates, Stuttgart 1955
32 *Krogh, A.:* Anatomie und Physiologie der Capillaren. Springer, Berlin 1924
33 *Kuprian, W.* (Hrsg.): Sport-Physiotherapie. 2. Aufl., Urban & Fischer, München 1990
34 *Lange, M.:* Die Muskelhärten (Myogelosen). Lehmann, München 1931
35 *Laser, T.:* Fibromyalgie. Z. Physiother. (1999) 4
36 *Masuhr, K.F., M. Neumann:* Neurologie, 4. Aufl. (Duale Reihe). Hippokrates, Stuttgart 1998
37 *Miehle W.:* Chronische Polyarthritis und andere Gelenkentzündungen. Eular Verlag, Basel 1994
38 *Miehle, W., K. Fehr, M. Schattenkirchner, K. Tillmann:* Rheumatologie in Praxis und Klinik. Thieme, Stuttgart 2000
39 *Müller, I.W.:* Handbuch der Blutegeltherapie. Haug, Stuttgart 2000
40 *Müller, W.:* Generalisierte Tendomyopathie. Steinkopff, Darmstadt 1991
41 *Müller, W.:* Die Begutachtung der Fibromyalgie. Med. Sachverst. 6 (1997) 187–192
42 *Netter, F.-H.:* Farbatlanten der Medizin, Bd. 5: Nervensystem I: Neuroanatomie und Physiologie. Thieme, Stuttgart 1987
43 *Niethard, F.U., Pfeil, J.:* Orthopädie, 3. Aufl. Hippokrates, Stuttgart 1997
44 *Nöcker, J.:* Physiologie der Leibesübungen. Für Sportlehrer, Trainer, Sportstudenten, Sportärzte. Enke, Stuttgart 1980

45 *Perry, J.F., D.A. Rohe, A.O. Garcia:* Arbeitsbuch Bewegungslehre – Funktionelle Anatomie. Thieme, Stuttgart 1998

46 *Radlinger, L.:* Rehabilitatives Krafttraining. Thieme, Stuttgart 1998

47 *Raspe, H.:* Leitlinien zur sozialmedizinischen Erfassung und Beurteilung der primären Fibromyalgie. Gesundheitswesen 56 (1994) 596–598

48 *Rauber A., F. Kopsch.:* Anatomie des Menschen, Bd. 1–3. Thieme, Stuttgart 1988

49 *Reichel, H.:* Muskelphysiologie. In: *Trendelenburg, W., E. Schütz* (Hrsg.): Lehrbuch der Physiologie in Einzeldarstellungen. Springer, Heidelberg 1960

50 *Reichel, H.S., R. Groza-Nolte:* Physiotherapie, 2. Aufl. Bd. 1: Theorie und Befund. Hippokrates, Stuttgart 2001

51 *Reimann, S.:* Befunderhebung. (Gelbe Reihe) G. Fischer, Stuttgart 1989

52 *Rostalski, W.:* Elektrotherapie in der täglichen Praxis. TUR Elektromedizin 1998

53 *Ruhmann, W.:* Med. Wochenschrift (1929) 278

54 *Schade, H.:* Physikalische Chemie in der inneren Medizin

55 *Schäffler, A., S. Schmidt:* Mensch, Körper, Krankheit. Urban & Fischer, München 1998

56 *Scheidt, W.:* Die Bindegewebsmassage nach Leube-Dicke im Spiegel der Leitwerklehre. Anthropologisches Institut der Universität Hamburg 1953

57 *Schilling, F.:* In: *Müller, W.* und *F. Schilling:* Differenzialdiagnose rheumatischer Erkrankungen. Aesopus, Basel 1982

58 *Schliack H., E. Harms:* Bindegewebsmassage, 13. Aufl. Hippokrates, Stuttgart, 2001

59 *Schmidt K.L.:* Checkliste Rheumatologie, 2. Aufl. Thieme, Stuttgart 2000

60 *Schmidt, R. F., G. Thews* (Hrsg.): Physiologie des Menschen. 18. Aufl., Springer, Berlin 2000

61 *Sexton, A.W.:* Isometric tension differences in fibres of red and white muscles. Science 157 (1967) 199

62 *Sitzmann, F.C.:* Pädiatrie. Duale Reihe, 2. Aufl., Thieme, Stuttgart 2002

63 *Storck, H.:* Rheuma. Wilkens, Hannover 1960

64 *Storck, H.:* Rheumatische Fernstörungen aus Beckenherden. Urban & Schwarzenberg, München 1962

65 *Storck, H.:* Rheumatismus als Regulationskrankheit. Urban & Schwarzenberg, München 1954

66 *Teichrich-Leube, H.:* Grundriß der Bindegewebsmassage. 13. Aufl., Urban & Fischer, München 1999

67 *Vogler, P.:* Periostbehandlung. Thieme, Leipzig 1955

68 *Winkel D. et al.:* Nichtoperative Orthopädie, 4. Aufl. Urban & Fischer, München 2000

Weiterführende Literatur

Ahonen, J. et al.: Sportmedizin und Trainingslehre. Schattauer, Stuttgart 1994

Bader-Johansson, C.: Motorik und Interaktion. Thieme, Stuttgart 2000

Baenkler, H.W. et al.: Innere Medizin, Duale Reihe, Thieme, Stuttgart 1999

Bartels, H., Bartels, R.: Physiologie. 6. Aufl., Urban & Fischer, München 2001

Berg, Frans van den: Angewandte Physiologie. Band 1 – 3, Thieme, Stuttgart, New York 1998

Blum, B.: Perfektes Stretching, Sportinform Copress Verlag, München

Brügger, A.: Erkrankungen des Bewegungsapparates und sein Nervensystem. Fischer, Stuttgart 1980

Cotta, H. Puhl, W.: Orthopädie. 5. Aufl., Thieme, Stuttgart 1993

Evjenth, O., Hamber, J.: Muskeldehnung. Bd. 1–2. Remed, 1981

Földi, M., Kubik, S.: Lehrbuch der Lymphologie. 5. Aufl., Urban & Fischer, München 2002

Handbuch für Massageschulen, VPT – Verband physikalische Therapie, Sitz Hamburg, 2000

Hoppenfeldt, S.: Klinische Untersuchungen der Wirbelsäule und Extremitäten. Fischer, Stuttgart 1982

Hüter-Becker, A., Schewe, H., Heipertz, W. et al: Physiotherapie, 14 Bde., Bd. 7: Orthopädie, Thieme, Stuttgart 1998

Informationsmaterial der Internationalen Arbeitsgemeinschaft für Manipulativmassage IAFM 1, Bad Wörishofen

Kapandji, I. A.: Funktionelle Anatomie der Gelenke. 3. Aufl., Hippokrates, Stuttgart 2001

Kapit, W., Elson, L.M.: Anatomie-Malatlas. Arcis, München 1995

Klein-Vogelbach, S.: Funktionelle Bewegungslehre. 5. Aufl., Springer, Berlin 2001

Kuner, E., Schlosser, V.: Traumatologie, 5. Aufl., Thieme, Stuttgart 1996

Lenhardt, P., Seibert, W.: Funktionelles Bewegungstraining, 3. Aufl., Gesundheits-Dialog, Oberhaching 1991

Marquardt , H.: Praktisches Lehrbuch der Reflexzonentherapie am Fuß. 5. Aufl., Hippokrates, Stuttgart 2001

Montag, H.J.: Skriptum Sportphysiotherapie, VPT Hamburg

Reichel, H. S., Ploke C. E.: Physiotherapie am Bewegungssystem. Hippokrates Verlag im MVS Medizinverlag Stuttgart 2003

Reichert, B.: Anatomie in vivo. Hippokrates Verlag im MVS Medizinverlag Stuttgart 2003

Schmidt, F.: Reizstrompraktikum. Firma Dirmeq, Berlin 1990

Schuh, I.: Bindegewebsmassage. 2. Aufl., Urban & Fischer, München 1992

Schomacher, Jochen: Diagnostik & Therapie des Bewegungsapparates in der Physiologie. Thieme, Stuttart, New York 2001

Senn, E.: Elektrotherapie. Thieme, Stuttgart 1990

So hilft Physikalische Therapie. Praxis-Ratgeber. Gesundheits-Dialog, Oberhaching

Spring, H. et al.: Trainingstherapie, Thieme, Stuttgart 1997

Steuernagel, O.: Skripten zur Elektrotherapie. Eigenverlag, Boppard 1992

Travel, J., G., & Simon, D.,G.: Handbuch der Muskel Triggerpunkte, Obere Extremität. 2. Auflage, Urban & Fischer Verlag München, Jena 2002

Valerius, K., P., et al.: Das Muskelbuch. Hippokrates Verlag im MVS Medizinverlag Stuttgart 2002

Voll, J.: Handbuch Sporttraumatologie, Sportorthopädie: Funktionelle Anatomie. Diagnostik, Therapie. Barth/Thieme, Stuttgart 1995

Walach, H.: Wirkung und Wirksamkeit der Massage. Haug Verlag GmbH & Co, Heidelberg 1995

Zalpour, Christoff Dr.: Anatomie Physiologie. 1. Auflage, Urban & Fischer Verlag München, Jena 2002

Sachverzeichnis